Allergic

Our Irritated Bodies in a Changing World

Theresa MacPhail

アレルギー

私たちの体は世界の激変についていけない

テリーサ・マクフェイル
坪子理美〔訳〕

東洋経済新報社

Original Title:
ALLERGIC: Our Irritated Bodies in a Changing World
by Theresa MacPhail

目次

第2章 アレルギー診断のしくみ——できることと、できないこと …… 51

第3章 アレルギーで溢れたこの世界——アレルギー性疾患の増加を測定する …… 90

第6章 自業自得？ 現代のライフスタイルとアレルギー

原書の強調部は**太字**で示した。
訳者による強調部は傍点で示した。
〔 〕内の注は訳者によるものである。
読みやすさを考慮し、補足を適宜加えた。

はしがき　私たちを掻き乱すもの全て

この本を書くための下調べをしている間に私は47歳になった。蜂に刺されて父が亡くなったのと同じ歳だ。そして、米国各地の専門家にアレルギーの謎について取材する中で、私は自分が父の変わった死について考えていることをしばしば自覚した。蜂刺されからくるアナフィラキシー反応による死は、現在も極めて珍しい。〔米国では〕毎年、成人の約3％が昆虫（ハナバチ、スズメバチ、ジガバチ、あるいはクマバチ）に刺されたことによって命に関わるアレルギー反応を経験するが、大部分は生き延びる。[1] 私の父の死から20年の間で、昆虫に刺されて亡くなった米国人は平均して年にわずか62人、国内総人口の0・00002％だった。[2] 父の死は「外れ値」であり、不幸な事故であり、かつ、彼の友人および親族全員にとって人生を変える出来事だった。

だが、アレルギーについてより多くを知るにつれ、私はさらに思いを巡らせつづけることになった。**なぜ父が？** 父の遺伝的構造には（ゆえに、私の遺伝的構造の一部にも）そもそも免疫系に過剰反応を引き起こす何かがあったのだろうか。それとも、ボストンで生まれ育った環境や、それまでの人生の過ごし方に何か関係があったのだろうか。

理論上、父は繰り返し——子供時代に、あるいはベトナムでの2度の軍務中に——蜂に刺されたことで、蜂の毒液に対して過敏になった可能性がある。もしくは、父は単にとても、とてつもなく不運で、わずか1ヶ月足らずのうちに起こった2度目の蜂刺されによって亡くなってしまっただけかもしれない。とはいえ、これを書いている私は——下調べを終え、亡くなった父よりも3歳年上になった——、アレルギーそのものが複雑であるがゆえに、父のアレルギーの原因を確実に知る方法はないと理解している。

生物学的観点からは、私は父がこの世で過ごした最後の時間に何が起きたかを正確に説明することができる。アレルギーを裏打ちする生体機構こそが、さまざまな意味で、この話の中でも一番理解しやすく伝えやすい部分だ。父の免疫反応は、彼自身の役に立つには効き目が強すぎた。ギリシャ語でアナフィラキシー(「アナフィラキシス」)は、直訳すると「反対向きの防御」という意味だ。

父の免疫系、彼を守るためにできていた免疫系は、何一つ機能を欠いてはいなかったものの、過敏になっていた。自然に存在する比較的害のない物質を、直接の脅威と誤認識してしまった。過激な免疫反応がいったん始まってしまうと、それを止めることはほぼ不可能だ。深刻なアレルギーを抱えて生きる人々にとっては、このように強力で活発な免疫系を有することが逆説的な状況を招く。細菌や寄生虫から身を守るだけでなく、自らを死に至らしめてしまうかもしれないのだ。そして、私の父に起こったのはまさにその通りの出来事だった。

一方、私が苦悩しつづけるのは——納得できることなどあるはずもないのだが——父が自分自身の体に見捨てられるのをなす術もなく見つめる中で考え、感じていたに違いない物事についてだ。喉が腫れて塞がりはじめ、肺の筋肉が収縮していることに気づいた最初の数秒間、彼はさぞ驚いたに違いない。こうして彼の呼吸能力は奪われた。胸郭の中で心臓の鼓動が遅くなりはじめた時、彼はさぞ恐怖したに違いない。

自分の免疫系がオーバードライブしていく中、少しずつ、しかし迅速に死を迎えるのはどのような感覚なのか。父は自分にそもそも何が起きているのか理解しえたのだろうか。最期を迎え、ついに心臓が止まる時、父は私のことを、あるいは祖母のことを、あるいはガールフレンドのことを、もう一度心に思い浮かべる時間を持てただろうか。私たちがその後どれほど父への思いを募らせるか、彼はわかっていたのだろうか。

＊＊＊

妙だと思われるかもしれないが、私がアレルギーの話題について調べはじめたのは自分の父のことが理由ではなかった。時を経て、私は彼の死を正常なものとみなすようになり、その死に思いを巡らせる機会もどんどん減っていった。何年もの間、私が父の最期について考えるのは、屋外のベンチに座っているか、庭園の中を歩いているかして、おなじみのブンブンという羽音を耳にした時だけだった。蜂の姿を見るだけで私の鼓動は激しくなり、歩みは凍りついた。

だが、ジガバチ、スズメバチ、ハナバチとのそうした遭遇を除けば、アレルギーについて考えることはさほどなかった。それが一変したのは、私自身がアレルギーの診断を受けた時だ。

2015年、私は専門課程の全科目を教える新人助教として多忙な日々を過ごしながら、インフルエンザについての本を書こうとしていた。皮肉なことに、私は絶えず体調を崩していた。とてもひどく、だ。1年足らずのうちに4度目となる呼吸器感染症の診断を受けた後、私は主治医——私の鼻の「配管」がどこかおかしいに違いないと宣言していた——によって耳鼻咽喉科の専門医のもとへと送られた。その耳鼻咽喉科医は私の愁訴に耳を傾け、主治医からの書類を吟味し、私の鼻腔内と喉の奥底を内視鏡で見た。

「かなりひどい炎症を起こしてますね」。私の鼻の窪みの中をなおも覗き込みながら彼は言った。「ただの感染症で起こるような炎症よりも、はるかにひどい。アレルギーをお持ちなんだと思います。それがあなたにとっての真の問題だったんですよ」

全くの初耳だった。私は過度のくしゃみや鼻水に苦しんだことはなかった。目が赤くなったり腫れたりしたこともないし、肌が痒くなったり赤くなったりひりついたりしたこともない。胃がせり上がったことも。自分で知る限り、私はアレルギーになどなったことはなかった。

だが、目の前の専門医、長年の臨床経験を持つ人物は私にこう告げている。実はあなたは、米国でアレルギーに苦しむ何百万もの人々の1人なのだ、と。その数々のアレルギーのせいで手一杯になってしまった私の免疫系は、日々の暮らしの中で出合う季節性のウイルスや細菌——顕微鏡でなければ見えないサイズの**真の敵**——と戦うのがどんどん難しくなっていた。私の免疫系は誤ったきっかけに反応し、無害な物質を有害なものと勘違いし、あまりに律儀にはたらきすぎていたせいで私を病ませていた。

結局のところ、私は父の娘だったわけだ――私たちはよく似た過敏な免疫系を持っている――が、私が蜂アレルギーなのかどうかはまだわからない（そのことについては後述する）。その後数ヶ月間で、私はなおも続く自分のアレルギーの謎、そして苛立ちと徐々に近づきになり、自分をアレルギー患者だと考えるようになっていった。

その中で、少なくとも自分は孤独ではないのだという事実に私は寂しい慰めを得た。独りとは程遠かった。自分自身が受けた驚きの診断を打ち明けると、人々が自分の食物アレルギー、皮膚アレルギー、あるいは呼吸器系のアレルギーについて話してきた。まるで突如、自分の知る**誰もかも**が何らかのアレルギー性疾患を持っているとわかったかのようだった。単に、皆がその話を大っぴらにしてこなかっただけだ。アレルギーは自分がそれまで想像していたよりもずっと大きな問題だったのだと気づいたのは、この時だった。

ナッツアレルギー。花粉症。喘息。湿疹。あなたにもイライラするアレルギーやその関連疾患があるか、アレルギー持ちの知人がいるだろう。アレルギーについての最新の統計の数々には思わず考えさせられる。この10年間で、軽症から重症までのアレルギーと診断された成人と子供の数は年々増加の一途を辿っている。現在、世界中で数十億人の人々、推計で地球全体の人口の30％から40％が何らかのアレルギー疾患を有しており、そのうち数百万人の疾患は生命を危険にさらすほど重篤だ。ただし、アレルギーは必ずしもあなたの生涯に影響を与えるとは限らない。軽度、中程度、重度（ただし、死に至るほどではない）のアレルギー性免疫反応を抱える人々は、自分の健康状態のために途方もない時間、金銭、意識を使う。アレルギーは重荷になりうる。たとえ命を脅かすものでなくても。

ところが、通常ではアレルギーが人の命を奪うことはないため、社会全体としてはアレルギーを深刻に捉えない傾向がある。私たちは、誰かのグルテン不耐症や花粉症についての冗談を、本人の実際の体感についてよく考えもせずに口にする。アレルギーを発症している人の生活の質（ＱＯＬ：quality of life）は、そうでない人に比べて一般的に低い。不安とストレスのレベルはより高く、より頻繁に倦怠感を覚える。集中力とエネルギーレベルは下がる。

もしかしたら、この本を読んでいるあなたもアレルギーの持ち主で、その感覚をすでに知っているかもしれない。また、その感覚に慣れきってしまったせいで、あなたが自分のアレルギーを見くびってきた可能性も高いだろう。つまり、調子が「とても良い」感覚を期待するのはやめてしまい、人生の大部分の日々を、調子が「悪くはない」状態で過ごせればいいと妥協してしまったというわけだ。

しかし、だとしても――アレルギーに苦しむ人々がその健康状態にどうにか対処する方法をすでに見つけている場合にも――普段よりアレルギーを無視しがたくなる時がある。花粉が大量に飛ぶ日。皮膚に赤み、痒みの出る場所が増えた日。料理を持ち寄っての食事会。アレルギーに苦しむ人々は、アレルギーのない人々には見えていないことの多い事実を知っている。私たちの体は絶えず、身の回りの空間と物体を構成する何十億もの見えない粒子、微生物、化学物質、タンパク質とぶつかり合っているという事実を。

私たちの免疫細胞は、出合うものを受け入れるか拒むかの判断を素早く下す。その判断が、私たちの一生を通じて毎日数えきれないほど行われる。煎じ詰めれば、免疫系は私たち自身の一部となりうるもの（食べ物）、私たちと共存できるもの（一部の細菌・ウィルス・寄生虫）、私たちが許容もしくは無視できるものと、そうでないものを判断している。

私たちが日常的に出合う天然および人工のアレルゲンの大群に対し、私たちヒトの免疫系がこれまでになく敏感になってきているのは明白だ。問題は、どうしてこのようなことが起きているのか、アレルギー反応に関わる生物学的プロセスの理解に取り組む免疫学者たちが確信を持っているわけではないことだ。悪化しつつある食物アレルギー、皮膚アレルギー、昆虫アレルギー、薬品アレルギー、呼吸器アレルギーは、21世紀の医学の喫緊の謎でありつづける。なぜ私たちは皆、これほどまでに心身を掻き乱されているのだろう？

＊＊＊

自分自身が診断を受けた後、私はアレルギーについてさらなる情報を探しはじめた。とても個人的な問いから始まり、より大きな歴史的、経済的、社会的、政治的、哲学的なものへと続いていった一連の疑問への答えを私は求めていた。

●アレルギーはどれほど昔からあるのだろうか？　アレルギーは古来の問題なのか、それとも比較的新しいものなのか？

●アレルギーはひどくなっているのか？　もしそうなら、その原因かもしれないものは何か？

●アレルギーは遺伝によるもの、環境によるもの、あるいは人間が生み出したものなのだろうか？

●アレルギーについて私たちができることは何か？　私たちは自分のアレルギーを「治せる」のか？

何週間か調べ物をしたが、満足でわかりやすい答えは何一つ見つけられなかった。先に挙げた疑問は、21世紀におけるアレルギー問題の背景を突き止める個人的かつ科学的な旅路へと姿を変えた。本書は、その旅――1819年に初めて行われたアレルギーの近代医学的記述から、アレルギーの治療と予防的免疫療法に向けた近年の生物学の発展まで、アレルギーという現象の総体的な調査吟味――の記録だ。

あなたが読み進めようとしているのは、21世紀のアレルギーの物語全体を伝えようとする試みである。アレルギーとは何か、なぜ私たちにはアレルギーがあるのか、なぜ地球規模で悪化が進んできたのか、そして、急速に変化しつづける世界において、それが人類の命運にどんな意味を持ちうるのか。私たちと身の回りの環境との複雑なつながりを探るため、最新の科学研究、アレルギーの歴史、アレルギーに向き合う患者と医師の個人的な話を織り交ぜる。

本文ではまず、アレルギーとは何か――そして、何と違うのか――という、移ろいゆく定義に向き合う。免疫学――全ての生物種における免疫系の機能を研究する学問――に関する私たちの科学知識が深まり、向上してきたのに伴い、「アレルギー」（アレルギー性免疫反応）という分類に収まるのは何かという私たちの理解も同様の経過を辿ってきた。ただ、私たちはこれから、アレルギーは分類、診断、そして集計がさほど簡単ではないと悟るだろう。私たちが利用できる最良の統計値も、保険請求、アンケート調査、入院患者数に基づく推計値にすぎない。しかし、どのように計算しても、アレルギー患者の膨大な数は毎年増えつづけている――そして、その終わりは見えない。

アレルギーの基礎を知った後は、続いてアレルギーの原因についての多種多様な理論を探っていく。アレルギー性免疫反応をどう定義するかによって、その起源はとても古いか――古代エジプトの王メネスは蜂刺されで死んだと考えられている――、とても新しいかのいずれかとなる。アレルギー反応の初めての臨床記述である、枯草熱の症例分析が書かれたのはわずか200年少々前のことで、呼吸器アレルギーは少なくとも産業革命の始まりまでは広く見られるものではなかったと示唆する証拠もある。アレルギーの罹患率がそれ以来増加の一途を辿っているのはなぜか、その見解は複雑で、大いなる論争が行われている。もしわかりやすい答えがほしいなら、この本を読んでも見つからないだろう。ここに簡単な答えはない。だが、最も可能性の高い犯人たちの組み合わせを知ることはできるだろう。

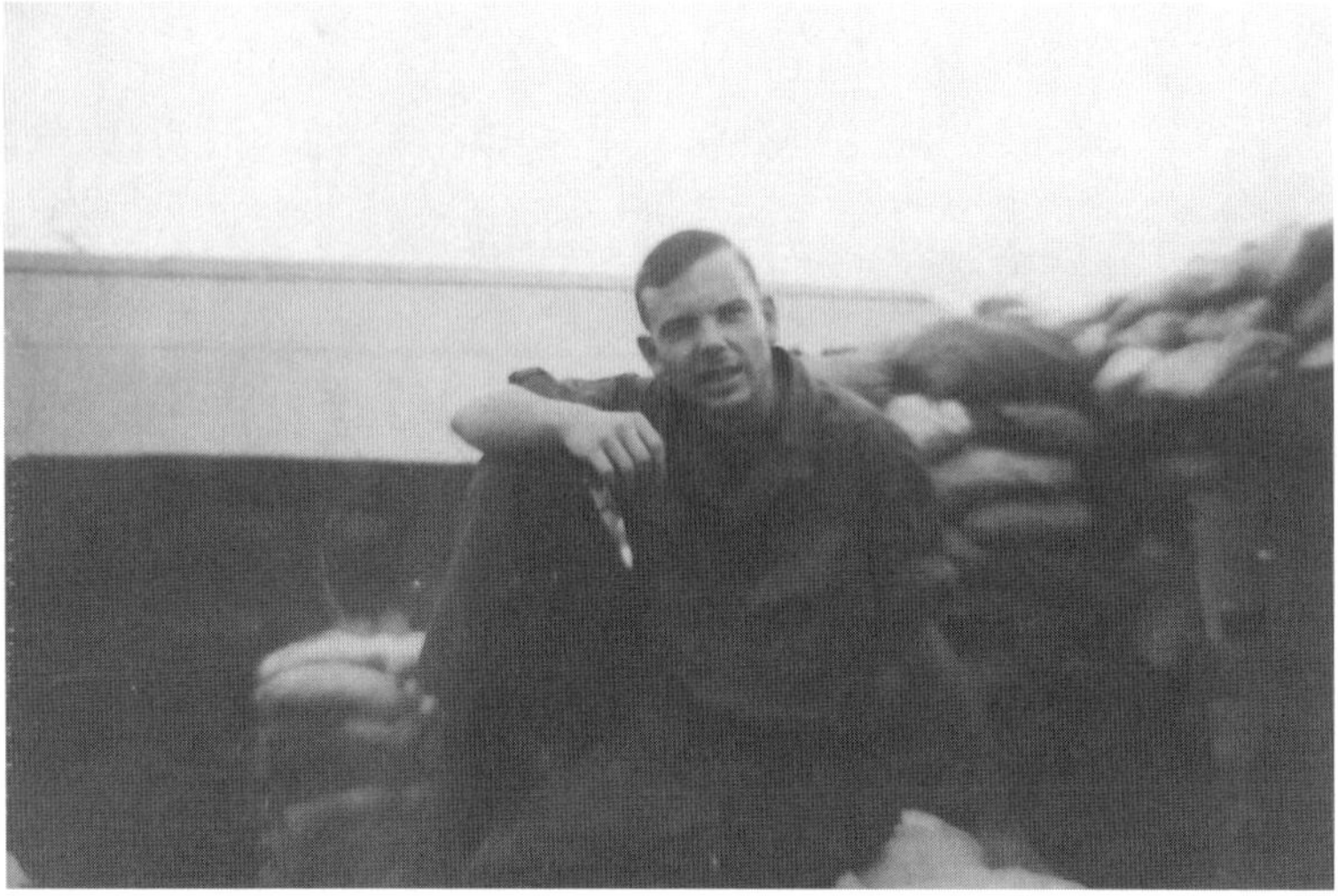

ベトナムで従軍中の父。［写真は著者提供］

そして最後に、現在アレルギーに対して使える治療と、今後見込まれるアレルギー医療の未来像に目を向ける。過去2世紀でアレルギー治療を取り巻くものは大して変わっていないが、近く登場する新たな分類の生物学的製剤（バイオ医薬品）群が、特にひどい症状をよりうまく、より長く取り除いてくれる緩和療法へのかすかな望みをもたらしてくれるかもしれない。同時に、私たちの抱えるアレルギー性免疫反応に対する新たな科学的知見は、規制と社会政策の改善につながるかもしれない。結局のところ、何が私たちの心身を掻き乱していて、それはなぜなのか——過去と現在における原因——を理解することで、私たちは未来におけるより良い環境——皆がもっと楽に呼吸できる環境——を作り上げるために力を合わせやすくなるかもしれない。

＊＊＊

本書は私の父に捧げる。父は熱心な読書家で、生涯を通じた学習者だった。大学の初年度を修了することはなかったが、彼は生来の自学自習者で、死ぬその日まで新たな事実を見出すことを楽しんでいた。その点でも、やはり私は紛れもなく父の娘である。私は彼のアレルギー傾向だけでなく、好奇心と、真実を――その真実がいかに複雑で不透明なものかわかったとしても――追い求めようとするたゆみない歩みを引き継いだ。本書のページの中で語られるアレルギーの物語を読んでいたら、父は面白がり、啓発され、魅了されたことだろうと私は考える。

そして、親愛なる読者であるあなたへ。あなた自身がアレルギーを抱えているかどうか、誰かアレルギーの持ち主を愛しているかどうかにかかわらず、あなたが本書の読了までにアレルギーをよりよく理解するだけでなく、私たちの驚くべき免疫系、そして、免疫系が私たちの共有する環境との間に結んでいる複雑な関係について、新たな問いをいくつか抱いていることを願う。共にこの旅路を歩み出してくれることに感謝する。さあ、出発しよう。

プロローグ

1996年8月25日、ニューハンプシャー州の小さな町に暮らす私の父は、町の本通りであるメイン・ストリートを車で移動していた。平日は営業に使っている四角四面の4ドアセダンを、この日はゆったりと走らせる。父と、長年の交際相手であるパトリシアは、昼の時間を波打ち際で楽しむために浜辺へ向かっていた。時刻は午前11時20分、太陽が南中に差し掛かるにつれて気温も少しずつ上がった。手回しハンドルで開閉する車の窓は開け放たれていた。窓を開けておくのはいかにも父らしかった。彼はマールボロ・ライトを熱心に吸いつづける愛煙家であり、焼けつくほどの暑さにならない限りはエアコンの使用を控える人物でもあった。何しろ私たちは、極めて悲惨な天候でもなければ耐え抜いて当然とされるニューイングランド人だったのだ。

父の片手はぶらりと車外に出ていた。火のついた煙草を指に挟み、手首から肘にかけては温まった金属のドアに載せられていた。ラジオのチューニングは、ボストンレッドソックスの試合を中継しているAM局に合わせてあった。どれだけ野球放送を聴いても聴き足りることはない父だった。ありとあらゆる試合を聴き尽くす勢いで次々とダイヤルを合わせ、試合が放送されていない時は、過去の対戦の分析や今後の予測を聴くのを好んだ。

一方、ディケンズを読みふけったり、デュラン・デュランのことを夢中で考えたりするほうが好きだった10代の私は、スポーツに対する父の熱中ぶり、とりわけスポーツラジオ中毒を腹立たしく思った。当時の私は後部座席に座るのが常だった。読書に集中しようと努め、呆れた目つきを分厚いペーパーバックの陰に半分隠す。時々私は、単に父を苛立たせるためだけに敵チームを応援し、ついには父が、車を路肩に停めて一人娘の私を歩いて帰らせるとすごんでくるのだった。

だが、1996年には私は24歳になっていた。8月のその日曜日、私は父のあの車に同乗してはいなかった。当日の出来事については3つの情報源からの伝聞で知った。まずは州警察――直近の親族である私に、父が死んだことを知らせてきた。続いて、父がどこに運ばれたかを知るために私が電話をかけた地元の葬儀業者――その同僚たちが、父の遺体の尋常ではない有様について話し合っていたそうだ。そして、25年が経ってから、パトリシア――父の通夜以来、私たちが四半世紀ぶりに交わした会話の中で当時の話を聞かされた。

とはいえ、父はああして習慣に操られているような人だったから、私が当日の成り行きを思い描くのに苦労はない。瞼を閉じれば、父が車内に座っている姿、カップホルダーに押し込まれたホットコーヒー入りの発泡スチロールカップ、ハンドルの上にゆったりと載せられた片手が目に浮かぶ。

私の生い立ちにおける父との関係はぎくしゃくしたものだった。生後わずか2ヶ月の時に両親は離婚し、私が幼少期を通じて父と会ったのは数回のみだった。私たちの間にあったその緊張感は、1986年に母が車の衝突事故で亡くなるとさらに深まった。当時14歳だった私は、インディアナ州の農村部にある故郷から、ニューハンプシャー州郊外に住む父とパトリシアのもとへ移ることになった。私は新しい知り合いや友人に家庭の事情を説明しようとするたび、自分と父は「疎遠」なのだと話していた。父との関係をそう婉曲的に称するのが自分には合っていた。私には父がいて、私は父を愛していた。ただ、彼に話しかけることがまるでなかっただけだ。

あの日、父が車を走らせていたところに、単独性〔群れを作らず1匹で行動する習性〕のハナバチが飛び込んできた。日課の花粉集めに出ていた蜂の経路と交差する形で、父の車の窓が開いていたのだ。混乱し、パニックに陥った蜂は父の首筋を刺した。耳の近くだった。父は驚きつつも慌てることはなく、そのまま運転を続けた。

続いて起きた出来事は、肉眼では捉えることができないものだ。父の体内で、物事の展開は顕微鏡レベルへと移行した。ここから先の話は生物学が取って代わる。

ハナバチの刺針はその毒液——水、ヒスタミン、各種のフェロモン、各種の酵素、多様なアミノ酸やタンパク質——を、父の首筋の薄い表皮の下にある脂肪組織へと送り込んだ。血管がみっしりと詰まった首は血液循環の要所であり、蜂毒は父の全身へと素早く広がるという稀な機会に恵まれた。父の免疫系の細胞の中には、毒液の一部の成分を即座に検出したもの——マスト細胞と好塩基球——もあった。

マスト細胞や好塩基球といった白血球は、私たちの骨髄で作られ、人体をすみずみまで循環し、ウイルス、細菌、がん細胞といった異質または有害な物体を細胞内に取り込むことで、感染や病気の撃退を助ける。マスト細胞は、私たちの皮膚の下にある結合組織や、気道や腸管の内側、そして、リンパ節、神経、血管の周りの組織に見られる。好塩基球のほうは血流の中にいる。ということは、ヒトの体内のほとんどあらゆる場所にマスト細胞や好塩基球がいるわけだ。マスト細胞と好塩基球の仕事は——ごく単純に説明すると——免疫反応を開始させ、かつ、その度合いを高めることだ。さまざまなタンパク質や化学物質を放出し、免疫系の反応を調節する指揮官たちだと考えてほしい。

人体にとって、ハナバチの毒は天然の物質の中でも特に対処しやすい相手というわけではない。アレルギーを持たない人物の体内で、通常の状況下で反応する場合であってもだ。ハナバチの毒はそれ自体が溶血性で、私たちの血球を破裂させてしまう力を持っている。とはいえ、蜂の毒液は、注入箇所の周りで痛みを伴う局所的な腫れを引き起こすものの、その点を除けば多くの人にとってわりあい無害だ。

一人一人の免疫細胞が毒に反応する。そして、私の父の免疫細胞は劇的な過剰反応を起こし、免疫系を「アナフィラキシー」の名で知られる死への急降下に追い込んだ。世界保健機関（WHO）によるアナフィラキシーの医学的定義は「生命に危険を及ぼす可能性のある気道、呼吸、または循環器系の問題が急速に開始することを特徴とする、重篤で生命に危険を及ぼす全身性の過敏反応」とされる。これを普通の言葉で説明すると――私の父は自分を刺した蜂に対して隠れたアレルギーを持っており、悲しいことに、その過敏症を軽く見て手遅れになってしまった。

このわずか数週間前、父はウォルマートの駐車場でも1匹の蜂に刺されていた。帰宅した父はパトリシアに、具合があまり良くないのでベナドリル（Benadryl）を飲んだと言った。これはよく知られた抗ヒスタミン薬のブランドで、比較的穏やかなアレルギー反応に対処する用途で一般的に推奨されている〔有効成分はジフェンヒドラミン塩酸塩〕。しばらくすると父の具合は回復してきたが、彼が蜂アレルギーなのではないかと疑ったパトリシアは、医師の診察を受けるよう口うるさく言った。自分の健康を顧みないことで悪名高かった父（煙草を吸いすぎ、バーボンを飲みすぎ、プライムリブを食べすぎていた）は、彼女に従わなかった。

アレルギー反応は、曝露の繰り返しにより次第に強まっていくことがある。父が1回目に蜂に刺された時は、その箇所が小さく腫れただけで済んだのかもしれない。2回目か3回目には、問題を起こした原因物質を父の体の免疫細胞が覚えていて、初回よりも素早く強力に反応したことだろう。その結果、前と比べて大きな反応が引き起こされる。本人の預かり知らぬうちに、父の体は裏切りの準備を整えていた。

アナフィラキシーの過程は、抗原（蜂毒など、免疫反応を開始させる物質を総称する高等用語だ）が体内のマスト細胞と好塩基球に出合い、これらの細胞を活性化させた途端に始まる。父のマスト細胞と好塩基球は、彼がセダンの車内で蜂に刺されてからわずか数秒でその過程を開始させた。両者が毒液のタンパク質と接触し、ヒスタミンを放出しはじめた瞬間の出来事だ。体が作り出す生体化合物であるヒスタミンは、通常の免疫反応においても重要な一部を担い、細胞が傷ついたり、負荷を受けたりした時に放出される。ヒスタミンは血管を拡張させ、血管の壁の透過性を高める——そうすることで、感染に対抗する白血球が血管を抜け出して感染部位へと移動しやすくなるのだ。

また、ヒスタミンは周辺の別の細胞にヒスタミン放出を促す信号としてもはたらき、いったん信号が発せられると免疫系全体に出動指令が伝わる。化学物質による体内の警報システムだと考えてほしい。この警報システムでは、ヒスタミンが臓器の表面にある受容体にはたらきかけることで信号が感知される。その結果、炎症、ほてり、痒み、蕁麻疹、腫れが引き起こされる。

父にとって不運だったことに、その後の展開は彼が車内で座ったままだったせいで加速したと思われる。上体を起こして座った姿勢は、酸素を受け渡した後の血液が心臓に戻る流れをある程度妨げていた。ヒスタミンを急放出するアレルギーの波が体内を駆け巡ったことで、父の血管はあまりに急速に拡張し、それが血圧を低下させ、心臓への血流をさらに減少させた。このプロセスはやがて心停止に至りうる——そして、父の事例では、実際に至った。

過剰なヒスタミンは、父の体内に張り巡らされた血管系からその外側の組織へと、体液をさらに移動させる。その結果、体は腫れて膨れあがる。首もそうだ。ヒスタミンはまた、吸い込んだ刺激物から下気道〔気管、気管支、肺〕を守ろうと、粘液をねばつかせ、その分泌量を増やし、肺の周りの平滑筋組織をこわばらせる。アナフィラキシーが起きると気道は数分のうちに閉塞しはじめる。父はこれら全てが自分の体内で起こりつつあるのを感じながら、路肩に車を寄せ、パトリシアに運転を代わってくれるよう頼んだ。

パニックに陥り、かつ最寄りの病院からは何マイルも離れていたことから、パトリシアは手近な場所に助けを求めるべく、地元の薬局へ車を走らせた。その日出勤していた薬剤師は、父の命を救える可能性のあったエピネフリン(別名:アドレナリン)の注射をすることはできないと説明した。父はその薬を医師から処方されていなかったからだ。

エピネフリンはストレスを受けた時に副腎から分泌される天然のホルモンで、アナフィラキシーのプロセスを止めるのに役立つ。ヒスタミンの放出を抑制し、血管を収縮させることにより、血流回復を助けるのだ。また、エピネフリンは肺の平滑筋にある受容体に結合し、平滑筋を弛めて呼吸を元に戻すはたらきもする。エピネフリンの緊急注射は、体が自分で産生するよりもはるかに大量のアドレナリンを短時間で体内に送り込む。だが、薬剤師はその薬を父に投与する代わりに救急隊を呼んだ。

ようやく救急車が到着すると、救急救命士は父に挿管した。首の組織の腫脹と肺の収縮が相まって、父はもはや呼吸ができなくなっていた。救急車にはアドレナリンが備えつけられておらず、今や父がとてつもなく必要としていたその薬を、例の薬剤師はなおも頑として――遺憾に思いながらではあっても――救急救命士に渡すのを拒んでいた。薬を出さないというその決断は、今の私たちにはあまりにも冷酷なものに見えるかもしれない。だが、当時この薬剤師の両手は法によって縛られていた。１９９０年代、〔米国の〕薬剤師たちはアドレナリンを〔処方箋なしに〕投与することを認められていなかったのだ。緊急事態においてでもだ。貴重な数分間が刻々と過ぎていく中、父の体はショック状態に陥った。炎症カスケードと称されるものの最終段階である。

父が救急車に乗せられる中、おろおろと付き添っていたパトリシアは、もしまだ自分の声が聞こえるならまばたきをしてほしいと父に尋ねた。父はそっと目を閉じ、そして開けた。彼女は父の手をぎゅっと握り、なおも怯えてはいたものの、安堵し、希望を持った。父のセダンに乗り込み、救急救命室へと移動する道中、彼女は父を乗せた救急車のサイレンが遠くへ消えていくのを聞いていた。

病院へ向かう道の途中で、救命のためのあらゆる尽力の甲斐なく、私の父の心臓は止まった。ジェイムズ・マクフェイル――筋金入りのボストンのスポーツファン、コンピュータチップの販売員、ベトナム戦争の退役兵、ジャッキー・グリーソンのそっくりさん、どんな集まりでも明るくしてくれる盛り上げ役、愛情ある息子、スタンダップコメディの熱愛者、ミュージカル愛好家、そして私の父――はこの世を去った。

第1部

診断

21世紀のアレルギーをよりよく理解すべく、私たちは探求の旅に出る。その第一歩は、私たちが現在抱える症状全体を見回すことだ。これから始まる3つの章では、最新の統計値を分析し、アレルギーに苦しむ個々人の話を聞くことで、花粉症、アレルギー性喘息、アレルギー性皮膚炎やアレルギー性湿疹、食物アレルギー、薬剤アレルギー、昆虫アレルギーを抱えるのはどのようなことなのかを知り、今日のアレルギー問題をより詳細に捉えていく。厄介なことに、アレルギーを診断したり、不耐症や過敏症との違いを正式に鑑別したりするのは必ずしも容易ではない。私たちの免疫系の機能は複雑であり、アレルギーの周辺には、本格的なアレルギー反応から、軽度や中程度の炎症、完全な不耐症まで、さまざまな免疫反応の連続体がある。アレルギーとは何なのか、アレルギーは何と違うのかをよりよく理解するために、免疫系の歴史をひもとき、その中でのアレルギーの位置づけを探っていく。

第1章

アレルギーとは何か——似て非なるものとの区別

この本の下調べを始める前、私はアレルギー問題の真の大きさをまるでわかっていなかった。すでに人類全体の約40%が何らかのアレルギー性疾患を抱えており[1]、専門家らの推定では、その割合は2030年までに50%に増えるという。しかし、こうした数値が何を意味しうるのか、そしてなぜアレルギーが今後数十年で増えていくと見込まれるのかを詳しく考えるためには、先にもっと基本的で根源的な問いに答えなければならない。**アレルギーとはいったい何なのか？**

科学者やアレルギー専門医たちと話しはじめた頃、私は自分がアレルギーの何たるかを知っていると思っていた。もし当時誰かが質問してきたら、私は自信を持ってこう言っただろう——「アレルギーとは、人が食べたり、触ったり、吸い込んだりした物に対して起こる負の体性反応だ」。そしてもし詳細を求められたら、ずっと昔に生物学入門の講義で習った話をひけらかしたかもしれない。曰く、ヒトの免疫系は防衛システムに似ている。免疫系は外部から来た物質、例えばウイルス、細菌、寄生虫などに反応して、私たちを感染から守る手助けをする。だが、アレルギー持ちの人々の体内では、アレルギーを持たない人々には無害な環境中の何か

――花粉だとか、牛乳だとか、金属製のアクセサリーに含まれるニッケルだとか――が免疫系を発動させてしまう。ありうる症状として、私はくしゃみ、鼻水、鼻詰まり、咳、かぶれ、赤み、蕁麻疹、呼吸困難を挙げたことだろう。

私が普通の人（科学者や生物学・医学の専門家ではない人々）にアレルギーとは何か説明してみるように尋ねれば、大抵は私が当初考えていた定義と同じような答えが返ってくる。あらゆる年代と背景の人々が、アレルギーとアレルゲンのことをこんな風に考えがちだ。「何か体内に入ってこようとする物によって、体のバランスが崩れるようなこと。入ってくる物が単に体内の何かとうまく相性が合わないせいで、体がそれを追い出そうとする」。これは、アレルギーではないある若い男性が私に述べた説明である。

別の男性はアレルギーを、体が花粉や特定の食品などの扱い方を知らない時に「自己破壊的」になっている状態だと表現した。また、テキサス州との国境に近いメキシコのチワワ州で育った、複数のアレルギーを抱える男性への取材は記憶に残るものだった。その取材の中で、彼は自分の体が恒常的な防衛モードに置かれていると述べた――だが、彼はそのことを主として前向きに捉えているという。彼は自分自身がしっかり守られていると考えており、自分の体はアレルギーでない人々の体よりも「注意深くて」抜かりがないのだと言い表した。これらは全て、多かれ少なかれ、アレルギー性免疫反応の説明として正確で、充分事足りる――ある程度までは。

アレルギーを抱える本人でさえ、必ずしも、アレルギーとは何なのか、あるいは症状の似た別の病気とアレルギーをどう区別するのか、正確な言葉で理解しているわけではない。

例えば、「クリッシー」[2]の例を見てみよう。彼女は本書執筆のための最初期の取材を受けてくれたアレルギー患者の一人だ。その面談の時点で、クリッシーはすでに呼吸器のアレルギー症状、蕁麻疹、散発的な目の腫れ、頻繁な胃の不調に対処してきていた。彼女は花粉症、別名季節性アレルギー性鼻炎と診断されており、症状が変わったり悪化したりした時には治療のために耳鼻咽喉科の専門医を受診していた。また、誤って牛乳やグルテンを摂取してしまうと胃腸の症状と皮膚の発疹が出ていた。クリッシーは何年も前にアレルギー専門医を受診し、主要なアレルゲンに対する反応を調べていた。

だが、彼女の皮膚は検査した全ての食品アレルゲンに対してまるで反応を示さず、アレルギー専門医からは、症状が食物アレルギーによるものであるとは極めて考えにくいと伝えられた。耳鼻咽喉科専門医は再検査を受けるよう何度も後押ししているが、クリッシーは今も再検査を受けていない。その代わり、インターネットで自分の症状のことを調べ、治癒に役立つ可能性のある対策をクラウドソーシングで探している。

アレルギーとは何か定義するよう尋ねられた時、クリッシーは、体が何かを扱いきれない時、特にその対象とあまりに頻繁に、もしくはあまりに大量に接触した時に起こるものだと言った。彼女の説明では、時を重ね、繰り返し曝露を受けることにより、体はそうした物を処理する能力をなくしてしまい、彼女自身が抱えているような症状を引き起こすのだという。彼女は自分の受けた皮膚テストの結果を信じておらず、あくまで自分には食物アレルギーがあるのだと主張する。彼女は、小麦〔グルテンは小麦等に含まれる特定のタンパク質が水を吸ってできる〕と牛乳が大部分の食品の材料となっているため、何十年にもわたる摂取によって自分の体が両者を拒絶するようになったと仮定する。

私はこの章をクリッシーの話で始めようと思う。アレルギーとは何であり何とは違うのかという点に対する彼女の誤解、そして明白な混乱と焦燥感を語ることで、アレルギーについて私たちが抱いている典型的な正しい認識と、典型的な誤解を例示していく。呼吸器アレルギーに関していえば、クリッシーが「自分の体は何度も曝露された対象に対して反応している」と考えるのは正しいが、「自分の体は花粉を処理できない」というのは誤っている（これから見ていくように、彼女の体は花粉に対する寛容性がない、もしくは花粉を無視できないというほうが当てはまる）。

また、まさにアレルギーとしか言いようのない症状があるにもかかわらず、クリッシーは真の食物アレルギーを抱えているわけではなさそうだ。なぜなら、彼女は牛乳やグルテンへの過敏症を示していないからだ（彼女の受けたプリックテスト〔皮膚に針で小さな傷をつけ、そこから少量のアレルゲンを体内に取り込ませる〕の結果がそれを示している）。言い換えると、彼女の免疫系は彼女が摂取している食品に反応している**わけではない**可能性が高い。ただし、彼女の免疫系は花粉には反応**している**し、花粉症を引き起こしている。

すると、クリッシーが具体的に混乱を起こしているのは、不耐症（今回考えられるのは特定の食物への不耐症だ。過敏性腸症候群や、乳製品に含まれる乳糖の分解を助ける酵素、ラクターゼの不足など、別の健康問題が原因かもしれない）と、アレルギー反応（彼女の場合、空気に乗って運ばれるアレルゲン（花粉）に対するもの）の違いだということになる。誰が彼女を責められるだろうか？免疫学をそれなりにきちんと理解した医療人類学者の私でさえ、時に苦労しなければこれらの違いを知ることはできなかったのだから。

アレルギーについての科学文献を苦労しながら読み漁り、アレルギーや免疫学の専門家たちとより多くの会話を交わすほど、私の踏み込んだ定義の沼はいっそう不透明に濁っていった。私が当初驚き、苛立ったのは、私たちの免疫系の機能がいかに複雑かを知れば知るほど、アレルギーというものを理解するのが簡単にではなく、むしろ大変になっていったことだ。

私たちが一般に「アレルギー」と称するものは、実はさまざまな病気や体調をひとまとめに突っ込んだ合切袋なのだとわかった。それらのたった1つの共通点は、アレルギーを持たない人には何の免疫反応も生み出さない、普通なら特に害のない物質（アレルゲン）に対する過敏な免疫反応が関わっていることだ。アレルギーの症状は、アレルゲンの体内への入り方（皮膚、気道、消化器のどれを経由するか）、その人の遺伝的特徴、そのアレルゲンがトリガー（引き金）となって始まるさまざまな「アレルギー経路」によって違ってくる。

では、アレルギーとは何なのか？　それは、免疫を介した、無害な抗原に対する有害な過敏反応であり、その抗原は、免疫反応を活性化させるあらゆる毒素や異物だと定義される。こうして専門的な科学的定義を出してはみたが、おそらくあなたには大して意味のないものだろう――今のところは。アレルギーとは何かを完全に理解するには、過去1世紀で「アレルギー」

という用語自体の定義が辿った変遷を知っておく必要がある。アレルギーの概念は今からわずか1世紀少々の昔、哺乳類の免疫機能の初期の研究から生まれた。

私は最終的に、ひょっとするとアレルギーは、それ自体が引き起こす生物学的プロセスによって定義するのが最良なのではないかと悟った。じきにあなたもそう気づくだろう。

異端の発想の進化――アレルギー小史

アレルギーと、免疫系に対する私たちの理解とは、互いに絡み合いながら複雑な歴史を織りなしてきた。その歴史を詳しく見ていく前段階として、まずはアレルギーが確固たる1つの「もの」などではないと意識しておくことは大切だ。少なくとも、私たちが普段、この世界に実体を持って存在する他のもの――例えば、テーブルやウイルスや猫――について考えているような形とは違う。

アレルギーのことは、免疫系を構成する多くの異なる要素が入り交じった複合的な生物学的プロセスだと考えたほうがよい。アレルギーの本体は、私たちが経験しうる症状よりも、むしろその症状の背景である、免疫細胞がとる振る舞いのほうにある。免疫に対する私たちの知識はどのように進歩し、アレルギー反応の発見をどのように実現させたのだろうか。その物語が本格的に始まるのは、19世紀から20世紀への変わり目のことだ。

免疫系に対して私たちが抱いてきた考えは、過去のものも現在のものも、微生物に対する最初期の理解に多くを依っている。1800年代終盤までに、ルイ・パスツールやジョゼフ・リスター、ロベルト・コッホなどの有名な科学者たちが必死に実験を重ね、目で見ることのできない生物たち（炭疽菌、結核菌、コレラ菌など）が私たちを病気にし、傷口を汚染し、食べ物を腐らせうるのだと決定づける証明を行った。接触感染と微生物のはたらきに対するこの新たな理解（一般には疾患の「細菌説（細菌病因論）」と呼ばれる）が、近代医学的な「免疫」——生物が病気を阻止する能力——の概念を生み出した。

免疫がある、というのは、外部の何らかの特定の生物から守られていること、もしくは外部の何らかの特定の生物による感染に対して防御が行われていることを指す。19世紀終盤から20世紀初頭にかけて、免疫の背景にある生物学的プロセスが細菌説の科学研究の焦点となった。

1900年代までに、科学者たちは炭疽菌（*Bacillus anthrax*）などの病原性生物に曝露された動物個体の体内で免疫や疾患を生じさせる基礎的な生体機構の理解に焦点を当てていた。こうした初期の免疫学者たちの究極の目標は、免疫誘導のしくみを知ることだった。すでに当時、少量の改変微生物を含むワクチンや、疾患に対抗する少量の抗体を含む血清が、天然痘、ジフテリア、破傷風などの流行病の予防や治療のために医療機関で使われていた。だが、作用のしくみについてはほぼ全容が謎に包まれたままだった。

これら初期のワクチンと血清の成功に発奮した科学者や医師らは、ヒトにとっての**あらゆる**疾患と毒に対して免疫を生じさせることも可能なのではないかと信じ込んでいた。彼らの考えでは、動物たちが免疫を獲得するそもそものしくみの基礎をよりよく理解できさえすればよかった。免疫をつけさせ、多様な疾患を治療すべく行われた世界的な取り組みが、アレルギーが偶然に発見される下地となった。

「アレルギー」という用語（語源となるギリシャ語の「アロス〔άλλος：異なる、別の〕」と「エルゴン〔εργον：仕事、はたらき〕」の組み合わせで「違った活動」を意味する）を最初に考案したのは、20世紀初頭、オーストリアのウイーンの小児科医院で働いていた医師のクレメンス・フォン・ピルケだ。ピルケと同僚のベラ・シックは、馬の血清から作られた天然痘ワクチン（当時一般的な医療行為だった）を投与された子供の中に、2回目の接種への反応が乏しく、接種箇所がかぶれ、皮膚に痒みあるいは炎症が起き、熱を出す患者がいることに気づいた。血清そのものに含まれる何かがこうした負の生体反応を引き起こしていると仮定したピルケとシックの2人組は、天然痘ワクチンを複数回接種した後の患者たちを体系的に詳しく観察しはじめた。

当初、ピルケは「アレルギー」の語を、異質な物質（この事例では血清）への曝露によって引き起こされる、生体の**あらゆる**——良し悪しを問わない——変容状態に用いていた。[3] ピルケにとって、負の変化や反応とはワクチン接種により生じるかぶれや熱を指したかもしれない。反対に、正の変化や反応とは、同じ接種により生じる免疫獲得を指したかもしれない。当初考えられたアレルギーの枠組みには、免疫と過敏症の**双方**が含まれていた。「アレルギー」は、単に何かが患者の生物学的状態に変化を誘導したことを意味する中立的な用語だったのだ。

ピルケが「アレルギー」の語を新造した1906年には、免疫の概念それ自体がまだかなり新しく、また、疾患に対する体の自然な防御作用のみを指す極めて限定的な使い方をされていた。[4] 免疫を指す「immunity」という語のそもそもの起こりは医学ではなく政治の領域にあり、元は法的な処罰や義務の免除を指すために使われていた。[5] 昔の科学者たちがその用語を借用し、意味に変化を加えた——ただし、ほんの少しだけだ。医学の領域で、「immunity」は感染症を自然に免れることを指し、病気という「罰」から、そしてひょっとすると死からもすっかり守られている状態を示した。「免疫系（immune system）」という用語自体はこの初期の「免疫」の概念に由来して名づけられており、命名時点では基本的に作業仮説にすぎなかった。体内で進行し、免疫を与える能力を持つあらゆる生物学的プロセスに言及するための仮の概念である。この当時、免疫系の唯一無二の機能は防御であると考えられていた。そして、**防御のみを行うのが免疫系**だとも考えられていた。ピルケやシックら、免疫を引き起こすはずの物質に対して負の反応を示す患者たちに気づいた昔の臨床医は、自分たちが目撃しているのはその物質に対して行われる全身の防御獲得の一局面であるはずだと考えた。彼らは発疹、発熱、接種箇所の痒みをワクチンや血清が効いている証拠とみなした。これらが患者の防御機構を作動させているのだ、と。

だが、ピルケとシックが気づきはじめた通り、免疫系が間違いを犯すことがあるとしたらどうだろう。免疫系が私たちを守ることも、病気にすることもあるとしたら？ 病気を起こすのは細菌や毒素だけでなく、免疫系と呼ばれるものまでもが病気の元になってしまうとしたら？

この発想は革命的で、異端で、そして——少なくとも当初は——嫌悪され拒まれた。免疫学分野の昔の科学者たちにとって、ある人の免疫系がその人に害を与える役割も果たす可能性があるなどとは認めがたいことだった。人体による抗体産生[6]——有害な侵入生物に対抗するのに特化した細胞を作り出す免疫系の能力——はひたすらに有益なものだと考えられていた。細菌を退けるのと同じ免疫系が、馬の血清や花粉といったものに対する過敏反応の根本原因かもしれないとの認識は、それまでの数十年間の研究と真っ向から対立する形で登場したのだった。

ピルケのアレルギー理論は、免疫学という新分野の根底にある信条に異議を突きつけるものであり、その結果、大勢から黙殺された。理論が基本的に正しいだけでなく、医学的に有用なものとなりうると科学者たちが気づくまでには10年以上がかかることとなった。

臨床面と実験面での証拠が次々と積み重なるにつれ、科学者たちはピルケの記述したアレルギー反応が予想よりもはるかに広く浸透していることに徐々に気づきはじめた。同時に、医者たちはアレルギー反応と称される概念を使えば医院でよく目にする多くの慢性疾患——定期的に起こる喘息、季節性の枯草熱、繰り返される蕁麻疹——の説明がつきやすくなることにも気づきはじめていた。

年月が過ぎるにつれ、アレルギーの概念はより広く受け入れられるようになった。他の形では説明がつかず困惑するような病気の治療に奮闘していた医者たちが、患者に対し、その身に起きている出来事の少なくとも一部を説明できる診断を与える方便として「アレルギー」に目を向けはじめていた。時を経て、「アレルギー」の定義はこうしたもっと厄介で有害な免疫反応——通常なら無害な要因に対する、いわゆる**過剰反応**——をほぼ包括的に指すものへと移行した。[7]

萌芽期にあったアレルギーの分野は、1920年代中盤から終盤までには免疫学の一部として専門化されはじめていた。[8] 用語としての「allergy」は、通常なら「無害」な物質に対するあらゆる過剰な免疫反応を示すものとして、「sensitivity〔感受性〕」、「hypersensitivity〔過敏症〕」、「hyper-irritability〔過刺激性、易刺激性〕」などの語と区別のない形でよく使われていた。

この時代の主要なアレルギー専門医の1人、ウォーレン・T・ヴォーガンは、アレルギーを「神経系の一部の過刺激性または不安定性」と定義した。[9] 医者であり熱心な科学研究者でもあったヴォーガンは、担当する患者たちがアレルゲンにそれぞれ特異な反応を示すことに困惑していた。他の一切の条件が同等である2人の人間が、あるアレルゲンに全く同じ形で曝露されたにもかかわらず、あまりに違う反応を示すことがある。筋の通ったパターンはなく、また、理由の説明もつかなかった。さらに混乱することには、**同一の患者**が**同一の刺激**に対して、同じ日の異なる場面や時間に違う反応を示すことさえあった。まるで、アレルギー反応はどんな生物学的法則にも従わないかのようだった。――少なくとも、ヴォーガンが容易に捉えられる法則はなかった。

ヴォーガンは1930年までに、哺乳類の免疫系の全体目的は、生物とその環境の間である種の「平衡」、つまりバランスを保つことなのではないかと推測するに至った。すると、アレルギーを抱える人の症状は、その人と、それ以外の生物の世界との間で、一時的または慢性的な不均衡が起きていることの表れにすぎない。ヴォーガンは次のように考えた（この考えは後に正しかったとわかる）。アレルギー反応の始まりは、体液性（全身性）というよりも、むしろ細胞レベルで起こる。アレルギーを抱える人の細胞が異質な物質に出合ったり、外部からの衝撃を受けたりすると、細胞は過剰反応し、一時的または慢性的に生物学的システムのバランスを崩す。

アレルギー専門医たちの目標は、患者が「バランスのとれたアレルギー状態」に戻るのを助けること——そして、その状態に留まれるようにすることだ。「通常」状態と「アレルギー」状態の間の微妙な均衡は、少なくともヴォーガンにとっては、ひどい呼吸器感染症、気温の急な変化、ホルモン変動、あるいは患者の不安の総合的な高まりなど、患者の生活の中のどんなストレス源によっても乱されうるものだった。

当時の他のアレルギー専門医たちも、アレルギーの苦痛を同様の形で定義し、担当する患者たちの発症の原因として多くの同様のストレス源を仮定した。英国では、ジョージ・W・ブレイ医師が、アレルギーを通常なら無害な「多様な異質の物質あるいは物理的要因に対する感受性が誇大化された状態[10]」と定義した。ブレイにとって、アナフィラキシーとアレルギーはどちらも「防御の過程での事故」と捉えるのが最も妥当だった。

ウィリアム・S・トーマス医師はアレルギーを「変容した反応[11]」と定義し、アレルギーは細菌またはウイルスへの感染を繰り返した後の免疫獲得と関係しているのではないかと疑った（この疑問自体が、免疫と過敏症が関連しているとするピルケの元の主張をおぼろげに反復している[12]）。

1930年代にトーマスがそう綴る前から、アレルギー研究者たちは喘息がしばしば肺の細菌感染によってもたらされることに言及しており、患者が先に患った呼吸器の病気と後のアレルギー発症につながりがあることも仮定しはじめていた。

医療従事者を対象とした刊行物の中で、G・H・オリエル医師は免疫系の機能がとりうる状態は「正常」（アレルギー性でも免疫があるわけでもない、中立の状態）、「感作」（アレルギー）、「免疫」の3つのみだと論じた。[13] 1930年代の終わりまでに、「アレルギー」の語は当初の意味から完全に離れて固定化していた。かつてこの用語はもっと中立的で、外部の刺激によって誘導される**あらゆる**生物学的変化という意味合いを含んでいた。それがすっかり**否定的**な記述となり、何らかの外部物質が体内に入り込んできたことに対する、ごく限られた身体的反応の一群を説明する語となった。医学用語としての「アレルギー」は、1940年代までに「免疫の暗黒面を体現する」ものへと変容しきっていた。[14]

この「免疫の暗黒面」としてのアレルギーの評価がいっそう支持されたのは1950年代終盤のことだ。高名な免疫学者のフランク・マクファーレン・バーネットが、狼瘡（全身性エリテマトーデス）や関節リウマチなどの特定の疾患は、究極的にはヒトの免疫系が「良い」細胞を「悪い」細胞と見分けられない、言い換えれば「自己」を「非自己」と見分けられないことの結果だと発見したのだ。免疫系の主な機能は体を感染性の侵入物から守ることで**はなく**、自分の体の細胞を他のあらゆるものから区別することだとバーネットが気づいた後、自己免疫――体が自分自身を攻撃してしまうこと――は免疫学研究において注目の的となった。

身の回りの環境にある何らかの物質と接触した後、免疫系は「非自己」であるその異物を許容するか（食物として消化される大部分のタンパク質に対応する時のように）、それとも攻撃するか

（多くのウイルスや細菌に対応する時のように）を選ぶことができる。だが、自己免疫疾患を抱える人の免疫系は重大な間違いを起こし、本人の体の細胞を外来の細胞と混同して、自己の細胞に対して過敏になる――つまり、過剰反応を示す。端的にいうと、免疫系が同じ体の組織に対して免疫反応を引き起こすのだ。

バーネットの自己免疫に関する洞察は、その後20世紀の大部分にわたって行われた免疫機能についての科学研究の基礎となる。この間、免疫学の分野は免疫防御よりもむしろ免疫寛容の獲得機構の理解に注力していた。今日、アレルギーと自己免疫は全く異なる問題というよりも、同じ主題を基にした変奏曲とみなされることが多い。どちらの現象も、私たちが疾患に対して示す免疫や、天然および人工の物質に対して示す耐性の背景にある生体機構が、いかにずれたはたらきをしてしまうかを浮かび上がらせている。ピルケは当初、私たちの免疫系は、私たちを守るだけでなく痛めつけることも容易にあると示唆した。21世紀、それはもはや異端の主張ではなく、むしろ私たちの免疫系の機能――そして機能不全――に対するありふれた解釈となっている。

より近年になり、免疫学の研究は再び移行を迎えた。今度はバーネットの「自己／非自己」のパラダイムから離れ、私たち自身の細胞が腸管内、鼻腔内、皮膚表面に触れる何兆個もの非ヒト細胞、粒子、化学物質とどのように相互作用を行うか、最新の知識を反映したモデルへの変化である。何に対しては寛容に受け入れ、何に対しては戦うかを、私たちの体はどのように判断するのだろう？　私たちの体が環境中のものによって危険な状況に置かれている時と、そうでない時を、免疫細胞は判別しなければならない。しかし、それがどのように行われているかは謎のままだ。

米国国立衛生研究所（ＮＩＨ）で働く食品アレルギー研究者・臨床医トップの１人、パメラ・ゲレリオ医師はこう説明する。「正直に言って、私たちは免疫寛容の背景にある機構をまだ理解できていません。自分たちがなぜ一部のものを受け入れて、別のものには耐えられないのか、まだわからないのです」。

コーネル大学〔米国ニューヨーク州〕の免疫学者、エイヴリー・オーガスト博士は、私たちの免疫細胞の根源的な機能を巡ってはなおも激論が巻き起こると話してくれた。免疫細胞が感染からの防御をもたらしてくれるのは明らかでありつつも、オーガストは免疫細胞を体の「キュレーター」〔美術品や資料等の収集管理者〕とみなす考え方を選ぶ。免疫細胞は私たちが出合うあらゆるものをひっきりなしに感知し、どれが人体の一部となる（私たちと共存する）べきで、どれがそうなるべきではないか、無数の小さな判断を絶えず行っている。私たちが自らの免疫系について唯一確実に知っていると思われるのは、21世紀において免疫系がいっそう掻き乱されているのに伴い、環境中にあり私たちにとって「良い」一部のものに対しても、免疫系がどんどん寛容でいられなくなっていることだ。

今日のアレルギーの定義

これまで見てきた通り、アレルギーを厳密に定義することはそもそもの始まりから問題でありつづけてきた。1931年、名高いアレルギー専門医のアーサー・コカ医師は、「アレルギー」を医学用語として使うことは特に有用ではない、なぜなら臨床医や他の非専門家らはこの語をありとあらゆる意味で使いがちだからだと論じた[15]。当時、アレルギーという診断名はすでに「合切袋」と化しており、他のあらゆる診断と治療が尽きた時に患者の心を和らげるために使われていた。

私が話をしたアレルギー専門医や科学者たちは、しばしばコカの嘆きと同様のことを口にした。彼らが直面する中で最も手ごわい共通問題の1つが、アレルギーの正体について全般的な誤認が起きていることなのだという。私との会話の中で、専門家たちは繰り返し次のように主張した。一般の人々はしばしば、ほぼあらゆる不快な症状の組み合わせを言い表すために見境なく「アレルギー」という用語を使う。もし、食後によく消化不良を起こしたり痛みを感じたりすれば、人々はそれを食べた物（例えば乳製品）に対するアレルギー反応のせいだと考えることがある。アレルギー専門医の診察を受けて、その疑いに裏付けや反証をもらうことは決してしないにもかかわらず。

過去100年以上をかけて、アレルギーは一般に広く使われる医学的概念となったが、その概念は必ずしも適切に、あるいは効果的に適用されてはいない。アレルギー専門医たち、免疫学者たちは、皆にアレルギーは感受性、不耐症、あるいは自己免疫疾患と同じではないのだと理解してほしがっている。これらの一番の違いは、活性化される生物学的プロセスや免疫機構の差にある。

ヒト免疫系の早わかり入門

ヒトの免疫系について最初に知るべきことは、実は私たちの免疫系が協調的にはたらく2つの別個のシステムによって成り立っていることだ。生まれた時から充分な機能を備えた自然免疫系は野蛮な荒くれ者で、病原体などの異質な侵入者に対して第一線で防御を行う。自然免疫系はどんな異物に出合っても同じやり方で反応するため、「非特異的」な系と称されることがある。

あなたの皮膚や粘膜——体の内外を覆う裏張り——は、この自然免疫系の一部だ。何かがこれらの防御層を通り抜けると、顕微鏡サイズの侵入者たちを追い払うために自然免疫系が炎症を活性化させる。マスト細胞と好塩基球（アナフィラキシーの際にはたらく様子を「プロローグで」見たあの細胞たちだ）はこの活性化の過程に関わっている。食細胞と呼ばれる特別な掃除屋の免疫細胞は、細菌を襲い、あるいは「飲み込んで」殺すことができる。ナチュラルキラー細胞は、すでにウイルスに感染してしまったあらゆる細胞を毒素で殺処分することができる。感染を免れるには、自然免疫系のこうしたさまざまな構成員たちだけでも充分なことが多い。

獲得免疫系は、自然免疫系が脅威に対処しきれなかった場合に登場する。本書ではこの獲得免疫系に最も注目していくが、それは、獲得免疫系が私たちヒトの過敏性反応（この用語は自己免疫およびアレルギーを含む）の背景にあるからだ。防御の第二線である獲得免疫系は「特異的」な系だ。出合った個々のものを記憶できる能力があり、後に再遭遇した際には、その記憶に従って対処する。骨髄で産生される白血球の一種、Tリンパ球（T細胞）は、表面に感知機能を持っている。生殖細胞などの、私たちの体内に侵入してくる異物に貼りつく突起だ。特定の侵入者と出合ったT細胞の一部は「記憶T細胞」に変わることがあり、次回、同様の生物に出合ったら、獲得免疫系を大幅に素早く活性化させることができる。

T細胞は、骨髄で産生される別の白血球、Bリンパ球（B細胞）も活性化させる。B細胞は大量の抗体を素早く産生することができ、それを血流の中へと放出して外来細胞の撃退を助ける。抗体というのは体内を循環するY字型のタンパク質で、ウイルスや細菌などの異物を無力化することが主な機能だ。抗体は外来の微生物に貼りついて、異物が私たち自身の細胞の壁にくっついたり、潜り込んだりするのを防ぐ。それと同時に、抗体は別の免疫細胞にも貼りついて相手を活性化させ、免疫系の反応全体を助けて促進することができる。抗体は、産生元となるB細胞と、そのプロセスの引き金を引くT細胞の種類ごとに独自のものが作られる。過去に体内に入ってきた特定の種類の異物――体が過去に遭遇したことを「覚えている」物質――に合わせて、すぐに使える「出来合い」の抗体が用意される。

私たちの体は、IgM、IgD、IgG、IgA、IgEという5種類の抗体を産生する〔Ig：immunoglobulin（免疫グロブリン）〕。IgGとIgEはこの後また登場するが、特に本書の大部分で主眼を置くのはIgE抗体だ。I型過敏性免疫反応（「アレルギー性免疫反応」）は、その全てがIgE抗体によって仲介されるわけではないものの、大部分はIgE抗体の活性化を伴う。対照的に、II型過敏性免疫反応とIII型過敏性免疫反応（バセドウ病〔グレーブス病：Graves' disease〕や、全身性エリテマトーデスならびに関節リウマチなどの自己免疫疾患を含む）はIgG抗体によって仲介される。

環境中のアレルゲンに対するIgE感作〔IgE抗体が産生されるようになった状態〕が遺伝的に起きやすい体質を「アトピー」と呼ぶ。良くも悪くも、IgE抗体反応は今やアレルギー性免疫反応の主な指標となっており、「アレルギー」の類語として使われるが、**アレルギーは必ずしもIgE抗体による免疫反応を伴うとは限らない**。一方、**IgE抗体を介さないアトピー性反応はない**ため、「アトピー」は「アレルギー」とは異なる（この点は後に重要になる）。

IgE抗体とアトピーのこの関係性は、アレルギー反応とその治療の研究において大革新をもたらす重要な発見だった。しかし、アレルギーやアトピーと、不耐症あるいは過敏症との間の違いを分析する際はこれが混乱の元にもなる（診断について取り上げる第2章で詳述）。IgE抗体がアレルギー反応のマーカー〔指標〕として最も重要視されていることから、ここで少しだけ寄り道をし、IgE抗体そのものの発見について辿ってみたい。

IgE抗体の発見

1906年に「アレルギー」の語を新造したクレメンス・フォン・ピルケは、早くもこの時、担当する患者の体内でアレルゲンが抗体反応を活性化させていると仮定していた（その仮定は後に正しかったと判明する）。1919年、マクシミリアン・ラミレス医師は、担当する患者の1人がアレルギー持ちのドナーから献血を受けたことにより馬の鱗屑《りんせつ》（皮膚の角質層が剝がれ落ちたもの）へのアレルギーを発症したと報告した。[16] これは、血中の何か——もしかするとそもそも新しい種類の抗体かもしれない——がアレルギー性過敏症をうつすことがあるのではないかとするピルケの推測を裏付けた。

続いて1920年代、ライ麦の草の花粉に対するアレルギーがあったドイツのカール・プラウスニッツ医師は、自分が生来持つアレルギー性過敏症と、加熱した魚に対するアレルギーがあった助手（後に産婦人科医）のハインツ・キュストナーのアレルギー性過敏症を相互にうつすことを試みた。

この時までに、異なるアレルゲンに対する過敏症を明らかにするために皮膚プリックテストが使えることは明らかになっていたが（第2章で詳述）、その反応の背景にある生体機構はまだ謎のままだった。キュストナーの血清を自身の腕に注射したプラウスニッツは、後に行ったプリックテストで魚のアレルゲンに対して膨疹（皮膚が赤く盛り上がり、痒みが出る）を起こした。

ところがキュストナーのほうは、ライ麦の花粉に対してもっと重度のアレルギーを持つ患者たちから得た複数の血清を使って何度か実験を試みたものの、花粉に対して皮膚に陽性反応が出ることは全くなかった。それでも、魚のタンパク質に対してプラウスニッツの皮膚に生じた陽性反応は、血清の注入によってアレルギー性過敏症がうつることがあると証明した。

２人の研究はアレルギー性過敏症の検査に使われるプラウスニッツ＝キュストナー反応（ＰＫ試験）の開発につながり、何十年にもわたってアレルギー研究者たちに広く使われた。だが、ＰＫ試験は過敏症の免疫学的研究に有用だったにもかかわらず、その背景にある生体機構ははっきりしなかった。数十年にわたる科学的調査の後に、免疫学者たちは**何らか**の抗体がＰＫ試験中の過敏症誘発を担っているようだと考えた。ただ、当時知られていた抗体のほとんどはすでに犯人候補から除外されていた。

ここにIgE抗体発見の舞台が整った。

１９６０年代後半、２人の日本人研究者が花粉症患者の血清におけるプラウスニッツ＝キュストナー反応活性を研究しようと決意した。当時、免疫学者たちはＰＫ試験中の皮膚の反応性がIgA抗体の作用に関連しているのではないかと疑っていた。だが、石坂公成《きみしげ》博士と石坂照《てる》子《こ》博士はいくつかの実験を経て、自分たちの目撃している生体活性がそれまでに知られていた抗体――IgM、IgD、IgG、IgA――のいずれによっても引き起こされないと結論づけた。石坂夫妻の研究により、新たな抗体（彼らがこの抗体をIgEと名づけた〔erythema（紅斑）にちなんだ命名〕）がマスト細胞と好塩基球に結合し、アレルギー反応の始動を助けていることが明らかになった。

　石坂夫妻は引き続きＩｇＥ抗体の機能について入念な科学研究を進め、この抗体こそが、通常であれば無害な抗原やアレルゲンに対するほとんどの過敏症または免疫過剰反応に関わる抗体なのだと決定づける証明を行った。

　「抗原」とは、免疫系の反応を開始させるあらゆる物質を指す。「アレルゲン」は抗原のうち、ＩｇＥ抗体による免疫系の反応を引き起こすものを指す。この類の反応ではまず、体内の免疫細胞がⅠ型アレルギー「経路（パスウェイ：ひと連なりの流れで起こる生体反応のこと）」と呼ばれるものを始動させる（研究者がⅠ型過敏性免疫反応を「アレルギー」と呼ぶのはそのためだ）。体内の免疫細胞の一部――ＣＤ４陽性Ｔ細胞という白血球群のうち、2型ヘルパーＴ細胞（Th2）の名で知られるもの――が、Ｂ細胞という別の白血球に合図をし、ＩｇＥ抗体を産生させる。哺乳類で発見された5種類の抗体のうち、いつもアレルゲンに結合して免疫反応を開始させることが知られているのはＩｇＥのみである。

　また、血液、リンパ液、唾液、鼻水の中に見られる他の抗体と異なり、ＩｇＥ抗体は体内の組織に局在し、マスト細胞（免疫系の初期対応部隊の一員）の表面にしっかりと結合している。ＩｇＥ抗体の主な責務は腸内寄生虫などの寄生生物に結合することだが、アレルギー反応においてはマスト細胞と好塩基球（こちらも免疫系の初期対応部隊の一員）にヒスタミンなどの化合物の放出を促す。これらの化合物が、炎症をはじめ、よくアレルギーと関連づけられるあらゆる症状を続いて引き起こす。

アトピーの（アレルギーを起こしやすい傾向のある、ともいえる）人々は、IgE抗体の量だけでなく、マスト細胞上でIgE抗体と結合する受容体の数も多くなりがちだ。おそらくはそれが理由で、アトピー体質の人々はそもそも環境中の物質に対して他の人より敏感で、複数のアレルゲンに対してアレルギー反応を起こしやすいのだろう。しかしながら、アトピー体質ではない――つまり、感受性が高くなりがちな生物学的傾向がない――人も（両者の違いについては第4章で詳しく見ていく）、例えば蜂毒やペニシリンに対して繰り返し曝露されればアレルギー反応を発症しうる。

アレルギーにおけるIgE抗体の役割が発見されたことで、誰かの体を免疫反応の過活動に向かうスパイラルへと誘い込みうる具体的な機構（特定の「免疫経路」）についての科学研究が進む準備が整った。今日の科学者および臨床医たちは、IgE抗体によって仲介されるアレルギー（例：アレルギー性鼻炎、食品アレルギー、アトピー性皮膚炎）とIgE抗体を介さないアレルギー（例：薬剤アレルギー、血清病）を区別する。だが根本的には、かつ実際にも、21世紀における「アレルギー」の用語は**IgE抗体が推し進めるあらゆる負の免疫反応**を意味するようになっている。抗原に対する曝露に応じたIgE抗体の存在が、I型過敏性免疫反応または「アレルギー」として知られるものの測定および確認の基準となったのだ。

I型過敏性免疫反応の定義をIgE抗体のみに頼ることの問題

ＩｇＥ抗体の存在の有無だけをアレルギーの分類に使うとすぐに問題が生じてくる。まずは、患者の抗体量がそもそも少ない場合だ。また、好酸球性食道炎（ＥｏＥ：eosinophilic esophagitis）や非アレルギー性（内因性）皮膚炎など、アレルギーが関わる別の病気を、ＩｇＥ抗体を介さないと考えられているがゆえに分類から排除してしまうおそれもある。

実のところ、血清病や、ピルケが自身の小児科医院で目の当たりにし「アレルギー」の語を考案する元となった反応は、ＩｇＥ抗体を介さないアレルギー性疾患の分類に入る。喘息やアトピー性皮膚炎を抱え、かつアレルゲンへの曝露に応じてＩｇＥ抗体を産生しない人々も、同じ核となる身体反応が関わることから「I型のアレルギー性疾患」の持ち主として分類される。だが、ＩｇＥ抗体を判断のリトマス試験紙として使うなら、この人々は最も厳密な意味での「アレルギー」ではないことになってしまう。

ここで注意してほしいのは、私が本書のために取材した専門家たちの中には、湿疹あるいは喘息をアレルギーと呼ぶことに何の抵抗もない人々もいれば、その呼び方に断固として反対する人々もいたことだ。一部の人々は、喘息発作や湿疹の出現は、反応そのものよりもトリガーとなる因子のほうが重要だと感じていた。例えば、激しい運動中に喘息の発作を起こした人を、**アレルゲン**（空中の多量の花粉など）によって発作を起こした人々と一緒くたにするのは不正確かもしれない。

一方、それぞれの事例で反応を推進した生体機構は同じである——そして、そうした生物学的経路のほうが引き金よりも重要だ——と論じる人々は、喘息や湿疹をアレルギー性疾患と呼ぶのに抵抗が少ない。アレルギーの分類に入るもの、入らないものを巡る現在の論争は、さまざまな面で、この用語自体の意味を巡る20世紀初頭の論争の延長線上にある。アレルギーとは実のところ何なのか、アレルギーをどう定義するのか。あなたがまだ混乱していたとしても、それはあなた一人のことではない。

今日のアレルギー研究者たちは、これらの病気や症状の区別の仕方、そして「アレルギー」という用語の厳密な意味を巡って分断されている。私が取材した医師たちの多くは、もっと詳細な定義、あるいは新たな専門用語ができてほしいとの願いを表明していた。

この分野で40年の経験を持つ世界的に著名なアレルギー研究者、ヒュー・A・サンプソン医師は、アレルギー反応は個々人に独特で、時を経るにつれ異なる形で発現することがあると話す。小さな子供の場合、アレルギー反応は皮膚と腸に影響を及ぼすのが典型的だ。食品に対してアレルギー反応を起こしている赤ちゃんは、肌に発疹ができたり嘔吐したりするだろう。だが、その子が年を重ねると、標的となる器官は変わることがある。彼女は喘息発作、呼吸時のゼイゼイ音（喘鳴《ぜんめい》）などのアレルギー反応を起こしはじめるかもしれない。『「アレルギー」という語は、根底にある共通の免疫機構のことを指しています』とサンプソンは説明する。「それぞれの反応ごとに違う器官が標的になりうるというだけの話です」。

小児科医であり、天賦の才に恵まれた教授であり、シンシナティ小児病院喘息研究部門長であるグルジット（通称「ネールウ」）・クーラナ・ハーシー医師は、アレルギー性疾患を「全身性疾患、つまり体全体のもの」と定義する。人によって、アレルギー反応の標的は気管などの1ヶ所に限られることもあれば、例えば喘息に加えて湿疹と食品アレルギーも患うなど、複数の場所に現れることもある。だが、実はいずれの例も**全身性**疾患であることに変わりない。炎症は**全ての**アレルギー性疾患の核となる問題である――これが、1つの包括的な用語の下にある全ての病気を結びつける共通点だ。クーラナ・ハーシー医師が彼女の観点から難題だと考えるのは、なぜその反応が一部の患者では局所的に現れ、他の患者では広がるのかを知ることだ。

米国国立衛生研究所（NIH）のアレルギー・喘息・気道生物学局長であるアルキス・トワイアス医師は、アレルギーを症候群だと表現する。一緒に起こることが多く、かつ、根本原因が共通する症状の集まりがアレルギーということだ。彼の見地では、喘息、枯草熱、湿疹、食品アレルギーは別個に切り離せる問題**ではない**。

「私たちはまさに、体の異なる部位に発現する1つの症候群を取り扱っているのです」。トワイアスはこう私に説明する。彼は、過去2、30年の間に医学の専門分野が過度に細分化したことが下地となって起きた、アレルギー性疾患の判断を巡るいくつかの混乱を非難する。呼吸器学者は主に肺を取り扱うため、喘息の診断をするだろう。だが、必ずしも彼らは同じ患者が湿疹や食物アレルギーを抱えているかどうかに気づかないか、関心を向けない。アトピー持ちの人はしばしばそうした症状を併発するにもかかわらずだ。

これらの症状はどれも同じ症候群が表に出たものであるにもかかわらず、同じ患者が別個の病気を発症したものとして扱われてしまうとトワイアスは論じる。言い換えれば、アレルギー性疾患を抱えた人が誰でもアレルギー専門医による診断や治療を受けるとは限らないということだ。さらに、彼らは別個のアレルギー症状を、根底に共通する免疫の不具合の一環だと考えることもないだろう。

デンバーにある国立ユダヤ医療センターに在籍する著名なアレルギー専門医・免疫専門医、ドナルド・リャン医師は、専門用語の定め方がこの混乱の大きな要因を占めていると主張する。アレルギー性の病気は、その生物学的機構よりも症状によって分類されることがしばしばだ。「ゼイゼイいう」なら喘息、「痒みがある」ならアトピー性皮膚炎というように。リャンは「アトピー」は「アレルギー」よりもましな用語だと考える。「アトピー」（の語源となったギリシャ語）を直訳すると「場違い」という意味だからだ。アレルゲンに対して皮膚、腸、あるいは鼻腔で生じるアトピーの反応は「場違い」だ――普通なら無害な、ありふれた環境中の刺激に対し、過剰な反応がほとばしる。ということは、突き詰めると、彼の定義は私たちの免疫系の根底にある一切の反応に則したものであり、私たちに現れる症状やアレルギー検査の結果のみの話ではないということだ。

（ある程度は）単純化されたアレルギー

では、ここまでの話全体を踏まえると、自分の受けた食物アレルギー検査の陰性の結果を信用していないクリッシーのような人々は一体どのように扱われるのだろう。アレルギー性の症状があるのに一度もアレルギー専門医を受診していないかもしれない、親愛なる読者のあなたは？　IgE抗体を介さないものの死に至る反応を起こした私の父は？　呼吸器アレルギーの臨床症状を認められながら、皮膚や血液の検査ではIgE抗体による反応の証拠がなかった（この謎については第2章でもう少し詳しく検証する）私は？　つまり、非専門家は一体どのようにアレルギーを理解すべきなのだろうか？

本書ではこれ以降、I型過敏性免疫反応の定義を議論の起点として用いる。話を簡単にするために、アレルギーとは何か——そして、何とは違うのか——を定義する上で、私はごく最小限のラベルを用いることにする。それは、もしあなたの体の免疫系がとある抗原やアレルゲンへの曝露に反応したら、あなたは**アレルギー**を抱えている、というものだ。その場合、一般的にはIgE抗体経由の反応も伴うことになるが、必ずそうだというわけではない。IgE抗体の関与の有無よりも重要なのは、あなたの免疫系が通常なら無害な物質に対して過度に活発な反応を示すということだ。

もし、あなたが食物アレルギーに似た症状を抱えていて、しかし、それらを引き起こしているのが免疫系そのもの以外の体内システム、病気、機構であるなら、あなたは**不耐症**を抱えていることになる（話をはっきりさせておくと、不耐症はアレルギーではない）。

もし、あなたが皮膚のプリックテスト（第2章で詳述する）で局所的な膨疹を起こすものの、そのアレルゲンに曝露された際にアレルギー症状を起こさないのであれば、あなたが抱えているのは**過敏症**であり、アレルギーではない。

アレルギーの定義が少しでも理解しやすいものになればと思い、こうして、ここまでに見てきた科学的知見全体の概要を短くまとめてみた。だが、まだ少し紛らわしいところや複雑に感じられるところがあったとしても、心配は無用だ――実際、紛らわしく複雑なのだから。実のところ、そもそもアレルギー性の病気を正しく同定しようと試みる臨床医たちにとっても、判断基準はここまで明快ではないことが多い。診断のこの混乱ぶりが、次の章の主題である。

第2章 アレルギー診断のしくみ——できることと、できないこと

典型的な非典型的診断

「探偵みたいな感じですよ、ある意味」とプルヴィ・パリーク医師は言う。私たちは彼女の診察室で膝を交え、21世紀にアレルギー専門医でいるのはどのような感覚かという話をしているところだ。辺りは診療時間が終わった直後の静けさに包まれ、待合室は異様に暗くがらんとしていた。

パリークは10年以上アレルギー専門医をしており、現在、ニューヨーク大学グロスマン医学部小児科部門の臨床助教を務めている。彼女は喘息治療が専門で、小児喘息の研究をしているが、マンハッタンのミッドタウン地区での診療業務にあたる際はありとあらゆる形のアレルギーを抱えた患者たちの治療を行う。パリークは、もし冬の最中ではなく夏にここへ来ていれば、今の時間帯でも待合室は季節性の呼吸器症状のピークを迎えた患者たちでもっと混み合っていたはずだと請け負う。だが、この時は1月だったため、私たちは繁忙期よりも細かい話をする

時間をとれた。

パリークは、人々が自らのアレルギーの正体を見出して理解する過程を手伝うことが本当に好きなのだと認める。彼女がこの専門分野に引き寄せられたのもそれが理由だった。当時、医学部を出て患者を担当しはじめたばかりだった彼女は、開心術〔心臓を直接切開する手術〕を受けていたある男性患者が手術台の上で突如ショック状態に陥るのを目の当たりにした。原因を誰も見つけ出せずにいたところで、パリークはその患者が何かに対するアレルギー反応を起こしたのかもしれないと気づいた。直感に従って彼女はいくつかの検査を行った。

結果は、術前準備に用いられた抗生物質の溶液に対して患者が重篤なアレルギーを抱えていることを示していた。患者はそれまでにアレルギー反応を起こしたことが全くなく、自分が何かに対するアレルギー体質であるなどとは考えたこともなかった。パリークのその発見の後、手術チームは抗生物質を別のものに切り替えて無事に手術を遂行した。これが、パリークが困難な症例を解明し、患者が心の底から求めていた治療を受ける手助けをした最初の場だった。たちまち彼女はその仕事のとりこになった。

パリークが自身の専門職を気に入っていることは、彼女の熱心さから容易に見て取れる。だが、アレルギー専門医の仕事は困難なものにもなりうるのだと彼女は警告する——非専門家たちの多くがおそらく推測するよりもはるかに難しいものなのだと。アレルギー診療は、近代的な診断ツールと患者の既往歴だけでなく、臨床医としての経験と内なる直観にも同じだけ大きく依存するサブスペシャリティ〔内科、皮膚科などの基本領域からさらに細分化・専門化された〕領域である。パリークが自身の日々の仕事を探偵になぞらえるのもそれが理由だ。アレルギーの診断を下すことは決して簡単ではない。医学ミステリーを解くような側面が常に何らかの形で出てくる。比較的軽い症状や、「隠れた」アレルギーを抱える人々は、しばしば自分はどうも万全の体調ではないと感じており、何かがおかしいとは気づいていることが多い。それが**なぜ**なのかという究極の理由こそ、アレルギー専門医たちが解明を手助けしなければならない部分である。

トルストイの描いた不幸せな家族のように〔「幸せな家族はどれもみな同じようにみえるが、不幸な家族にはそれぞれの不幸の形がある」――『アンナ・カレーニナ』望月哲男訳、光文社古典新訳文庫、2008年〕、アレルギー患者はそれぞれ独自の形で病を患っている。アレルギーの症例はどの2つをとっても似てはおらず、正式なアレルギーの診断がつくまでには数時間、数日、数週間、数ヶ月、あるいは何年もかかることがある。それは、アレルギーが生物学的に複雑で、検査結果は決定的でないことがあり、多くの一般的な症状が他の疾患と似ているからだ。

「患者さんが診断に辿り着く手助けができて、すごく充足感をもらえることもあるんですよね」とパリークは教えてくれる。彼女がその関心を私に向けたのはこの時だった。彼女の専門分野を調査している学者としてだけではなく、彼女の技能を必要としている1人の人間として私を見ている。私がまだアレルギー専門医の診察を受けていないと知り、彼女は面食らっていた。症状も出ているし、父親は蜂刺されで死んだというのに。親切な笑顔で私を見つめながら、彼女は言う。「予約を入れて私の診察を受けるべきだと、本気で思いますよ。あなたは検査を受けるべきだと思うんです。これが何なのか、私たちは解き明かせるはずです」。

アレルギー症状の出ているあまりに多くの人たちと同様、私もまた、アレルギー専門医の診察を受けることに尻込みしてきた。私の症状は総じて軽く、市販の抗ヒスタミン薬で簡単に抑えられていたから、もっと専門的な治療を探すのを先延ばしにするのはたやすかった。だが、私はパリークが正しいことを知っていた。だから彼女の助言を受け入れた。――すぐにではなかったが、最終的には。

＊＊＊

私がパリークの診療所に再び戻ってきた時には、すでに丸1年が過ぎていた。私の副鼻腔はとても嫌な痛み方をしていた。予約時に指示された通り、私は1週間、抗ヒスタミン薬を一切服用せずに過ごしていた。手短な診察の後、パリークは看護師を診察室に呼び、個別のアレルゲンに対する反応性を調べるための標準的な皮膚プリックテストと、潜在的なアレルギーの可能性に加えて軽い喘息がないかを調べるための簡単な呼吸検査を行った。

看護師は私と同じ40代半ばの女性だった。長身で、親しみがあり、色とりどりの模様のスクラブ〔半袖の医療用ユニフォーム〕に身を包んでいる。彼女が短い廊下の突き当たりへと私を案内してくれた――そこには、肺が押し出す空気の圧力を測定する特別な機械、スパイロメーター（肺機能測定器）があった。管につながったプラスチックのマウスピースに力一杯息を吹き込みながら、私は正面のコンピュータ画面に映るグラフ上で、1回ごとに呼気が測定されるのを見守った。

3回の測定後、看護師は私が間違いなく正常の範囲内であると断言した――喘息は全くなしだ。私は彼女に付き従って診察室に戻り、その数分後には紙製の検査着を身につけていた。赤いロブスター、青いフグ、黄色のタコの絵がちりばめられている。パリークの患者の大部分は子供たちで、この色鮮やかな検査着は気を紛らわすのに役立つ――私のような大人にとっても。

先の看護師が、青い小さなプラスチックトレイを3つ携えて室内に戻ってきた。トレイには、見た目は脚が8本ある昆虫のような、白いプラスチックの注入器具（アプリケーター）が載っている。それぞれの脚の先は尖っていて、器具を上腕や背中にそっと押し当てると皮膚に小さな掻き傷ができ、少量のアレルゲン抽出液が表皮の真下に送り込まれるしくみだ。患者が反応を自分で見られるよう、アレルギー専門医は患者の腕でこの検査を行うことを好む。自分の皮膚の反応を見ることが、患者にとって自分の反応性を理解する第一歩となることが多いからだ。私は木や草の花粉、卵や小麦などの一般的な食物アレルギー源を含め、締めて50種類超のアレルゲンに対する反応を検査される。

それに加え、検査が適切にはたらいており、結果が正確であることを確認するために、通常の皮膚が反応を示さないはずだと考えられる陰性対照（ネガティブコントロール）の試薬――食塩水――と、通常の皮膚が必ず反応を示すはずだと考えられる陽性対照（ポジティブコントロール）の試薬――ヒスタミン――も検査に含まれている。パリークが簡単に結果を読み取れるよう、看護師は私の腕に番号を書き込むと、私の上腕、そして二の腕に注意深く注入器具を押し当て、前後にぐりぐりと揺らした。私はプラスチックの先端が潜り込んでくるのを感じた。その後、看護師は出て行き、部屋に残された私は自分の皮膚を見つめて過ごした。20分間というその時間は、皮膚の細胞が各アレルゲンに反応するのにかかる平均値だ。[1]

私はすぐに陽性対照のヒスタミンが効きはじめるのを感じた。ごく小さな掻き傷の真下で皮膚が痒くなりはじめた。始めは弱く、続いて抑えようのないほどに。掻かずに過ごすのはひと苦労だった。私は腕を見つめ、ヒスタミンが送り込まれた箇所がピンクに腫れて膨らむのを見届けた。蚊に刺された時の大きな痕と同種の腫れ方だ。感受性の高い人の場合、皮膚は即座にアレルゲンに反応し、注入箇所に炎症反応が生じる。アレルギー専門医たちはこれを「膨疹赤斑反応（wheal and flare reaction）」と呼ぶ。患者のマスト細胞からのヒスタミン放出が、この反応を引き起こす主な因子だ。通常は、3ミリメートル以上の発疹が生じ、かつ紅斑の直径が10ミリメートル以上だと、感受性ありとみなされる。ただし、もし陽性対照による膨疹赤斑の直径が3ミリメートル未満であった場合は、この膨疹を比較基準として他の膨疹を評価してもよい。どのような大きさの膨疹もアレルギー性感作の証拠とみなされるものの、小さい膨疹であるほど実際のアレルギーの予測には役に立ちにくいと考えられている。[2]

私は数字を割り振られた他の注入箇所にも反応がないか見守ったが、目に入ったのは自分の青白い皮膚の上で乾いていくアレルゲン抽出液の雫の跡だけだった。所定の時間が過ぎると、パリークがドアをノックして室内を覗き込んだ。彼女は私の両腕を入念に検分し、「ううむ」

と起伏のない声で口にしてから、私の皮膚は調べたどのアレルゲンにも反応しなかったことを私に告げた。

「だからといって、これらのどれに対してもアレルギーがないとは限らないんですよ」と彼女は説明した。「もっと深掘りして——駄洒落みたいですみませんね——調べなくちゃいけないということなんです」。

皮膚のプリックテストがうまくいかなかった場合に通常行われるのは皮内テストだ。昔ながらの注射器を使って、皮下のより深いところまで少量のアレルゲン抽出液を送り込む。パリークの看護師が20本の注射器を載せた金属盆を持って戻ってきた。彼女は私の左右の二の腕をアルコール綿で拭き、先ほどのプリックテストのためにペンで書き込んだ印と抽出液を拭い取ってから、注射のために軽く皮膚をつまんだ。注射針が1つ、また1つと私の皮膚を貫く。看護師が全ての注射を終えるまでに、私の皮膚は赤みで荒れ狂って見えた。注射針を刺した痕には血液の細かな粒がいくつか浮かび上がり、皮膚には膨らみができていた。

私はここから1人にされ、また20分間待つことになった。今回、私は自分の腕を見ながら、自分の父と、ひどいアレルギーを抱えていた母方の叔母の1人のことを考えた。私の免疫反応はどれほど彼らのものと似ているのだろうか——あるいは、似ていないのだろうか。だが、針の刺し痕と、今回もヒスタミンが注射された箇所に生じた同じ痒みを除けば、何も起こってはいなかった。

所定の時間が過ぎると、パリークが部屋に戻り、私の両腕を念入りに見て、腰を下ろした。

「まず」と彼女は言った。「私があなたを信用しているということを強調させてくださいね。あなたがアレルギーの臨床症状をお持ちだということを、私は信用しています」。ここで彼女は一瞬言葉を止めた。彼女の大きく開いた、知的に輝く目が正面から私の目を見つめている。「問題は、あなたの皮膚が100%無反応だということです。こういうことはあるんですよ」。

パリークは、明確な呼吸器アレルギーを持つ患者のごく一部で、皮膚の細胞が副鼻腔の内側の細胞よりもアレルゲンに対してはるかに寛容性が高いことがあるのだと説明した。つまり、私はまっとうで確信に足る季節性の花粉症または通年性の呼吸器アレルギーを確かに持っているかもしれないが、それはどんな皮膚テストにも表れてこないだろうというのだ。皮膚の裏張りをしている細胞と粘膜を構成する細胞では、同じアレルゲンへの接触と反応の仕方が大きく違うかもしれない。だが、彼女が徹底的な人であったのと、私の医療保険がまずまずしっかりしたものであったこと〔米国では保険の種類によって、受診できる医師、保険が適用される治療や検査、窓口負担額などに大きな差が出る〕、そして彼女自身が上質の謎を解くのを好むことから、パリークは血清学的アレルギー検査のオーダーを出した。

血清学検査では、患者の血清をアレルゲンと混ぜて抗体反応が起きるかどうかを確認する。もしIgE抗体（第1章で紹介した通り、アトピーと関連しており、しばしばアレルギー反応の予測因子にもなる）がアレルゲン導入により活性化されれば、患者はそのアレルゲンに対して感受性があるとされる（ややこしいことに、標準的な各診断ツールは感受性のみの検査を行うもので、患者がアレルギーを抱えているかどうか、あるいは今後発症しうるかどうか、必ずしも正確に予測することはできない)。

パリークが検査の依頼用紙を書き終えると、私は彼女の診療所から通りへ出て近くの検査機関へと歩いていった。そこでは1時間近く待った後、バイアル3本分の血を抜かれた。検査技師は私に、検査の全過程には約1週間かかるだろうと知らせた。

私は帰宅して結果を待った。だが、そこに世界規模のパンデミックという邪魔が入った。これは2020年2月下旬のことで、ニューヨーク市は新型コロナウイルスの広がりを遅らせるべくロックダウンを始めようとしていた。私が抗体検査の結果を受け取るまでにはその後数ヶ月がかかることとなり、更には、検査の結果を踏まえた再診は〔オンラインの〕バーチャル診察となってしまった。

パリークと私がその年の5月にようやく話せた時には、春の花粉の飛散がとりわけひどい盛りを迎えており、私は満開となった花粉症の症状に悪戦苦闘していた。目は赤く腫れて痒く、時々、まるで泣いているかのように勝手に涙が出た。毎日アレルギー薬を使っているにもかかわらず、鼻は絶えず詰まっていた。どの木、あるいはどの草がこの軽度の不快症状の一切を引き起こす原因となっているのか、知りたくてたまらなかった。

「あなたは、特別ですよ!」。パリークは通話ののっけにこう宣言してきた。まるで、誰もがほしがる賞品を私が引き当てたかのように。「これらの結果によると、あなたの血液は全くもって何の反応も示さなかったそうです。反応性は皆無です。実は、全検査項目を通じて、あなたのIgE抗体価はとても低い結果でした。私がもし検査結果だけを見ていたら、あなたは何に対してもアレルギーはまるでない、と言うでしょうね」。

一瞬、沈黙の時を経て、私はちょっと頭がおかしくなったような気がした。私が受けた検査——皮膚プリックテスト、皮内テスト、血清抗体テスト——のそれぞれが100％陰性の結果だというなら、私はそもそも本当にアレルギー持ちなのだろうか？　私はずっと目の痒みと鼻詰まりがあると思い込んでいたのか？　耳鼻咽喉科専門医が何年も前に診断し、私が毎年春、夏、秋に経験する、明らかな鼻腔内の炎症を引き起こすことができるのは、いったい何だというのだ？

「私は、あなたが臨床症状をお持ちだということを信じています」とパリークは言った。まるで私の考えを読んでいたかのように。「私はもちろん、あなたがアレルギーをお持ちだと考えています。ただ、一部の患者さんの場合、アレルギーがIgE抗体を介さないタイプで、そういったアレルギーを調べる簡単な検査はないというだけのことなんです。あなたの体が何かに反応している——それははっきりしています。でも、IgEの経路を通じて反応しているわけではない。あなたがお持ちなのは、局所性アレルギー性鼻炎と呼ばれるものです。これが私の診断です」。

話の要点はこうだ。私の鼻と目の粘膜を裏張りする免疫細胞は、アレルゲンへの接触時に反応する。私の場合、そのアレルギー反応の起きる場所は絞られており（「局所性」）、全身にわたるもの（「汎発性」）ではない。私を取り巻く春の空気の中を飛び回る花粉に対し、私の皮膚の細胞とその抗体は反応していないかもしれないが、鼻と目の内側の細胞は反応している。こうした場合は不運にも、具体的にどのアレルゲンが症状を引き起こしているのか知る方法はない。厳密に言えば他に試せる手法が1つあるが、それには例の50種類超のアレルゲンを――1回ごとに1種類――目か鼻の粘膜にごく微量ずつ載せて、身体反応が現れるのを待つ必要がある。当然のことながら、パリークも私もそれをしてみる気はなかった。

使える手法を全て使い果たしてしまったパリークは、この症例を解明することができずにいた。私のアレルギーのトリガーは謎のままだろう。彼女は毎日使用できる抗ヒスタミン薬の鼻スプレーと目薬の処方箋を書いてくれた。彼女は経口抗ヒスタミン薬の服用はやめるように助言してくれた。副作用があり、私のアレルギーは局所性だからだ。私のアレルギーが全身性の問題でないなら、薬の副作用のリスクをわざわざ全身に巡らせる必要はない。症状の出所に治療の標的を絞るほうがはるかによいと彼女は忠告してくれた。

この数ヶ月にわたる、とても個人的であり、かつさほど異例でもない複雑なアレルギー診断の物語――数々のアレルギー検査はいずれも陰性、患者の自己申告および臨床的観察による症状の既往歴に基づき診断が行われた――が終わりを迎える前に、私からあなたに向ける質問はこうだ。私は医学的に確認された呼吸器アレルギーを抱えているのだろうか?

この質問の答えは2つの点に依存して変わる。

第1の点は、アレルギーとは何であるかを私たちがどう定義し、それを似た症状や病気とどう区別するかだ。私はIgE抗体の量が少なく、全身性の免疫反応が出ている証拠もないが、鼻、目、喉を覆う免疫細胞の活性化は**確かに**起きている。そのため、第1章で示した定義に従えば、私はアレルギー（I型過敏性免疫反応）を抱えている一方でアトピー**ではない**ことになる。

第2の点は、免疫系の過活動が起きている裏付けとして認める証拠の種類だ。もし、臨床での皮膚および血液のIgE抗体検査の結果だけで判断するなら、私にはアレルギーの科学的「証明」がないことになる。しかし、もし花粉に曝露された後に腫れやひりつきなどの炎症を目視で確認できることも証拠に含めるなら、私には確かに局所性アレルギー反応が出ると裏付ける証拠があることになる。

私自身の話が見事に（あまりにも見事に、と言えるかもしれない）示している通り、21世紀におけるアレルギーの診断は入り組んだ迷路のごとしだ。1865年にスクラッチテスト（皮膚に線状の掻き傷をつけてアレルゲンを取り込ませる検査）が考案された時から、特定のIgE抗体を検出する蛍光免疫測定法（蛍光イムノアッセイ）の近年の発展に至るまで、直接目撃していないアレルギー反応を診断もしくは医学的に確認するのはさほど「簡単」ではないままでありつづけてきた。そして、反応が弱いほど、あるいは目に見えにくいほど、それを発見、診断、あるいは「証明」することは難しくなる。

本章の残りの部分では、私たちの免疫系と、一般的なアレルゲンに対する免疫反応を解読する試みの背景にある基礎科学に目を向けてみよう。今後見ていく通り、アレルギーの診断は、免疫科学のみならず、研ぎ澄まされた技能と患者の経験にも同じだけ大きく頼っている。

手短に語る、アレルギー検査の長大な歴史

アレルギーの診断はゆうに1世紀以上にわたって大幅な変化を経ないままである。今日のアレルギー専門医が用いる手法と検査（私自身の経験によって浮き彫りになったもの）は、2000年、1970年、1930年——更にはそれ以前——に働いていたどんな臨床医にとっても馴染みのあるものだろう。これは——少なくとも、枯草熱に関していえば——はるか以前の1865年にまで当てはまる。英国人内科医のチャールズ・ハリソン・ブラックレイ医師が最初の皮膚プリックテスト〔実際には線状の掻き傷をつける「スクラッチテスト」〕を考案した年だ。

近代的な、組織化されたアレルギー研究の始まった時（初めてアレルギー医療の専門家団体が組織された1923年頃）からずっと、標準的な診断手続きでは次のことが行われてきた。（1）患者の既往歴の詳細な調査。その内容は、症状の始まり、アレルギー発作のタイミング、職業と住環境、症状の頻度と持続時間などを含む。（2）身体診察。同様の症状を伴いうる他の一切の疾患の可能性を除外するため、また、患者のアレルギーに影響を与えうるあらゆる悪化因子（糖尿病のような他の疾患など）を突き止めるために推奨される。（3）診断検査。その内容は時代と利用可能なテクノロジーによって変化してきたが、常にあのお馴染みのプリックテストが含まれていた。

1930年代までに、〔第1章に登場した〕アレルギー専門医のウォーレン・T・ヴォーガン

医師は、どの一般医も患者のより大きな利益のためにアレルギーの検査を行うべきだと論じていた。ヴォーガンは根深い症状を抱える多くの患者、あるいは他の診断では容易に病の説明がつかない患者が、専門的な治療と対応に助けられることがあると知っていた。ヴォーガンは、患者の側への助言としては、〔医師に〕症状を説明する際にはこの上なく率直な表現をするよう勧めた。さもなければ、誤った診断を受けやすくなるだけでなく、病状に対して誤った処方薬を受け取ることにもなりがちだと、彼は警告した。ヴォーガンら最高峰のアレルギー専門医たちは、症状のある人々が訓練を受けた専門家のもとで検査を受けるよう強く促し、自己診断の危険を避けるよう忠告した。[3]

ヴォーガンが1931年刊行の自著（*Allergy*〔アレルギー〕というシンプルな題だ）で行った呼吸器と皮膚のアレルギー検査に対する提言は徹底的で、当時の標準的な手順と診断ツールを反映している。[4] 患者の既往歴を聞き取って身体診察を行った後、ヴォーガンはまずスクラッチテストから検査を始めることにしていた。〔検査用の〕アレルゲン抽出液が大量生産されはじめたのは1970年代で、それ以前は皮膚プリックテスト〔やスクラッチテスト〕と免疫療法に用いる抽出液をアレルギー専門医たちが自作していた。通常、用いられるアレルゲンはその地域で最も一般的な花粉の組み合わせを反映するものになっていた。

もしスクラッチテストがうまくいかなかった場合、ヴォーガンは次に皮内テストを行うよう推奨していた。また、皮下テスト（皮内テストよりも更に深く、表皮と真皮の下まで刺す）もしくは眼部反応テスト（少量の花粉の粉末を下瞼の内側に載せ、2、3分後に洗い落とす）を併せて使うこともあった。これらの検査で結論が出なかった場合、アレルギー専門医は追って鼻腔内テスト（患者の片方の鼻の穴の中に花粉を吹き込んで反応を調べる）を実施すべきだとヴォーガンは助言した（最後の2つに挙がった目と鼻の反応テストは、私が自分自身の症状を引き起こした具体的なアレルゲンを突き止めることを選択した場合にパリークが行っていたかもしれない検査だ）。

次に、患者はパッチテストを受ける場合もあった。皮膚に花粉を載せ、12時間から24時間その部分を覆っておく。ヴォーガンは、パッチテストは皮膚アレルギーの患者には最良だと助言している。しばしば、皮膚が敏感すぎて注射そのものの刺激に反応してしまうことがあったからだ。

また、１９３０年代から１９４０年代のアレルギー専門医たちは「受動伝達」テスト（第１章で軽く触れた、プラウスニッツ＝キュストナー反応を用いた血清ＰＫ試験）も行ったかもしれない。〔このテストでは〕非アレルギー体質の人物が〔患者の血清を注射され、〕続いて皮膚の感受性テストを受けた。もしそこで反応が出れば、血清を提供した元の患者がアレルギー持ちだと確認されたことになる。ＰＫ試験が最もよく行われたのは、乳幼児や、皮膚の発疹が重篤でパッチテストができない人々だった。[5]

もしどれもうまくいかなかった場合、アレルギー専門医は細菌学的検査を行ってみてはどうかとヴォーガンは提案している。患者の体のあらゆる部位（歯、副鼻腔、腸）から採取した細菌サンプルを培養し、患者のアレルギー反応検査のための抽出液として用いる。同じことを、気管支の「分泌物」（痰や唾液）に対して行ってもよい。こちらは、採取し、濾過し、滅菌してから、患者への接種を試してアレルゲンへの反応を見る。これら一連の検査は徹底的だったが、それでもなお起きているアレルギーの証拠を得られないこともあった。

1920年代初頭から1930年代終盤にかけてニューヨーク市で診療に当たっていたアレルギー専門医、ウィリアム・S・トーマスの私用ノートには、彼が「皮膚テストの誤謬」と呼んだものの例がそこかしこに書かれていた。[6] 彼はこう記している。「ケラー夫人は疑いようもなく羊毛と煙草に対し臨床的感受性があるが、これらに対する彼女の皮膚反応は陰性である」。逆の事例もあった。「マレシ氏はブタクサに対し顕著な皮膚反応を呈するが、枯草熱やその他のアレルギー症状はない」。また、哀れなラッシュモア夫人はブタクサにひどく苦しめられ、ブタクサの花粉抽出物の注射による恩恵〔症状の軽減〕もあったが、皮膚テストの検査結果はいつも陰性だった。

1933年に書かれたアレルギーについての本の中で、サミュエル・ファインバーグ医師は決して標準皮膚テストの結果をアレルギーの決定的判断に使ってはならないと忠告している。[7] 彼の意見では、皮膚テストの陰性の結果は何の意味もなさない。患者は検査結果が陰性でありながらもアレルギー持ちであるかもしれない（私自身の検査結果から示唆されたこともまさにそうだった）。1931年には、アーサー・コカ医師が多くの因子が皮膚テストに影響を与えうると警告した。皮膚の異状、気温の高低、アレルゲンの濃度、反応時間、敏感肌、検査を実施する体の部位、注入の深さ、検査箇所の近接度。[8] 明らかに、多くの例で間違いが起こりえた。

食物アレルギーに対しては、診断のための検査を行うのが更に難しくなる。1930年代、ほとんどの一般医はまだ食物アレルギーの大部分を「想像上」のものだと考えていた。[9] 対照的に、初期の研究者たちは食物アレルギーが当時想定されていたよりもはるかに広く存在すると論じ、解明が進んでいない他のさまざまな医学的疾患の隠れた原因になっているのではないかと推論した。[10]

アルバート・ロウ医師は、食物アレルギーについての1931年の自著で次のように論じた。食物アレルギーは他のアレルギーより特定が困難であるため、あまり理解されておらず、診断されることがひどく少ない。それは、患者たちが食物アレルゲンに対して皮膚テストでは反応性を示さないことが主であり、また、食物アレルギーは一般的に他のアレルギーより軽いからだという（ここで注意しておきたいのは、当時、食物摂取によるアナフィラキシーの症例がまだ公式に記録されていなかったことだ。存在することが疑われてはいたが、まだ証明されていなかった。今ではもはや、食物アレルギーが他のアレルギーの病状よりも「軽い」などと述べるのは的確ではない）。

ロウは、症状が気道のみにとどまる「吸入型（inhalant-type）」のアレルギーとは違い、食物アレルギーは体のどんな場所にも症状を起こしうると忠告した（これはある程度正しい。食物アレルギーは皮膚反応を起こしたり気道を狭窄させたりすることがある）。[11] そのせいで、患者を診断するのに症状に頼るのは他のアレルギー以上に難しかった。食物アレルギーの症状が他の多数の疾患の病状と似ているがゆえだ。

それでもやはり、食物アレルギーの診断の「証明」は、やはり患者自身による申告内容と、負の反応の直接の観察を通じてしかできなかった。昔の食物アレルギー患者たちは、アレルギーの原因を特定するために厳格な食物除去療法を行い、日々の食品摂取を注意深く記録追跡することを要請された。ヴォーガンは担当する患者たちに詳細な食事日誌をつけるよう勧めた。24時間以内に摂取した全ての食材を列挙するのだ。患者たちは、10から12回以上の不快感をおぼえた時点で食材リストを持参して再度ヴォーガンの診察を受け、彼の分析を受けるよう指示されていた。大部分の患者は4週間にわたって食事日誌をつけつづけ、全ての症状を記録していた。これを、あらゆる出来事と感情を記録する「通常の日記」に加えて行う。アレルギー専門医たちはこの情報全てを使って、患者たちの食物アレルギーを診断――あるいは、除外診断――するのだった。

荒削りではあったものの、これら20世紀中盤式の診断ツールおよび検査はその後数十年にわたり基本的には変化しないまま続いた。アレルギー診断における効果は今もほどほどのものでしかないが、より近代的になった皮膚プリックテストが現在でも標準として用いられている。

21世紀の診断――手持ちの材料でできる最良のことを

本書の取材中、私が医療従事者たちに現代におけるアレルギー診断の課題について、とりわけIgE抗体検査をアレルギー性疾患のマーカーとして用いることの微妙さについて尋ねると、そのたびに多くの専門家が「そういう話なら全部、ヒュー・サンプソン医師と話すべきです」と強く勧めてきた。サンプソンは、ニューヨーク市のマウント・サイナイ・アイカーン医科大学の小児科でカート・ヒルシュホーン教授（小児科医・遺伝医学者のヒルシュホーンに敬意を表した職名）を務め、同大のエリオット&ロスリン・ジャッフェ食物アレルギー研究所の名誉理事を兼任している。

彼は米国で食物アレルギーの問題に初めて真剣に取り組んだ人々の1人であり、現在も特に影響力を持つ1人でありつづけている。新型コロナウイルス感染症の世界的流行の中で腰を据えて私との電話に応じてくれたサンプソンだが、彼はそれまですでに40年にわたり食物アレルギーの研究、診断、治療に取り組んできた。要するに、少々どころではない知識の持ち主なのだ。

私はサンプソンに、過去40年での変化について尋ねた。「基本的なところでは、私が〔食物アレルギー研究を〕始めた頃、アレルギー専門医たちは皮膚テストでアレルギーの診断をしていました」と彼は言った。「あの頃の問題は……いや、今でもそうですが……臨床症状がなくても、皮膚テストで陽性の結果は出るものだということです。ですから当時、つまり私たちが皮膚テストの結果だけを見ていた時代には、大体の食品について、皮膚テストが陽性だった人のうち、実際にその食品を摂って反応が出る人はたった30%から40%ほどだという結果になっていたのです」。

サンプソンは自身が診療と研究を始めた頃のアレルギー分野の概況を振り返った。1980年代初頭、アレルギーはなお医学界の「僻地」とみなされていた。実のところ、当時の医学生たちはアレルギー分野のトレーニングなどほぼ何も受けていなかった（これは現在でも言えることだ――多くの研修医はアレルギー疾患について学ぶ期間が2週間前後しかない）。「アレルギーが科学の一分野だとさえあまり考えられてはいませんでしたね」とサンプソンは説明した。「皮膚テストに何か意味があるとも、本気では信じられていませんでした」。

この信用のなさには背景がある――よく行われる皮膚プリックテストで正確な結果を得るのはなかなか簡単なことではないのだ。

第1に、皮膚テストは正しく実施しなければならず、それには陰性対照と陽性対照の両方のサンプルが必要となる。陰性対照として使えるのは、アレルゲン抽出液を作るときに用いられる希釈剤で、それ自体は何の反応も引き起こしてはならない。陽性対照はヒスタミンで、こちらは正常な肌でも必ず反応して膨疹ができる。

第2に、皮膚プリックテストと皮内テストの実施には正確さが求められる。呼吸器アレルギーと食物アレルギーの双方を調べるための皮膚プリックテストでは、アレルゲンを皮膚の内側へきちんと送り込めるよう、注入器具を必要な深さまでしっかりと押し込まなければならない。だが、もし深すぎて患者が出血してしまうと（特に、皮内テストで傷が深すぎた場合）、その箇所は偽陽性となりかねない。もし検査用の掻き傷または注射箇所が互いに近すぎると、結果は判別しにくくなる。隣り合うアレルゲンのどちらが反応を引き起こしたのかはっきりしない場合があるからだ。また、品質が標準化〔規格化、統一化〕されたアレルギー抽出液を使えるならそのほうがはるかによいが、実際に使うのは意外に難しい。

皮膚テストの正確性にまつわる問題の一端は、現在、皮膚プリックテストと皮内テストに使われる抽出液を複数の異なる企業が製造していること――そして、それらの抽出液の間には、アレルゲンの濃度（1回の使用量にどれほどのアレルゲンが含まれているか）にも、液の組成（アレルゲンをどのような種類の溶液と混ぜているか）にも相当な違いが生じうること――にある。皮膚プリックテスト用に市販されているアレルゲン抽出液の調製に規格を求める法規制はないことから、検査で体内に送り込まれるアレルゲンの量に差が生じうる。そのため、検査でどれほど多くのアレルゲンが皮膚に浸透したかを知るのは難しい。多すぎたり、少なすぎたりすれば結果が狂ってしまう。時に、さまざまな抽出液に使われている添加物そのものが反応を引き起こし、偽陽性の結果が出てしまうこともある。皮内テストではアレルゲンの注入量が多くなりすぎるリスクが高く、偽陽性や、実際よりも重い反応が表れてしまうかもしれない（実際、患者がいずれかのアレルゲンに重篤な反応を示す場合に備えて、アレルギー検査のための全ての皮膚テストは医療機関内で行わなければならない）。

近年、米国とヨーロッパの双方で行われた「市販の抽出液の質と有効性」の研究では、「ダニ、動物の鱗屑、カビ、花粉の抽出液」において特に大きなばらつきが見出された。[12] オーストラリアのジェームズ・クック大学での研究では、魚アレルギーの検査に使われる材料が「信頼できない」ことがわかった。[13] 調べた各種溶液に含まれる魚由来のアレルゲンの数には大いにばらつきがあった。この違いが偽陰性の結果につながるかもしれない。

現時点では、地球上に何百種という食用魚のうちたった4種しかアレルギー検査が行われていない。また、現在の皮膚テストの大部分で使われるアレルゲン抽出液には、単一のアレルゲンを使っているものもあれば、類似した複数のアレルゲンを混ぜたものもある（例えば、「草」のアレルギーの検査では、おそらく1つの抽出液に複数種の草が含まれていることだろう）。そのせいで、結果を正確に解釈するのは時に難しくなる。特に、患者の地域で見られる植生の優占種が1つも抽出液に含まれていない場合はそうだ。いっそう複雑なことに、皮膚テストの結果は収集され、平均化された上で、アレルゲン抽出液の標準化に用いられ（少々循環論法的に思えるが、よしとする）、疫学・薬学研究にも用いられる。これは、私たちがアレルギーに苦しむ人々の数を正確に算出するのに難儀している理由の1つでもある（第3章で詳述）。

そして、たとえ高品質のアレルゲン抽出液の製造が何から何まで正しく行われても、皮膚プリックテストと皮内テストの結果の信頼性は「人員の技能、検査器具、皮膚の色、そして抽出液の有効性」ならびに「検査場所、年齢、ＢＭＩ、服用薬、アレルゲン免疫療法、日内および季節変動、月経周期、そしてストレスと不安」に影響されうる。[14] 抗ヒスタミン薬、ステロイド、抗うつ薬、精神安定剤、その他免疫系の機能に影響を与えうる薬剤も皮膚テストの結果を狂わせる。そのため、アレルギー専門医は検査までの数日から1週間はこうした薬の服用を止めるよう患者に求めることがよくある。もしそのまま皮膚テストを実施してしまったら（医療上の理由で普段の服薬を中断できない患者はそうなることもあるだろう）、陽性の結果は変わらず陽性とみなされるものの、あらゆる陰性の結果は偽陰性の可能性があるものとみなさなければならない。

乳幼児も皮膚テストが難しいことで悪名高い。生後3ヶ月ほどにならないと皮膚は反応性を示さず、それ以降も、検査の結果は成人に比べてはるかに読み取りにくいことがあり、決定的ではないとみなされる。20世紀初頭の医療従事者たちが乳幼児の患者のアレルゲン感受性を調べる上で血清ＰＫ試験の使用を基本とすることが多かったのはこのためだ。

最後に、ひょっとすると最も重要な点を挙げる。皮膚テストの解釈、あるいは、結果の記録と収集について、現時点で標準化または広く承認された体系[15]はない。研修中の臨床医向けの大まかな提言はあるが、それぞれのアレルギー専門医は、皮膚プリックテストと皮内テスト双方の結果の最適な解釈方法を自ら決めることができる。皮膚テストの実施と解釈を一般医ではなく熟練したアレルギー専門医に任せたほうがはるかによいのはこれが理由だ。検査結果をより正確に「読む」にはゆうに何年もの経験が必要となる。

更に、皮膚テストを行えるのは「正常」な皮膚、つまりその時点で反応を示していない皮膚だけだ。でなければ、結果を読み取るのはほぼ不可能となる。また、そこからおそらく予想がつくように、皮膚アレルギーの患者にとっては皮膚テストで正確な結果を得ることがそもそも非常に難しくなる。

アトピー性皮膚炎（アトピー性湿疹）の一流の専門家であるピーター・リオ医師は、一般的な皮膚プリックテストはアレルギーによる皮膚症状が出ている患者には適さないことがよくあると私に説明してくれた。代わりに、彼の普段の診療では相当の時間がかかる皮膚テストを行う。さまざまなアレルゲンのついた80枚から１２０枚ほどのシールを患者の背中に貼り、48時間剝がさずにおくのだ。

「面倒といえば面倒です」とリオは言った。「月曜日に患者さんにシールを貼る。水曜日にそれを剝がす。それから金曜日にまた来てもらって、96時間経過時点での最後の読み取りをする。患者さんにとっては侵襲性も少しばかり増します。でも、重要な情報がしっかり得られます」。最後の読み取りが完了し、少しでも何らかの陽性反応が得られたら、リオはそれに基づいて、さまざまな製品に含まれる避けるべきもののリストを患者に渡す。時に、アレルギーのトリガーはシャンプー、石鹸、その他の日用品に隠れていることがある。患者がそうした物質との接触を止めてから皮膚が落ち着くまでには最大で2ヶ月かかることもある。そのため、どのアレルゲンが実際に反応を引き起こしているのかを確実に知るにはしばらく時間がかかる場合がある。

皮膚テストの陽性の結果以外によって患者がアトピー性皮膚炎の診断を受けるには、3つの基準を満たすことが必須となる。1番目は、湿疹性皮疹が起きていること。水疱や隆起だけがあるのではなく、皮膚がひりひりと炎症を起こしていなければならない。2番目は、痒みがあること。3番目は、皮疹と痒みが慢性的であるか、ぶり返して再発してくること。1回のみの発病はアトピー性皮膚炎とはみなされない。アトピー性皮膚炎はほとんどの場合子供が診断され、成人していくにつれ症状がなくなることも多いが、成人の患者でも悪化することはある。[16]

リオは私に、目下進行中の研究が、免疫表現型解析（各細胞の表面に発現するタンパク質の種類を調べる検査）に基づいてアトピー性皮膚炎のサブタイプ〔下位分類、亜型〕を分類する新たな診断検査の開発につながるかもしれないと説明してくれた。だが、今の時点では、先述のパッチテストのみが、湿疹のトリガーとして考えられるアレルゲンの特定のために彼が持ち合わせているただ一つの手法なのだった。

呼吸器アレルギーと食物アレルギーのどちらについても、アレルゲンに対する特定のIgE抗体の反応を調べる検査は、各種皮膚テストの結果が決定的でないか一貫していない場合の1つの選択肢だ。サンプソンがアレルギー専門医のキャリアを歩みはじめた頃は、異なるアレルゲンに対する患者の血液のIgE抗体の反応性を検査するのに、放射性アレルゲン吸着試験（RAST《ラスト》：radioallergosorbent test）も使われていた。［この検査は濾紙などに貼りつけた少量の抗原を患者の血清と混ぜて用いる放射免疫測定法（ラジオイムノアッセイ）の一種だ。もし患者がその抗原に対するアレルギーを持っているなら、患者の〔血清中の〕IgE抗体は抗原に結合し、濾紙に残る。続いて、IgE抗体に結合する抗IgE抗体に放射性の目印をつけたものを濾紙に馴染ませ、その量をガンマカウンターで測定する（放射線の量が多いほどIgE抗体の結合活性が高く、患者はその抗原に対する感受性が高いとみなされる）。］

今日、放射性アレルゲン吸着試験の大部分はより新しい免疫測定法に置き換えられているが、「RAST」の語は今も一般的な用語として――アレルギー専門医たちにも――他の血液検査を指して使われている。もし、あなたが（私のように）血液検査を受けなければならなくなったら、アレルギー専門医は通常、酵素結合免疫吸着測定（ELISA《イライザ》：enzyme-linked immuno-sorbent assay）か、より普及していて更に正確な、蛍光酵素免疫測定（FEIA：fluorescence enzyme immunoassay）のオーダーを出す。

ＥＬＩＳＡ法の検査では、抗原と、標識用の酵素をつけた抗体とを患者の血清と混ぜ、特定のアレルゲン（抗原）に対する抗体反応を検出する〔ＲＡＳＴ法と同様、血清中のＩｇＥ抗体が抗原に結合したことを、人工的に標識をつけた抗ＩｇＥ抗体で検出する。標識に放射性同位体ではなく酵素（タンパク質）を使うため、ＲＡＳＴ法よりも安価で安全に検査を行える〕。ＥＬＩＳＡ法の検査は迅速で価格もとても手頃だが、アレルギー専門医は個々のアレルゲン（群）を別個に検査する必要がある。また、検査を行う人間も要る〔現在はＥＬＩＳＡの自動システムもある〕。

ＦＥＩＡ法は、ＲＡＳＴ法とＥＬＩＳＡ法の両方に似た手順を用いるが、特定の抗原に対する抗体の反応を測定するための〔抗ＩｇＥ〕抗体につける標識として蛍光酵素を使う点が異なる〔実際にはＥＬＩＳＡ法でも蛍光酵素を使うことがある（蛍光ＥＬＩＳＡ法）〕。ＦＥＩＡ法での検査は完全自動化されており、エラーが起きにくく、多数のアレルゲンに対する網羅的検査を一度に行うことができる。標準的なＦＥＩＡ検査（商品名：イムノキャップ）の利点は、血清中のＩｇＥ抗体全体の量ではなく、個々のアレルゲンに応じた特異的ＩｇＥ抗体（ｓＩｇＥ）を測定できることだ。また、検査で交差反応性――実際にアレルギーを持っている抗原とは別に、遺伝的に似た構造のタンパク質でできている他の抗原（同じ科に属する別の木の実など）にも抗体が反応してしまうこと――を偶然捉えて偽陽性が出てしまう危険性を、ＦＥＩＡ法は（完全に排除するわけではないものの）減らしてくれる。

とはいえ、血清検査が「うまくいき」、特異的ＩｇＥ抗体の活性があるという結果が出たとしても、やはり、患者が特定のアレルゲンに対して実際にアレルギーを抱えているとは限らない。検査結果が意味するのは、患者がその抗原に対して反応性を示していることだけだ。サンプソンは、食物アレルギーの診断を血液検査に頼るのはとてもまずいことを私に思い出させた。彼は、血液検査で陽性の結果が出た人々に医師の監督下で経口食物負荷試験（oral food challenge：しばしば「OFC」と呼ばれる）を行うと、「〔血液〕検査での陽性の割合は、実際に臨床反応が出た人の数をはるかに上回った」と指摘する。実は、食物アレルギーの場合、皮膚テストと血液検査の**両方**とも、偽陽性が出る割合は50％から60％にまで達することがあるという。

数十年の末に、アレルギー研究者たちは血液検査での特異的IgE抗体の量、皮膚テストでの膨疹の大きさ、そして特定の食品を摂取したり、呼吸器・皮膚アレルギーのアレルゲンと接触したりした際に免疫反応を起こす可能性の間にある強い相関性を明らかにすることができた。しかし、その新たな知見は患者の間にかなりの混乱を生み出しもした――患者たちはよく、血中のIgE抗体価や皮膚テストの膨疹の大きさを自身のアレルギーの重さと結びつけるのだ。[17]レディット〔電子掲示板・ニュースサイト〕やフェイスブックなどのソーシャルメディアサイトではいつも、患者たちが自分のアレルギー体質のひどさを強調するために皮膚テストの写真を投稿している。別の言い方をすれば、彼らは感受性もしくは反応の確率しか測定できない検査を、自分が日常生活の中でそのアレルゲンに接触した時に起こしうるアレルギー反応の度合いを正確に見積もる検査と同一視しているのだ。そして、残念ながら、その考えは実態とは異なる。

「皮膚テスト〔で生じた膨疹〕の大きさ、あるいは〔血液検査での〕抗体価と、実際に起こる反応の重さの間にはあまり相関がないのです」。サンプソンはこう私に説明した。「それらと相関する唯一のものは、反応が起きる可能性の高さです。その反応がどれほどひどくなりうるか、ではありません」。

だからこそ、食物アレルギー診断の究極的判断基準は――歴史的にも、現在でも――プラセボ〔偽薬〕対照を用いた二重盲検法による経口食物負荷試験（ＯＦＣ）となっている。

ＯＦＣは、食物アレルギーの確認に最もよい方法であるとの事実にもかかわらず、最も実施されにくい検査だ。その理由はさまざまだが、特に多いのは次のような事情だ。まず、ＯＦＣは実施のコストが高い。患者のアナフィラキシーに対応できる医療機関で行う必要があるためだ。また、ＯＦＣは検査を終えるまでの時間が長い。数日から数週間かけて、各アレルゲンを別個に、かつ量を増やしながら調べなければならないからだ。そして、この検査が患者〔特に小さな子供〕に重篤な反応を引き起こすかもしれないという実際のリスクそのものも障壁となっている。[18] ＯＦＣは患者を特に緊張させる検査で、小さな子供にも大きな不安を起こさせることがある。

ＯＦＣを行わない場合、大部分の食物アレルギーの診断は、詳細な既往歴の聞き取り、身体診察、皮膚プリックテスト、特異的ＩｇＥ抗体の血液検査の組み合わせを使って行われる〔食物アレルギーに推奨されていない検査は以下の通り。皮内テスト――重篤な反応を引き起こす可能性があるため。血清中の全ＩｇＥ抗体価の測定――特定のものではなく、全般的なアレルギー反応のみの有無が推測されるため。ＩｇＧ抗体価の測定——誰もが食品中のタンパク質に反応してＩｇＧ抗体を産生してしまうため。他にも食品アレルギーを評価すると謳う検査があるかもしれないが、それらも一切推奨されていない)。以上をまとめると、経験豊富なアレルギー専門医であれば、大部分の食物アレルギーを正確に診断できる。[19] とはいえ、ＯＦＣを行わなければ、誰かが本格的な食物アレルギーを抱えているかどうかを間違いなく確認する方法はない。

こうした障壁の他にサンプソンが指摘したのは、成人に対して充分な検査が行われてこなかったことだ。大部分のアレルギー研究、とりわけ食品との関係性における研究は、小さな子供に対して行われている（ほとんどの患者は乳幼児期に初めて食物アレルギーを発症するため、納得のいく話ではある）。そのため、大人に対する調査結果を解釈するのはますます難しくなり、混乱を招くおそれもある。

食物アレルギーの診断を更にややこしくしているのは、主な症状が他の消化器疾患や、アレルギーとは無関係の体調不良によく似ることがあるためだ。食物蛋白誘発胃腸炎症候群（ＦＰＩＥＳ：food-protein induced enterocolitis syndrome)、食物蛋白誘発結腸直腸炎症候群（food-protein induced proctocolitis syndrome)、そして好酸球性食道炎（ＥoＥ：eosinophilic esophagitis）など、ＩgE抗体を介さない食品関連の疾患もある。[20]

食物蛋白誘発胃腸炎は免疫による小腸・大腸の炎症で、牛乳や穀物がトリガーとなることが多く、嘔吐や下痢を引き起こす。食物蛋白誘発結腸直腸炎は、免疫による結腸・直腸の炎症で、しばしば牛乳が原因となり、乳幼児の血便につながることがある。好酸球性食道炎は食道の裏張りに好酸球（これも別種の白血球だ）が過剰に集まって起こる炎症で、特定の食品がトリガーとなる（好酸球性食道炎については第4章と第7章で詳しく見ていく）。免疫によって媒介されるこれらの希少疾患（それぞれ人口全体のおよそ0・5％、0・12％、0・0005％）は、乳幼児期に現れることが多いが、IgE抗体のはたらきによって引き起こされるものではない。「そして、不運なことに」とサンプソンは説明する。「これらのいずれに対しても、適した検査がないのです」。

サンプソンは私に、食物アレルギーの診断、そしてアレルギーの診断全体に伴う問題の一部は、多くのアレルギーの背景にある免疫機構がまだよくわかっていないことにあるのだと語った。それはつまり、アレルギーの有病率が高まりつづける中、問題の大きさと釣り合う適切な診断ツールがまだないことも意味している。

その好例が皮膚プリックテストだ。アレルギーの初期診断に使える最もありふれた検査、手頃な検査、最も安価な検査でありつづけている。しかし、人口の8％から30％[21]は、アレルギーの症状が一切なくとも皮膚テストで陽性の結果（膨疹の出現）が出る。それにもかかわらず、特定のアレルゲンへの感受性を示す患者の30％から60％[22]がその後アレルギーを発症していくと研究で示されているために、今でも皮膚テストの結果はアレルギーの重要な指標となっている。もしこの章でたった1つのことを覚えておくなら、それは「皮膚テストは決してアレルギー確認にはならない[23]」だ。どんな皮膚アレルギー、あるいはどんな呼吸器アレルギーも、アレルギー専門医により、既往歴と、いわば自然の状態でアレルゲンに接触した際の症状の存在をもって確認されるべきである。

アレルギー診断の客観科学には主観性がちりばめられている。多くのアレルギー専門医は、皮膚テストの結果を読み取ってアレルギーを診断する上で、長年の臨床経験によって研ぎ澄まされた直観を頼りにしている。パリークもそれとなく述べていたが、21世紀におけるアレルギー検査結果の解釈は科学であると同時に、芸術の域にも深く達しているのだ。

よい検査、古い検査、悪い検査、新しい検査

ここ数年、私の仲のよい友人のデイヴィッドは腹部全体に痛みを感じていた。約1年前、彼はヘルニアの診断を受けて2回の手術を乗り越えた（1回目は効果がなかった――こうした例は珍しいものの皆無ではない）。とても健康で満ち足りているのが常のデイヴィッドだが、長引く体調不良と、45歳を迎えるという節目が重なり、彼が普段身につけている楽天家の鎧にはへこみができてしまった。彼はヨガの習慣にいっそう打ち込み、食生活改善に取り組んだ。そのために自然療法士（ナチュロパス）の面談も受けた。自然療法士は、デイヴィッドが何らかの食べ物にアレルギーを起こしていないかを調べるために、IgG抗体の血液検査をオーダーしたがった。長引く不調にアレルギーが関わっているのではないかと推測しての話だった。

楽になりたくてたまらなかったデイヴィッドは、自然療法士の提案した血液検査を受けることに決めた。デイヴィッドは私がアレルギーについての本を書くために調べ物をしていると知

っていたため、検査結果について尋ねようと私にメールを送ってきた。曰く、彼のIgG抗体価は数種類の食品に反応して高まった。自分の食生活からそれらを全て排除することも考えているが、まずは情報を得ている私の意見を聞きたいのだという。

取材を行ってきた数年間、私はアレルギー専門医たちからIgG抗体検査は――率直に言えば――全くの無意味だと聞かされてきた。IgG抗体は血流中を循環する抗体の圧倒的多数を占めている。通常の免疫機能において重要な役割を果たしており、一部の自己免疫疾患にも関わっているが（第1章を参照）、I型過敏性免疫反応、つまりアレルギーにおいてはそのようなことはない。それにもかかわらず、デイヴィッドのような人々が謎の不快な症状群の答えを求めてこぞって市販のIgG抗体検査を注文してきた。実際には、IgG抗体検査はアレルギーを抱えている可能性の高さについて何一つ教えてはくれない。そのため、大部分のアレルギー専門医は最近のこの動向を懸念している。サンプソンが説明するように、「問題は、誰でも食べ物に対してIgG抗体を作ること」なのだ。

私たちが何かを食べると、胃腸がそれを分解し、消化する中で、天然のタンパク質の一部が腸のバリアを通過して血流へと入り込む。私たちが毎日摂取するタンパク質のおよそ2％は「免疫原性型」と呼ばれる形態で循環する血液の中に入り込む。これは単に、体の正常な免疫反応を引き起こして抗体を活性化する能力〔免疫原性〕があるというだけのことだ。エイヴリー・オーガスト博士による、免疫細胞は私たちの体の一部とするべきものを選別するキュレーターだという説明を覚えているだろうか？　IgG抗体は、私たちの血中に入り込んだ食物由来のタンパク質を見つけた時にその選別役を果たすのだ。

「ですから、もしあなたが卵を食べて、牛乳を飲めば、卵と牛乳に対してＩｇＧ抗体ができることになります」とサンプソンは話す。「ですが、発病がそれらの抗体に関係していると示す証拠はこれまで全くありません」。

言い換えると、ＩｇＧ抗体は食物アレルギーやI型アレルギー性疾患を引き起こさない。血中ＩｇＧ抗体検査の結果を誤解することで、多くの人々が基本的な――そして栄養豊富な――食品を食生活から排除してしまう。そして、彼らが再び同様の検査を受ければ、ＩｇＧ抗体価が下がったことが検査結果に表れる。その結果は、特定の食品を避ける努力が報われた、そして、自分たちは本当にそれらの食品に対する「アレルギー体質」だったのだ、と示するしとして受け取られる。実際には、ＩｇＧ抗体が体に何らかの悪影響を引き起こすとする証拠は皆無なのだが。

何かを食べないようにすると、体がその食品に対するＩｇＧ抗体を作らなくなるというのは、少なくとも生理学的には筋が通った現象ではある。だが同時に、あなたはうっかり将来の問題の下準備を整えてしまっているかもしれない。避けていた食品を再び食べた際に、あなたの体内の抗体がそれらのタンパク質を厄介者だとみなす可能性があるのだ。ＩｇＧ抗体が実はアレルギー反応を抑えるはたらきを持つかもしれないと言える根拠が集まっている。食物アレルギーの免疫療法を受けた患者は、しばしばその過程でＩｇＧ抗体量を顕著に増加させるためだ。免疫療法を受けた患者の体が少量のアレルゲンタンパク質に対する寛容性を高めていくにつれ、

ＩｇＧ抗体価は上がる。サンプソンはこれを、ＩｇＧ抗体が正常で健全な免疫機能において役割を果たしているであろうことを示す確かな証拠だと考える。

「もし、あなたが牛乳を飲んでいて、牛乳に対するＩｇＧ抗体を持っていなかったなら、私はあなたの免疫系をむしろ心配しますね」とサンプソンは言った。ＩｇＧ抗体検査はアレルギー診断において概して役に立たないだけでなく、診断における妥当性を証明できない限りは一般利用を禁止するべきものだろうというアレルギー専門医たちの意見に、サンプソンも賛成する。

ＩｇＧ抗体がアレルギーを引き起こすなどという証拠は全くないにもかかわらず、なぜこれほど多くの人々がＩｇＧ抗体検査の結果を信じ込むのかと私が尋ねると、彼は黙り込み、それから、ＩｇＧ抗体検査はとても高価なので、それに伴うかなりのプラセボ効果があるのだろうと私に語った。何種類のアレルゲンを調べるのかによって、費用は数百ドルにもなる。「人がそういった額を費やす時には」とサンプソンはつぶやいた。「自分はよくなるのだと思い描くも同然です」。自分の症状を引き起こしていると考える食品を摂取すれば体調が悪くなるだろう、と予期している人は、実際に摂取後の体調不良を起こす。これはプラセボ効果の有害版である、ノセボ効果［ノーシーボ効果、反偽薬効果］だ。

過去数年間にわたって取材をしたアレルギー専門医全員の一致した見解は、ＩｇＧ抗体検査は最もよく言っても役立たず、最も悪ければ危険だとするものだと友人のデイヴィッドに書き送ったところ、彼は返信を寄越し、自分はかかりつけの自然療法士を信頼しており、グルテンと乳製品を避けるようにしてから調子が良くなったのだと言ってきた。私が彼を説得しようと試みる中、彼は自分の直感〔gut feeling：「腸の感覚」〕（敢えての駄洒落だ）にこだわりつづけた。私はやがてやり場のない苛立ちを覚えたが、サンプソンは同情的で、かつ、デイヴィッドの反応に全く驚いていなかった。サンプソンはこの一連の流れを見たことがあるのだ——それも、何度も。

「私が食物アレルギーの領域で働きはじめた時には」とサンプソンは私に語った。「ある食べ物が症状を起こして**いる**のだと人々にわかってもらうために、持てる時間を全て費やして説得を試みていました。今は、ある食べ物が症状を起こして**いない**のだとわかってもらうために、持てる時間を全て費やして説得を試みています。皆がこれらの検査をしているのですよ。これらの馬鹿げた検査を。問題は、皆が一日に5、6回はものを食べるので、何かあると、いつでものを食べた時の話に結びつけることができてしまうことです。ですから、この場合、既往歴は誤りの元凶にもなりうるのです」。

そんなサンプソンも、数十年前に口腔アレルギー症候群の話を初めて聞いた際には、まさかそのようなものが現実にあるとは思わなかったと認める。本格的な食物アレルギーほど深刻ではない口腔アレルギー症候群は、季節性の花粉症と関連している。口腔アレルギーの人が特定の果物や野菜を口にすると、免疫系がその作物の分子構造を、その人がアレルギーを抱えている花粉と似たものとして認識し、口にチクチク、イガイガ、ヒリヒリとした刺激、または痒みが出る。当初サンプソンが起こりそうもない反応のように思ったこの現象は、しかし後に現実のものだと判明した。そのため、ＩｇＧ抗体が一部のアレルギー性疾患において小さな役割を果たしているとの話は、極めてありそうにないとはいえ、完全にありえないわけではない。一度のみならず何度も、サンプソンは進んで自らの研究の誤りを証明して心から満足してきたし、彼はアレルギー性の免疫反応について私たちがまだ知らないことはたくさんあるのだと私に語ってもくれた。

世の中には、私たちがまだ実情を知らない病気や誘因があるかもしれない（第6章では比較的新しい「肉アレルギー」について論じる）。だが、サンプソンは、過去20年でアレルギーに注がれる関心と研究費が高まってきたことを励みに思っている。現在進行中の研究が、ゆくゆくは全てのアレルギーを根絶することを彼は期待している――だが、彼はそれが近いうちに起こるとは考えていない。彼の生涯のうちではないだろうし、もしかすると私の生涯のうちでもないかもしれない。彼曰く、私たちが今できることは、免疫反応を弱める方法を探すことであり、すっかり止めてしまうことではない。そして、そのために、私たちはアレルギーを検出するためのより良い診断ツールの開発に取り組みつづけなければならない。

ひりつき掻き乱される患者と医師

ここまで読み進めるうちに、あなたは自分のアレルギーの宣告に使われる現状の診断ツールをあまり信頼できなくなってしまっただろうか。もしそうだとしても、それはあなただけのことではない。アレルギー専門医たちもしばしば、自分たちが使うことのできるツールに苛立ち、アレルギー反応を検査するためのより良い、より正確な手法の開発に望みを抱いている。ノースウェスタン大学〔米国イリノイ州〕の小児科医で疫学者のルチ・グプタ医師は、私たちが現在使えるアレルギー診断テストは、アレルギーがないことを予測するのにはとても優れているが、アレルギーを抱えていることを予測するのはとても下手なのだと指摘した。

「陰性的中率はとても高いんですが、陽性的中率はとても低いんです」とグプタは言った。「陽性的中率についてはほとんどコイントス並みですね。つまり、もし陽性の検査結果が出たら、その食品に対するアレルギーを抱えている可能性が50％、そうではない可能性が50％、というようなものです」。

さよう、あまりすっきりしない話だ。

理想的には、未来の検査には真のアレルギー反応のしるしとしてIgE抗体に頼りすぎない手法が取り入れられることだろう。何しろ、IgE抗体反応は必ずしもアレルギーの存在を示すとは限らず、現在の検査手法では調べることのできない、IgE抗体を介さないアレルギーも数多くあるのだから。

アレルギーの診断検査に伴う問題の一端は、これらの検査が、科学研究それ自体が持つ2つの根本的な問題と関連していることにある。1つ目は、科学技術に限界があることだ。私たちに見えるものと、私たちが調査できるものには限りがある。そして2つ目は、全ての科学知識が平均値の理解に基づいていることだ。

「私たちが血液検査をする時には――」と、NIHのアルキス・トワイアス医師は解説する。「血液の中に何十億という細胞があるのですが、多くの場合には、そのたくさんの細胞の平均的な反応を見たり、特定の分子の平均的な発現量を見たりしています。その平均された値の陰に、たくさんの知るべきことが隠れてしまうのですね。例えば、同じ個人が持つ細胞でも、とても数の少ないもの。私たちは平均値を見るものですから、当然、2種類の細胞があることは見逃してしまいます」。

別の言い方をすれば、一部の細胞は特定のアレルゲンに対して反応しているかもしれないが、別の細胞はしていない。血液検査の結果はそうした細胞たち全体の反応を平均したものだが、別の細胞は全く反応性がない中、一部の細胞はとても反応性が高いかもしれないという事実が隠されてしまう。これが真に意味するところは、たとえあなたの細胞の**一部**がアレルゲンに陽性反応を示していたとしても、血液検査で陰性の結果が出ることがあるかもしれないし、その逆もありうるということだ。

明るい側面として、トワイアスは私に、NIHや世界各地の研究者たちがアレルギーの診断を助ける新たな分子ツールの開発に励んでいることも思い出させてくれた。ただ、そうした新ツールは今よりも高価なものになりそうだし、使用も限られてくるだろう。特に、医療への充分なアクセスが得られなかったり、医療費の自己負担分を肩代わりする資金源〔医療保険など〕がなかったりする人々への使用には制約があるだろう。当面の間、私たちは自分たちのアレルギー診断の大部分を先述してきた検査に頼りつづけることになる。

しかし、本書で見てきたように、アレルギーという用語そのものが時に曖昧であり、かつ、アレルギーの診断が贔屓目に見ても複雑なのだとしたら、世界的なアレルギー問題の実際の規模はどのように算出されるのだろうか？

第3章

アレルギーで溢れたこの世界――アレルギー性疾患の増加を測定する

不確かな数の問題

アレルギーは決して見かけ通りのものではない。突き止めるのが難しい。しばしば、診断するのはなお難しい。そして、測定するのはいっそう難しい。

アレルギーによる体調不良の発生率の正確な測定値が重要だ。資金の割り当てから新薬の開発まで、医学研究では数字があらゆるものを動かす。問題の潜在的な大きさ、そしてアレルギーが21世紀の慢性疾患の典型例であるかもしれない理由を把握する手始めとして、統計値の海へと飛び込もう。次に示す数値は公開されているいくつかの最新データから抜き出してきたもので、今日、アレルギーがいかに深く浸透し広まっているかを浮かび上がらせる。本稿の執筆時点で――

●世界全体で推定2億3500万人が喘息を患っている。

●地球上で2億4000万人から5億5000万人が食物アレルギーを患っているかもしれない。
●薬剤アレルギーは世界人口の最大10％、世界全体の入院患者の最大20％に害を及ぼしているかもしれない。
●世界の人口の10％から30％がアレルギー性鼻炎（花粉症）を抱えている。
●インドの全人口の20％から30％が1種類以上のアレルギーに悩まされている。
●呼吸器アレルギーはインド人の33％に害を及ぼしている。
●1億5000万人のヨーロッパ人が何らかの慢性アレルギーに直面している。
●ウガンダ人の半数がアレルギーを抱えている。
●食物アレルギーは中国の子供の7・7％に影響を及ぼしている。

どこまでを調査したのか不可解なところもあるが、それでも私たちはこうした数値を日々目にする。私たちの多くは、ネットニュースに流れてくる記事のあちこちにでかでかと飾られた表、グラフ、調査結果、パーセンテージを目にすることにあまりに慣れ切ってしまっている。そのため、事実と数値は私たちを魅了し、圧倒し、麻痺させ、退屈させることを全て同時にやってのけてしまう。私たちはビッグデータ、グローバルサイエンス、エクセルのスプレッドシートの時代に生きている。それは、ヨシフ・スターリンが述べたとされる言葉のように「1人が餓死すれば悲劇、数百万人が死ねばただの統計値」となる時代だ。

同じ論理を現代の医学的疾患の分野に当てはめて読み換えれば、これら愕然とするほどの有病率に私たちが充分な関心を払ってこなかった理由をもっと明確に理解する手掛かりとなるかもしれない。もし1人の子供がピーナッツを食べたことによるアナフィラキシーで、あるいは重篤なアレルギー性喘息の発作で亡くなれば、それは悲劇だ。だが、もしさらに何百万人もの子供が食物アレルギーや喘息を患い、しかも亡くなることがなければ、それはただの統計値だ。そして、こうしたとてつもない数値は、アレルギーの世界的問題という観点に限って言えば私たちに多くを伝えることができるかもしれないが、私たちの知るべきことを何から何まで教えてくれるわけではない。

アレルギーに苦しむ人々全員の姿、そして、各人が日々送る体調との戦いをまざまざと思い描くのは容易なことではない。そもそもそうした苦しみの総体がこの膨大なデータを構成しているというのに。個々人の物語――私の父の話、私の話、そしてひょっとするとあなた自身の話のように――は見失われがちだ。重要な詳細と背景情報――アレルギーを抱える数十億人の生きた経験全て――は、データから抜け落ちる。

ヴェロニカの例を出そう。ヴェロニカは30代前半の快活な女性で、呼吸器アレルギーがあまりにひどいため、春の気配が訪れるのをとても恐れている。だんだんと暖かくなり、草の芽が地面から顔を出し、徐々に日が長くなり、木々は新芽を膨らませる――充分早い時期からアレルギーの処方薬を服用しはじめないと、これら全部が呪いとなって大惨事をもたらす。

さて、今年の春はいつ来るでしょうか？　変動を続ける気候の気まぐれのせいで、予想当てクイズの様相が年々増している。ヴェロニカは本格的な春が始まる3、4週間前にかかりつけ医の予約をとろうとする。そして、彼女があらゆるタイミングを完璧に整えた時でさえも、そのアレルギーは予測できないものになることがある。もし特に花粉のひどい年なら——つまり、花粉の飛散量がとりわけ多かったり、花粉の飛ぶ時期が例年より長かったりしたら——、処方された抗ヒスタミン薬を服用していても苦しむことになる。

「歩いて通勤する時には、ラップアラウンド型〔顔の側面まで覆うゴーグルのような形〕のサングラスをかけるのを絶対に忘れないようにしないといけないんです」とヴェロニカは私に説明してくれた。ある日の午後、私は彼女のオフィスで互いにくつろぎながらその話を聞いた。「私のアレルギーは目からくるんです。もしサングラスをかけるのを忘れたら、泣き腫らしたか、あるいは夜通しパーティーで遊んでいたみたいになるんです。どっちにしても、仕事向きの見た目じゃありません」。

ヴェロニカは毎日帰宅するとシャワーを浴びて髪についた花粉を洗い流し、花粉の飛散量が特に多そうな時は日中の屋外行事には参加せず、毎年、年に3、4ヶ月ほどは全体的にぐったりとした疲れを味わっている。夫や友人、家族は理解があるのかと私が尋ねると、彼女は頷いてこう言った。「家族全員がアレルギー持ちなので、わかってくれています。みんな、クラリチンかアレグラかザイザルか、何らかの薬を飲んでます。一人残らず」。そして最近では、皆のアレルギーがひどくなってきている様子なのだという。彼女のアレルギー薬が効き続けているうちはよい。だが、一番手に入りやすいいくつかの処方薬さえも効かなくなってしまったら何が起こるのかと、彼女は心配する。

＊＊＊

最初に統計値に目を通しはじめた時には、私は圧倒され、かつ混乱した。公式な数値は具体的にはいったい何に基づいているのか、そして、しばしば値が変動したり、有病率がこれほどの幅広さを示したりするのはなぜなのか？　言うまでもなく、あらゆる統計値は推定値だ。全体に比べて少数の、代表となる標本を基に計算されている。だが、私はその標本抽出を誰がどのように行っているかをもっと詳しく知りたかった。

そこで、私は米国疾病予防管理センター（ＣＤＣ）に連絡をとり、何らかの答えを探そうとした。ＣＤＣは喘息と食物アレルギーの有病率を追跡している。これら2つはアレルギー性疾患の中でも最も命に関わるものであり、米国国内の死亡率に影響を及ぼす可能性が最も高いためだ。だが、職員たちと数往復の電話とメールのやり取りをしてもなお、疑問の答えは得られなかった。もう少しばかり情報を足で稼ぎ、アレルギー研究者たちへの取材をうんと行った後、私は気づいた。答えを得られないのは、どれほど多くの人々がアレルギーを患っているのか、何らかの確信を持って知ることは――不可能とは言わないまでも――難しいからなのだ。同じく、誰もが答えを知りたがっている疑問に決定的な答えを出すのも困難だ――状況は悪くなっているのだろうか？

これは、私自身が診断を受け、他の人々と自分たちのアレルギーについて話しはじめてから強烈に抱いていた疑問の1つだった。アレルギーの専門家、医療従事者、製薬企業やバイオテクノロジー企業、アレルギーのない一般市民、アレルギーに苦しむヴェロニカのような人々、そして、関心を持つ読者のあなたもおそらく、アレルギーは昔よりも今のほうが広まっているのか、そして、アレルギーの有病率は当面のところ高まり続けるのか、揃って知りたがっている。

10年前、あるいは20年前、30年前に比べて、今のこれらの数値はどれも本当に悪いのか？アレルギーの有病率は10年、20年と経つごとに本当に上がっているのか、それとも、公衆衛生の新たな啓発キャンペーンと、より正確な診断ツールの登場により、人々がアレルギーに気づいて診断しやすくなっているだけなのか？　21世紀に生きる人々は実際にアレルギーを発症する確率が高くなっていたり、より頻繁に、より重篤な症状のアレルギーを経験したりしているのだろうか？

私は本書の調査と執筆のために5年超を費やしてきた。その間、過去のアレルギーについての資料を読み、アレルギー専門医に取材し、アレルギーの科学研究に取り組む研究室を訪ねてきた。私は会う人ごとに、アレルギーは総人口の中でより蔓延してきていると思うか、そして、性質がより重篤になってきていると思うかと尋ねた。ほぼ全員が、両方の問いにイエスと答えた――ただし彼らは、私たちは科学の観点からアレルギーを理解する旅の始まりに立っているにすぎず、現在あるデータは可能な限り最良の――あるいは、本来あるべき質の――ものではないのだとの警告も口にした。

何十年にもわたってこの分野で活動しているアレルギーの専門家たちは、揃って私に同じことを言った。現状を正確に見極めることは難しい、それはアレルギーに苦しむ人の数について信頼できるデータを得ることが難しいからだ、と。私たちの一方の手には、さまざまな形のアレルギー性疾患（湿疹、喘息、花粉症、食物アレルギー……）に苦しむ人々それぞれの無数の身の上話と、内科医やアレルギー専門医による診療録および診断結果がある。もう一方の手には、編纂され、平たく表にまとめられた公式の統計値がある。そうした疫学調査の中身をよく見てみれば、いくつかの明白な問題がすぐに目につく。

まず、アレルギーとは何か――あるいは、ひょっとするともっと重要なのは、アレルギーは何と違うのか――の定義によって統計値の正確性が狂い、人数の勘定に影響する可能性がある。疾患の分類は不変の存在――世界に実体を持って存在する「もの」――ではない。疾患の典型的な症状と生物学的徴候の集まりを記述したものだ。定義するのが「簡単」に思えるもの、例えば喘息でさえ、実態は一見した姿よりも込み入っている。喘息の公式な定義は1950年代から何度も変化を重ねている。疫学調査では常に同じ疾患マーカーが使われるわけではないため、ある調査では喘息持ちとして数に入る人が、別の調査では基準を満たさないかもしれない。

あるメタスタディ〔複数の質的研究の結果を批判・統合・再解釈する研究〕では、小児における喘息の有病率を調べた122件の研究で、喘息の標準化された定義または症状を用いておらず、データの統合や比較ができなくなっていることが研究者たちによって見出された。[1] それら

122件の研究の間では実に60もの異なる定義が使われていた。最も広く使われている4種類の定義を同じデータ群に対して当てはめた際、「喘息持ち」と分類される子供の数には驚くほどの変動があった。どの定義を使うかによって、最大39％もの子供が「喘息あり」から「喘息なし」へと分類が変わってしまったのだ。

では、これらの調査の対象となった子供たちは喘息持ちなのだろうか、それともそうではないのだろうか。そして、それを決めるのは誰なのだろうか。子供が公園で遊んでいる時にちょっと息をぜいぜいさせたり、就寝時に息苦しそうにしたりしている姿を目の当たりにしている親だろうか？　家族歴を聞き取り、スパイロメーターで幼い患者たちの肺機能を測定する小児科医だろうか？　それとも、診療報酬請求書（レセプト）に目を通し、喘息の傷病名コードや、吸入薬の処方回数、あるいは、18歳未満の子供がいる親が提出した自己申告調査票のデータを確認する疫学者だろうか？　この点こそが、アレルギーを抱えている人々の数についての疫学的データを収集し、読み解き、それについて記述するのをこれほどまでに難しくしている。

シンシナティ小児病院の内科医・喘息研究者であり、数十年の経験を有するネールウ・クーラナ・ハーシー医師は、アレルギー性喘息がとりわけ追跡困難な理由を説明してくれた。「喘息というのは、馬鹿げた用語なんですよ」と彼女は言った。「症状の名前であって、疾患ではありません。喘息は、異質なものの混ぜ合わせです。症状の集まりによって定義されるもので、その症状に至る経路にはさまざまなものがありえます」。つまり、多くの異なる医学的状態によって喘息反応が引き起こされる可能性があり、原因はアレルギーに限らない。だからこそ、アレルギー性喘息だけを特異的に選び取って評価するのは――あるいは、運動やその他の肺の問題など、喘息を引き起こす別の原因からアレルギーを切り分けるのは――難しいのだと、クーラナ・ハーシーは説明した。

さらに厄介なことに、たとえアレルギーが患者の喘息の根本原因ではなかったとしても、喘息発作を誘起する環境因子の1つである可能性はなお残る。それぞれの患者の既往歴を調べない限り、「アレルギー性」喘息を抱えているのは誰で、「非アレルギー性」だがアレルギーが発作の引き金となる喘息を抱えているのは誰かを見分けることは不可能だ。

そして、喘息の厄介事はこれだけではない。

世界的なアレルギー有病率の公式データをまとめるのに使われるほぼ全てのアレルギー疾患の定義は、曖昧で、論争があり、絶えず移り変わっている。驚くことに、花粉症――最も古くから医学的に認識されているアレルギー――を定義するのは、おそらくぱっと想定されるよりも相当難しく、判断に使われる症状も大幅に違いが出る。そして、たとえ調査が厳密な手法で行われ、確定診断だとみなす上で臨床検査や正式な診断を根拠にしていても（多くの研究はそうしていないのが現状だ）、得られる数値はなお、注目する疾患の分類を研究者たちがそもそもどのように定義したかに依存する。こうした事情の一切が、遠回しに言っても紛らわしくて苛立つものであり、しばしば、アレルギー患者数の公式な数値に大きな相違を生む元となる。

鼻をすすり、くしゃみをし、その他さまざまな形で心身を掻き乱されている人々の多さについて、より正確な数値を得るのがいかに難しいかを示す好例を出そう。世界の総人口に対するアレルギー性鼻炎の割合を調べた値は10%から40%まで幅がある。世界規模で見た10%と40%の間の差は壮大で、大陸1つ分の人口がまるまる足されたり引かれたりするようなものだ。この大きな相違は、何を花粉症の一部とみなすかの定義、個人調査と全国調査で病気の評価に用いられる診断基準（涙目や頻繁なくしゃみなど）、そして調査対象となった人々の層（統合された調査データにはどんな社会経済集団と地域が反映されているか）の違いによる。

まず、花粉症持ちの誰もが検査を受けるわけではなく、自己診断している人々のことは公式数値に必ずしも反映されない。たとえアレルギー性鼻炎に苦しむ人がかかりつけ医や一般開業医のもとを訪れても、正しい診断を受けて帰るとは限らない。

さらに、アレルギーを抱えている誰もが、そのことを知っていたり自覚したりするわけではない。症状が軽かったり、アレルゲンへの曝露が稀だったりする場合は特にそうだ。私の父は自分の蜂毒アレルギーのことを知らなかったし、私も自分の呼吸器アレルギーのことを知らなかった。2人とも、問診票の家族歴欄で「アレルギー」の項目に印をつけたり、アレルギーを抱えているかとの調査に「はい」と答えたりはしなかったことだろう。そして、アレルギーの有病率のデータ収集は大抵そのような方法で行われる。症状について、人々に直接聞くか、もしくは調査を行うのだ。

これは、現状のアレルギー人口の信頼性と正確さについての大きな問題点だ。アレルギーの疫学研究の大部分は、オンラインまたは電話による症状の自己申告調査に基づいている。アレルギーを持つ人々の症状を正しい分類に入れて数えるために、症状を正確に評価し、事実通りに報告するのは本人頼りなのだ。このアプローチの明白な問題は、アレルギーの症状がしばしば他の病気の症状と類似または一致しており、それゆえに混乱を招きうることだ。自己申告の症状は、せいぜい、患者がその根底にアレルギーを**抱えているかもしれない**ことの根拠にしかならない。医学的な診断なしに、自己申告の症状だけをもって真のアレルギー反応の確認とすることはできない。

これらのデータが伝えてくれること——そして、伝えられないこと

推計値に用心しすぎて、人生の中で1度でも呼吸器アレルギーを抱える人は世界人口のわずか10%だと論じたとしても、それを人数にしてみればなお計り知れないほどの多さだ。現時点で、世界全体で8億人に相当する。

では、その数値と、その数が表している人々（ヴェロニカのような人たち）について、私たちは何を知っているのだろう？　年月とともに落ち着くこともある食物アレルギーとは違い、呼吸器アレルギーは通常、生涯にわたって長引く。つまり、先述の数値は1世代を通じておそらく変わらないだろうと言える。また、呼吸器疾患を抱える患者の大部分はかなりひどい症状を抱えているため、定期的に市販薬（4人に3人）または処方薬（罹患者の半数）を使っていることも知られている。[2]

アレルギー性副鼻腔炎（根底にある呼吸器アレルギーによって引き起こされる、鼻の周りの空洞

〔副鼻腔〕の炎症）による米国人の医療費負担は年間60億ドル前後に上る。[3]また、米国人は呼吸器アレルギーにより仕事や学校に行けない時間が毎年延べ380万日ほど生じている。[4]中程度から重度の呼吸器アレルギーを抱える患者たちは、「途切れ途切れの睡眠パターン、疲労感、低い集中力」など、生活の質（QOL）の顕著な低下を申告する。[5]実のところ、近年のある調査では、59％のアレルギー患者が鼻詰まりによって仕事での集中力に悪影響を受け、それが生産性の低さにつながっていると答えており、また、約80％のアレルギー患者が夜間の睡眠に問題を抱え、おかげで日中の疲労感が増しているという。[6]アレルギーの身体症状は、苛立ちなどの感情的な作用にもつながる。

興味深いことに、ギャラップの報告では、冬の期間、アレルギーで体調を崩すと申告した米国人は、風邪やインフルエンザで体調を崩すと申告した数よりも多く、全人口の約10％が冬のアレルギーに苦しんでいるという。ギャラップのデータはまた、女性のほうが男性よりも自身のアレルギーを申告する率がはるかに高いことを示唆している――これはアレルギーに結びつけられた不名誉のせいかもしれない。[7]私たちはしばしば、アレルギーを抱える人々を、アレルギー持ちではない人々と比べてどことなく「弱い」と見る。収入の上位層と下位層、双方の人々が、中位層に比べて多くのアレルギーを申告する。そして、米国南部に住む人々は、国内の他のどの地域よりも多くのアレルギーを申告する。

要するに、アレルギーについての入手可能なデータは私たちに多くを伝えてくれるが、何から何までを教えてくれるわけではないし、私たちが最も知りたい（あるいは、知らなければならない）ことを教えてくれるとは限らない。このデータの正確性は多くの理由から重要になってくる。そのため、もっときちんとした統計値を得る方法を探すことが大切だ。正確な数値は、研究資金をどのアレルギーに集中させるかという決定の質を向上させてくれる。

現時点で資金が重点的に投じられているのは喘息と食物アレルギーで、花粉症、アトピー性皮膚炎、そして接触性アレルギー、薬剤アレルギー、昆虫アレルギー、職業性アレルギーは（いわば）置き去りにされて後塵を拝している。使えるリソースが限られる中、疫学者やその他の公衆衛生当局者たちが特に関心を持って追跡するのは概して私たちの命を奪う病気だ。その判断に対し、ヴェロニカのように重度の花粉症を抱えている人々は大声で反対を唱えるかもしれない。彼らは当事者として、この病気は人を死なせることこそないかもしれないが、患者の生活の質に深刻な損害を与えうることを知っているからだ。科学研究に投じられる資金が、患者にとってのより良い治療に応用できるような生体機構の発見につながることも多い。

データ探偵

より正確な数値を得ることの大切さをルチ・グプタ医師以上に知る人はいない。グプタはノースウェスタン大学公衆衛生医学研究所で食物アレルギー・喘息研究センター長を務めている。彼女はシカゴのアン&ロバート・H・ルーリー小児病院で診療に当たる小児科医でもあり、16年以上に相当するアレルギー研究および治療の経験を持つ。また、彼女は重度の食物アレルギーを抱える子供の母親でもあるため、自身の研究に深い個人的な関わりも持っている。

グプタは医師としてのキャリア初期に喘息を研究し、それから食物アレルギーにも関心を持った。彼女は公衆衛生の分野で修士号を取得した後、喘息研究の世界的リーダーの1人のもとで研究ができる機会に惹かれてシカゴにやってきた。当初、彼女は喘息治療の不均衡に関する研究に集中していた。そんな時、彼女は喘息、食物アレルギーなど、アレルギー疾患の数々に対処している最中の一家に出会った。一家は食物アレルギーについての情報が不足していることを訴え、グプタは興味を引かれた。彼女はすぐさま、食物アレルギーの分野に取り組んでいる人々には大して利用できるデータがないことに気づいた。

「喘息研究に比べたら、私たちが食物アレルギーについて知っていたことはほんの少しでした」とグプタは説明した。「米国での有病率の集計すらなかったんですから。ですから、影響を受けている人の多さもすごく曖昧でした」。

グプタは、集計の主な対象となっているのは、医師の診察を受ける余裕があったり、都市部に住んでいたり、あるいは医療保険の適用範囲が広かったりするアレルギー患者だと論じる。そもそも医療に満足にアクセスできなかったり、もっと田舎に住んでいたりする人々は、こうした公式な統計値の数には全く入れられていないかもしれない。そして、調査や聞き取りで人々に症状を自己申告してもらう場合、アレルギー持ちとして自己申告する人の一部は、実際にはアレルギーを抱えていないかもしれない。過大評価と過小評価は慢性的な問題だ――特に食物アレルギーについては。

食物アレルギーの話題に関する報道の高まりと近年のメディアの注目は、一般の人々の間での混乱を増やしたにすぎなかった。啓発キャンペーンがうまくいきすぎてしまったのだ。今日、人々は食後すぐに下腹部の痛みを感じたら、しばしばそれを隠れた食物アレルギーのためだと考える。全く別のものが理由である可能性が充分あるにもかかわらずだ。多種多様な医学的状態に同様の症状が現れる。

「例えば、不耐症、口腔アレルギー症候群、セリアック病に、クローン病。人がかかりうる消化器疾患はすごくたくさんありますけど、食べ物を摂取して良くない反応が出た場合、それが食物アレルギーか、食中毒か、ただの不耐症なのかを知るのは難しいことなんです」とグプタは言った。「体の中で何が起きているのかを自分で判断するのは難しいですよ」。

グプタは「アレルギー」という用語自体の曖昧さに罪の一端があると考える。この用語は不明確であり、幅広い範囲——軽い鼻水からアナフィラキシーまで——を包括しているため、多くの人にとってはとても混乱を招くのだ。

現在入手可能なデータの中にあるこうした隔たりを修正すべく、グプタとその研究チームでは核心に迫る網羅的な調査を考案した。この調査は、人々の症状と日々の経験について徹底的に質問していく。患者たちの回答によって、食物アレルギーの可能性に直結しないあらゆる反応を除外しやすくなる。保守的な手法ではあるが、これによってグプタは自身の集めたデータをより信頼できる。ただし、彼女はその数値でさえもなお間違っている可能性はあると認める。食物アレルギーを確認する究極的判断基準である、経口食物負荷試験を行わない限りは確かなことを言う術などありはしない。ただ、グプタはそれでも自身の調査で得られている数値は信じられないほど重要なのだと主張する。

グプタ曰く、彼女が確かに知っているのは、アレルギーの問題がすでに相当のものになっており、10年ごとに悪化していると思われることだという。彼女の統計値は気掛かりで、かつ驚くべきものである。グプタの最新の調査結果（2019年公開）によれば、最大10・8％の米国人が食物アレルギーの証拠として納得に足る徴候を示している。[8]その2倍近く、19％の人々が自身をアレルギー持ちとみなしていたが、全回答者のうち、内科医の確認による食物アレルギーの診断を受けたのはわずか5％だった。別の評判の良い研究者たちは、近年の研究からの統合データを用いて「食物アレルギーは成人の5％近く、小児の8％近くを冒している見込みがあり、有病率の高まりを示す証拠が増加している」との見積もりを行っていた。[9]

データ収集についての多種多様な問題を全て私に見せてくれた後、グプタはこう尋ねた。「さて、あなたはどの数を信じますか?」

究極的には、将来の大規模な臨床データ収集——あるいは医療におけるビッグデータの台頭——がこのアレルギーの難問を解き明かす助けになり、臨床医たちが問題の全容をよりよく見通せるようになることをグプタは願っている。だが、少なくとも今のところ、私たちは概ね信頼できないデータ——そして、すでに大蔓延しているアレルギー性疾患の真の影響範囲を巡るたくさんの疑問——から抜け出せずにいる。

更なる蔓延

研究者たちは定義と症状と方法論について意見を異にしているかもしれないが、1つの点についてはその全員が合意できる――アレルギーは過去数十年にわたって悪化しており、世界全体でアレルギーに苦しむ人々の数は今後も急速に増加しつづける可能性が高い。手元にある前世紀のデータを見てみれば、米国の花粉症率が20世紀中盤に増加したことは誰もが認めるところだ。[10] データは喘息の発生率が1960年代から上昇し、1990年代のどこかでピークに達したことを示唆している。以来、喘息の割合はかなり一定のまま留まっている。

呼吸器アレルギー疾患とアトピー性感作（皮膚アレルギー）の割合は、過去数十年で有病率の地域差が縮小すると共に高まった可能性が高い。例えば、ガーナではアトピー性疾患の割合が1993年から2003年の間に倍増した。[11] 食物アレルギーについては、世界的な有病率の上昇が最も劇的かつ顕著になっており、1990年代から本格的な増加が始まって以来それが着実に続いている。

マウント・サイナイ・アイカーン医科大学のエリオット&ロスリン・ジャッフェ食物アレルギー研究所所長であり、ニューヨーク市のマウント・サイナイ病院小児アレルギー科でエリオット&ロスリン・ジャッフェ教授〔実業家・篤志家のジャッフェ夫妻に敬意を表した職名〕を務めるスコット・シッシャラー医師は、その食物アレルギーの増加を間近で目にしてきた。シッシャラーが1997年にジャッフェ研究所で研究を始めた当時、彼の研究チームは食物アレルギー・アナフィラキシーネットワーク（Food Allergy and Anaphylaxis Network）との共同調査を実施し、250人に1人の子供がピーナッツまたは木の実に対するアレルギーを申告していることを示した。2008年までにその割合が3倍以上である70人に1人になったことを、シッシャラーの研究は示している。

「最初、私は2008年の調査を信じませんでしたよ」とシッシャラーは私に言った。彼は当初、この割合には調査の方法論に伴う問題が反映されているのだと思ったが、それはカナダ、オーストラリア、イギリスからも同様の数値が出てきているのを目にするまでのことだった。これら他国でのデータも皆、1％以上の子供たちがピーナッツアレルギーを抱えていることを示していた。今日、シッシャラーは過去わずか2、30年でアレルギーが増加したことに全く疑いを持っていない。

「それに、成長と共に落ち着いていくような食物アレルギーは減っていて、〔成長と共に〕新たに生じてくるような食物アレルギーは増えていることもわかってきています」とシッシャラーは言った。「重篤度は20年前と本質的に変わらないかもしれませんが、より多くの人が罹患しているんですから、これは大問題です[12]」。

このデータは全て説得力があるが、過去30年にわたるアレルギー増加の証拠として最も歴然としているのは入院件数だ。2時間に1人の割合で、重篤なアレルギーを持つ人が救急治療室に運び込まれている。こうした数値はアレルギー性疾患拡大という問題の動かぬ証拠のように思われる。

インペリアル・カレッジ・ロンドンの研究者たちが過去20年の利用可能なデータを精査した結果によれば、食物によるアナフィラキシーでの入院件数は（1998年から2018年の間で）5・7％増加した一方、死亡率は0・70％から0・19％へと低下した。[13] 同じ期間のうちに、アドレナリンの自己注射薬（エピペン）の処方数は336％増加した。この研究者たちは食物アレルギーの定義と判断基準の変遷を照合し、その影響を制御した上で分析を行っており、食物アレルギーの診断と管理が向上したことで、インシデント〔重大な影響をもたらしかねない事象〕の発生率全体が上がる中であっても死亡率低下につながったのではないかと考えている。

喘息による入院件数は1970年代から1990年代の間のわずか20年で3倍となった後、現在は一定となっている。[14] そして、先進国での喘息の有病率は落ち着いてきている一方、発展途上の地域では上がりつづけている。そのため、有病率が米国などでは一定になっているにもかかわらず、世界全体では増加が続いている。

専門家たちがアレルギーの有病率が今後数十年は上がりつづけるだろうと予測するのは、この理由からだ。アレルギー性疾患は低収入国の農村部ではあまり広がっていないが、アレルギー性感作は他と同レベルだ（軽くおさらいしておこう――アレルギーを発症していなくても感作は起きていることがある）。言い換えると、どこの人々にも同じく感作が起きているのに、貧しい国々の農村部では、実際に出てくる症状が少なく、実際の疾患の発症例も少ないということだ。国々が発展を始めると、アレルギーの割合は増える傾向にあるようだ。なぜだろうか？

私がこの第1部のまとめを書いている今、ここブルックリンは夏だ。私は広大な都市公園の近くに住んでおり、大雨だったり、暑過ぎたり、空気が大気汚染で澱んでいたりしない限りは、ほぼ毎日のようにそこへ長い散歩に出る。日によっては、局所性アレルギー性鼻炎からくる症状が全く出ず、何の軛《くびき》を負うこともなく公園を楽しめる。そうでない日はほとんど耐えられないものとなる。家に帰ると目が刺すように痛痒く、もし触れるかそっと擦るかでもしてみようものなら、たっぷり30分間は続きかねないくしゃみの発作に火がついてしまう。時には目玉の表面が焼けつくように痛むせいで瞼がぎゅっと反射的に閉じてしまい、結膜からは意図せぬ涙がどんどん分泌されて、まるで嫌な感情に包まれ号泣している最中のようになる。

＊＊＊

そうしたひどい日には、スマートフォンの天気予報アプリを開いて花粉の飛散量を確認し、疑似科学的な探偵ごっこで、この断続的な苦痛を一体何が引き起こしているのか調べようとする。出てくる答えはいつも同じものだ――多数の草。自分は近所に生えている草のどれか1種にアレルギーがあるはずだと思っているのだが、どの種《しゅ》なのかは誰にもわからない。

私がこの原稿を書いている今、私たちは世界的パンデミックにもどっぷりと巻き込まれている。新型コロナウイルス感染症（COVID-19）のせいで、大部分のアレルギーはそれに比べれば取るに足らないものに見えてしまう。2回以上くしゃみが出たり、喉が少しちくちくしたりすると、どちらも季節性呼吸器アレルギー疾患のごく普通の症状なのに、私はパニックの小さな気配に襲われるのを感じる。これはアレルギーか？　それとも、あの最も恐ろしい新型コロナウイルスがここにいるしるしなのだろうか？　今現在、普通のアレルギー症状はまるで「普通」には見えない。だが、更に言えば、これらの症状が普通のものだったことなど決してなかったのだった。アレルギーの症状は常に、何かおかしなことが起きたしるしでありつづけてきたのだから。

私たち皆のアレルギー症状――それぞれが抱える鼻水、目の痒み、肌のひりつき、胃の不調、腸の惨めな状態、食道の腫れ、肺の炎症、そして呼吸困難――は、私たちに何か重要なことを伝えようとしている。21世紀における私たちの免疫系の全体的な健康状態について、私たちの生き方について、私たちの細胞がしばしばいかに環境に圧倒されてしまうかについて。そして、これまで見てきたように、100年前に「アレルギー」の語が確立されてからその科学的定義が何度か移り変わってきたのは本当だが、ずっと変わっていないのは、あのさまざまな症状が世界で何億人ものアレルギー患者たちにもたらす生活の質の低下だ。

私たちの免疫機能の理解が進歩するにつれ、私たちがアレルギー性疾患のことを語り、分類し、治療する形もまた進歩する。私たちはアレルギーと自分たちの免疫系についてこれまでにないほど多くのことを知っているが、基本的な免疫機能についてまだ理解の及ばないことはなお多い。私たちは実に100年以上使われているのとおよそ同じような基礎診断ツールを使い、それでできる限り最良の結果を出している。パンデミックの最中に私が本稿を書いている今この時にも、私たちを日々取り囲む何十億もの目に見えるもの、見えないものへの耐性を細胞がどのように身につけていくかの理解を深めるため、世界中の科学者たちが大変な努力を続けている。

その知識に1つ進展が生まれるたびに、私たちがアレルギーであると考える対象の境界線が動くだろうし、私たちがこれまで考えもしなかった新たなアレルギー性疾患が生まれるかもしれない。その新たな知識全てが、生物医学工学者たちが新たな診断用検査を開発したり、より高精度で正確な結果を得られるように旧式の検査を刷新したりする助けにもなるだろう。どう小さく見積もっても、アレルギー医療の未来はその過去と現在とは大きく違うものになると期待できる（こうしたありうる未来の形については本書の終盤で詳しく見ていく）。

アレルギーの定義と診断を取り巻くあの一切の混乱と乱雑ぶりにもかかわらず、私たちはある1つのことを絶対の確信をもって知っている。それは、アレルギーが——どんな名前で呼び、どう定義しようとも——過去200年で悪化を続け、鎮まる気配を見せないことだ。私たちはまた、人々が経験する症状は悪化し、アレルギーの出る季節は長引いていることも知っている。私たちは、アレルギー性疾患の世界的蔓延の只中にいる。本書の第2部では、たった1つの包括的な問いに答えることを試みる。

その問いとは、「なぜなのか？」だ。

第2部

理論

アレルギーを抱えている人、そうでない人の分類を巡る混乱はあれど、大部分のアレルギー専門家、公衆衛生疫学者の目には、アレルギーの全体的な有病率が増えつづけることは明白だ。事実、19世紀初頭の産業革命開始以来、あらゆる形のアレルギーの記録件数は一定して増えつづけてきた。アレルギーが過去2世紀の間に増加を続け、収まる気配を見せないのならば、次に問うべき論理的な問いは「なぜ？」だ。第2部では、現代のアレルギーの世界的蔓延を説明しようと試みる、特に一般的な科学的（そして少々の非科学的）理論のうちいくつかを詳しく見ていく。

第4章

アレルギー体質——「正常な」免疫反応としてのアレルギー

今は新型コロナウイルス感染症のパンデミックの最中で、アレルギー研究者たちに会うために遠出をすることはできない。私はメモや質問リストに目を通しながら、英国のブライトン・アンド・サセックス・メディカル・スクールの小児科長であるソムナス・ムコパディエイ博士がバーチャル会議室に入室してくるのを待っている。ムコパディエイは20年にわたりアレルギーを研究しており、具体的には、小児のアレルギー発症と関連しているかもしれない遺伝子および遺伝子断片の候補を探している。

私たちは彼の最近の研究のうち、遺伝的な皮膚バリアの不具合とアレルギー発症リスク上昇との相関を示すいくつかの調査結果について話し合う予定だ。この発見は「アトピーマーチ」〔「アレルギーマーチ」とも〕の名で知られる現象（アトピー性皮膚炎の子供がいくつかの症状を順に発症し、しばしばその後に食物アレルギーや喘息を発症する）を説明するのに役立つことがあるかもしれない。皮膚アレルギーから食物アレルギーや呼吸器アレルギーへというこの経過は小児でよく記録されてきたが、その根本的な原因は謎のままだ。大部分の研究者は個人の遺伝的特徴がアレルギーにおいて役割を果たすと予想しており、ムコパディエイはその生物学的手がかりを探しはじめた先駆者の1人だった。彼はスコットランドの小児患者たちについての遺伝情報の大規模データセットを使った。

バーチャル会議室に入室してきたムコパディエイはすでに笑顔を浮かべていた。最初の数分が過ぎた時点で、彼が自身の研究に情熱を持っており、専門的な話をしたがっていることは明らかだった。私が自分自身の研究とアレルギーにまつわる体験について簡単に説明すると、彼はやんわりと私の話を遮った。カメラに向かってぐっと前のめりになっている。

「なるほど」と言う彼の顔つきが、先ほどよりも険しくなる。「ということは、君が今日ここにいる本当の理由は、お父様がなぜ亡くなったかを知りたいからなのだね」。

実のところ、私はアレルギーの遺伝的原因に対する自分の関心を、自分自身の家族歴と関連づけて考えたことはあまりなかった。私はずっと、私たち人間が抱えるひりつきと苛立ちの一切の主原因を見つけ出すことに関心を持ってきたし、ヒトの生物学——とりわけ遺伝学——はその当然の出発点と思われた。私の論理はずっと単純だった。「もしかすると、私たちの内部にある何かがアレルギー全体の究極の原因なのかもしれない。そして、もしそうだとしたら、私はその正体を探り出したい」。だが、すぐに私はムコパディエイの話が確かに当たっているのだと気づいた。少なくとも、ある程度は当たっている。私は、父の遺伝子が死の究極の原因だったのか、そして私自身の遺伝的体質の一部に関わっているのかを探り出したかった。

「はい」。一瞬の間の後、私は返答した。「おそらく、そうなのだと思います」。

ムコパディエイはうなずき、カメラのレンズを真っ直ぐに見つめる。彼の向ける同情が画面越しに肌へと伝わってきそうだった。彼は一心に私へと集中を向けている。まるで私が彼の患者の1人であるかのように。

「テリーサ、蜂は毎年何百万人もの人を刺しているね」とムコパディエイは言う。「すると君はこう考えざるをえない。『なぜお父さんは死んだの?』と。そして、その問いへの答えは出てこなかった」。

彼が私のため、できる限り慎重かつ徹底的にこの問いへ答えようとしているのは明らかだ。彼は、その答えが父を早くに亡くした私にとってだけでなく、深刻なアレルギーに対処することになるかもしれない世界中の皆にとっても重要であることを知っている。私たちはそもそもなぜアレルギーを抱えるのか、なぜアレルギーを発症する人とそうでない人がいるのか、そしてなぜ私たちの中にはこんなにもひどくアレルギーに苦しめられる人がいるのか。これらの疑問は、ひょっとするとこの本全体の中核をなす問いなのかもしれない。実際、これらは今世紀の医学の中心的な問いかもしれないのだ。

100年を超える免疫科学研究を経ても、私たち人間は自分たちの免疫系のことをまだよくわかっていない。そして、世界が姿を変える中、自分たちの体が変容した環境に対してどのように反応するか理解するのは私たちの生死に関わる重大なことかもしれない。もし新型コロナウイルス感染症が私たちに何かを教えてくれたとすれば、それは、免疫機能こそが健やかに生きること、苦しむこと、そして惨めに死ぬことの間の差だという点だ。

私の父の場合、話を過度に単純化して、彼が車内で上体を起こして座っていたから、あるいはエピペンを持っていなかったから、あるいは充分早いうちに処置を受けなかったから死んだと言うこともできるのかもしれない。だが、それは私の本当に知りたいことではないだろうと、ムコパディエイはほのめかす。私が——そして、私のような他の人々が——知りたいのは、なぜ**私の**父だったのか、なぜ**あの**時だったのか、なぜ**彼の**生体反応があああなったのかということだ。毎年あまりに多くの人々が蜂に刺されては、たやすく生き延びているというのに。悲劇が起きた後、人はさもなければ偶然のように思われる事象の中から辻褄の合う説明を必死に探し出そうとする。私たちは一個人の死の複雑さを単純な生物学的解答へと落とし込みたいのだ。なぜなら、生物学的な問題は修正可能かもしれない——あるいは、少なくとも予防可能かもしれない——からだ。

「その答えは」とムコパディエイは言う。「君のお父様の体が、何百万人もの人々が体内で蜂刺されを経験し、扱い、それに立ち向かっているのとは全く違った形で、その蜂刺されに反応したという事実の中にある。そして、この非常に重要な『なぜ』という問いは、アレルギーの治療の鍵だ。ひょっとしたら君にもアレルギーがあるかもしれないし、私にもあるかもしれない。しかし、その生物学的な理由と生体反応は我々の間で全く異なるかもしれない」。

ここまでの章で見てきた通り、アレルギーは厄介なものになることがある。症状は変わりうるし、全く同様のアレルギー患者は世の中に2人といない。日々接するさまざまな生物、化学物質、そしてタンパク質に対する反応の仕方を各人の免疫系の細胞が決めていることから考えれば、これは理に適っていそうだ。一人一人の細胞は、同じ刺激に対して違ったように反応するだろう。コーネル大学で免疫学の教授を務めるエイヴリー・オーガスト博士は、時に同じ人物が持つ同一種類の細胞が、全く同じ刺激への曝露に対して異なる反応を示すこともあると私に語った。遺伝的特徴も同じ、曝露の仕方も同じ、そして生活様式も同じ――それでも、初めての接触後、あるT細胞はピーナッツのタンパク質を完全に無視しているのに、別のT細胞は同じタンパク質に対して過剰反応する決断を下すかもしれない。

そして、オーガスト曰く、ある特定の1個の免疫細胞がなぜその決断を下すのかは誰にもわからないのだ。もし、体内や体表にある、普通なら問題にはならない物質を危険だと判断する細胞が一定数を超えれば、あなたはアレルギー反応を起こす。だが、中程度から重度のアレルギー発作を起こしている人の体内においても、一部の免疫細胞は誘発物質をほぼ無視して、反応**しない**ことを選ぶだろう。私たちの免疫反応を理解するために必要な他のあらゆることと同様、アレルギーの生物学的原因も混沌に包まれており、他の紛らわしい要因と切り分けるのが難しい。

さて、私たちはこれから基礎アレルギー学の始まりから現代の科学的研究へと向かう歴史の旅に出ようとしている。この旅は更に、そもそもヒトの免疫系が誤って自らを殺す力を発達させてしまった理由の生物学的な裏付けへと向かう。進化というのは保守的なもので、ヒトにとって――さらには他のどんな種にとっても――自らの生存の可能性を高めるようなDNAが残る傾向がある。それなら、私たちの免疫系が持つ、基本的な食品群や植物の花粉に対して過剰反応する能力にはどう説明をつけるのだろう？　有害な細菌、ウイルス、寄生虫から身を守るよう設計された生体機構が、なぜたかが1匹のチリダニやほんのわずかな猫の鱗屑といった無害なものにも反応してこれほどまでの大混乱を引き起こしてしまうのだろう？　その答えは、私たちの遺伝子、遺伝的多型、免疫細胞、環境の間の複雑に絡み合った相互作用の中にある。

免疫機能の闇の側面の発見

1800年代終盤から1900年代初頭にかけて、免疫の概念は大流行を迎えた。新たに登場した、疾患の細菌説が成功を収めたことが、天然痘、コレラ、狂犬病などの多くの一般的な感染症の有益なワクチン開発へとつながっていた。科学者たちは、免疫は根本的には体の天然の防御反応を引き起こすことだとすでに知ってはいたが、免疫機能のより不可解な側面はまだ見出していなかった。20世紀への変わり目が訪れるまでには、萌芽期の免疫学分野で研究を行う科学者たちにとって、幅広い――さまざまな毒液や天然の毒素への曝露を含めた――病気に対して免疫をつけることができるのではないかと見込むのも、それほど妙な考えではなくなっていただろう。

その目標に向けて、2人のフランス人科学者がカツオノエボシ〔クラゲのような外見をした海棲刺胞動物〕の毒素が体に及ぼす影響を研究する計画に乗り出した。[1]ポール・ポルティエはフランスの医師、生物学者、生理学者で、海洋生物学への強い関心を持っていた。[2]毎夏、ポルティエはモナコ公アルベール1世（やはり海洋に対する情熱の持ち主だった）の所有する改造型ヨット、プランセス・アリスII号（*Princesse Alice II*）に同乗した。これはアルベール1世が豪華ヨットを近代的な科学調査船へと変身させたもので、船上には最新の実験設備と研究スタッフの一団が揃っていた。

アルベール1世とその科学団長であるポルティエは、カツオノエボシの触手は脆いにもかかわらず、その表面にさっと軽く触れただけの魚が即座に動けなくなってしまうことに気づいていた。触手に触れた船乗りたちは力が抜けていくような痛みを経験し、時には気を失う者もいた。アルベール1世はカツオノエボシに極めて強力な毒を産生できる能力があるのではないかと疑い、ポルティエに調査を依頼した。1901年夏、ポルティエはパリ大学医学部の同僚だったシャルル・ロベール・リシェ博士をプランセス・アリスII号に招聘し、カツオノエボシ、クラゲ、サンゴ、イソギンチャクの産生する一群の接触毒の作用を共に研究してくれるよう頼んだ。

リシェはポルティエ同様に生理学者であり、また、高名な外科医の息子で風変わりな人物でもあった。若い頃は作家を目指しており、パリで2作の劇を手掛けもしたが、父親が結局、家業の道へ進むことを彼に強いた。すなわち、医学である。しかし内科医になってからも、リシエは文学のみならず、超常現象、社会主義、そして平和主義といった多彩な題材への関心を持ちつづけた。[3]

1890年には飛行術への個人的な好奇心を追求するために飛行機を建造することさえした。生理学の分野内での関心もまた多様であり、彼は同じだけの情熱をもってそれらを追求した。

1901年7月、リシェをプランセス・アリスII号の船上へと連れ出したものは、つまるところ毒素への関心だった。しかし、その後、免疫学研究において計り知れない価値を持つ強みとなっていくのは、自らの関心に火をつけるものなら何でも追求するという、彼のしぶとい実行力だったのかもしれない。

ポルティエとリシェの当初の研究計画はシンプルだった。まずは、カツオノエボシの体のさまざまな部位からサンプルとする組織片を入念に採取する（現実には、カツオノエボシ（学名：*Physalia physalis*）は多くの個体が共生する群体であり、4つのポリプ〔集合体〕が助け合ってはたらくことで1つの姿を成している）。続いて、採取した組織サンプルをすり潰し、それを砂と海水を混ぜた塩基性溶液に入れて、動物に注射する。

今回は、この研究のためだけに有り余るほどのハトとモルモットが船上に持ち込まれていた。彼らは、最終的にはカツオノエボシの体のどの部位が麻痺毒を産生するのかを詳細に突き止め、麻痺の背景にある基礎的な生体反応を詳しく知りたいと望んでいた。彼らはそれが、毒素の注入される機構と、この毒素の命に関わる作用の両方の理解向上につながることを願っていた。

ところが、2人はこの研究を実施している最中、希釈した毒素を繰り返し注射された実験動物たちがこの毒素への耐性をつけてしまうのではないかと疑いはじめた。彼らは注射の間隔を充分に空け、毎回、適切な量の毒素を溶液に入れることで、実験動物たちがカツオノエボシの毒素の作用を完全に免れるようになるかもしれないと推論した。

その秋、パリへと戻ったポルティエとリシェは、仮説を検証するための一連の実験に取り掛かった。しかし、カツオノエボシは熱帯の海域にしかおらず、都市部にある研究室へと輸送してくるには法外なコストがかかる。彼らは代わりに、よくいるイソギンチャクである、ウメボシイソギンチャク属（*Actinia*）の毒素を使うことにした。

まず、彼らは異なる量のイソギンチャク毒を数頭の犬に注射し、投与量ごとの作用を記録した。プランセス・アリスII号の船上にいた際、リシェは同じ毒素に対してそれぞれの実験動物が多様な反応を示すことに魅了され、それらを入念に記録し、追跡していた。リシェは生理学者として、各個体が持つ独自の生理学的特性、いわば個性が生体反応に作用を及ぼすものと推測した。パリに戻ってからのポルティエとリシェは犬たちの個性と癖を熟知するようになり、おかげで、個体ごとの特異体質を追跡するのがはるかに容易になった。

研究室の犬たちの一部（比較的少量の毒素を注入されたもの）は具合が悪くなり、注射箇所には発疹が生じた。また、別の犬たち（比較的多量の毒素を注入されたもの）は注射後数日で死んだ。希釈した毒素を注射した後もわりあい健康なままの犬がいれば、リシェとポルティエはその犬たちが生来持ち合わせている免疫の引き金が引かれることを期待し、一定期間の後に再び注射をした。

こうした初期の実験中、2人の気に入っていた「ネプチューン」という犬は少量のイソギンチャク毒を投与され、その後も健康を保った。3日後、ポルティエが再び少量の毒素を注入しても明確な反応はなかった。ネプチューンが免疫をつける可能性を高めるため、ポルティエとリシェは追加の注射をするまで丸3週間待つことを決めた。彼の体がこの毒素により強い耐性をつけるのに充分だと思われる時間を与えるのだ。そして、次に起こった出来事が、その後の免疫科学の道筋と、ヒトの免疫系の基本的な機能についての私たちの考え方を変えることとなる。

ポルティエが最後となる3回目の注射を行ってから数秒後、ネプチューンはぜいぜいと息をしはじめた。すぐにネプチューンは立っていられなくなり、ポルティエの傍らに横たわり、血を吐き、その体は痙攣しはじめた。彼はわずか24分のうちに死んだ。ポルティエからネプチューンの死を伝えられたリシェは、ネプチューンがこの毒素への免疫をつける代わりに、**感受性を高めていた**ことを悟った。生じた反応に彼は悲しみ、また困惑した。その反応は、優勢を誇っていた細菌説のパラダイム（免疫系はもっぱら外部からの侵略者に対する防衛を行うものであり、予備刺激を与えることで免疫が誘導される）に反していたが、生物学的な個性は更なる科学研究に値する対象であるというリシェの着想を再び甦らせた。

彼は考えを巡らせた。なぜ、一部の犬たちは他の犬たちよりもこの毒素に耐えられるのだろうか？　なぜ、間隔を空けて繰り返し行った微量の毒素の投与がネプチューンを死に至らしめたのだろうか？　ネプチューンの反応は、彼独自の生物学的特徴が起こした気まぐれだったのか、それとも一般的な――それ故に再現可能な――体性反応なのだろうか？　そして、更に重要なことに、犬やその他の実験動物たちに生じるこうした猛烈な反応を予測することができたり、更には誘導したりもできるのだろうか？

それから数年間、リシェはパリの自分の研究室で異なる毒を使って実験を続けた。今回は、ネプチューンに起きたのと似た負の反応を誘導することだけを試みていた。とうとう、リシェは犬、兎、モルモットに、自身の呼ぶところの「過敏症」（亢進した反応）を自在に引き起こす術を身につけた。接種を繰り返すうちに、リシェの実験動物たちは、投与された毒素に対する感受性を低めるのではなく、高めていった（その主な理由は、私たちの免疫細胞の一部が過去に曝露された対象を「覚えておく」ことができるためだ。これにより、再遭遇した際により強い反応を始動させやすくなる）。

免疫が外来の物質に対する防御を意味するなら、ネプチューン、そしてリシェの実験動物たちに起こったことは免疫の正反対だ。リシェにとって、過敏症は同じ基本的な免疫防御機能の一部が暴走したものというより、むしろ免疫と真っ向から対立するものだった。体内の微小な侵入者たちに対して、免疫系に体を助けてもらいながら天然の保護力や防御力を身につけていくのが免疫なら、リシェが動物に起きるのを見ていた過敏症は、外来の物質に対する過剰反応を身につけていくものだった。この反応も、もしかすると体を助けようとするものだったのかもしれないが、最終的にはむしろ体に害を与えてしまう。そこで、彼はこの反応を「アナフィラキシス（アナフィラキシー）」、つまり「反対向きの防御」と名付けた。

リシェは更に数年の研究を経て、アナフィラキシーはひょっとすると効き目の短い一部の毒素に対しては有益な反応なのかもしれず、究極的には、容易に逆効果（重篤な体調不良や死）を起こしうるものの、意義のある反応システムの一部なのではないかと考えを深めた。

１９１３年、リシェはアナフィラキシーの研究業績によりノーベル生理学・医学賞を受賞した。彼は受賞スピーチで、免疫とアナフィラキシーはいずれも彼が「体液の個性」と称するものの例であると断定した。どんな生き物でも、個体ごとの特性がイソギンチャクの毒素などの注入に対する体の反応の仕方に影響を与えるというのが彼の考えだった。リシェは、あらゆる動物はよく似た免疫系を持っており、それらはよく似た部品で構成されているが、どの2個体をとってもぴたりと同じ反応を示すことはないのだと論じた。彼は、なぜこれほどひどい反応を示す個体がいるのかを研究することが重要だと強調した。

個性の家族歴

ある人の身体あるいは精神の妙な特徴が病気の原因の一端を担うかもしれないとの考えは、1901年当時においても目新しいものではなかった。内科医たちは、病気、あるいはその治療に用いられる技術や薬剤に対する患者の反応の差異に何世紀にもわたって魅了されていた。患者の体格や気質は特異体質に大いに関わるものとみなされ、それゆえ、診断と治療の過程において常に考慮されていた。

19世紀から20世紀初頭にかけての医師たちは、患者の身体面の状態と自己申告の症状だけでなく、観察される精神面と感情面の状態についても詳細なメモをとっていた。大部分の内科医たちは生体の先天的な「特異体質（idiosyncrasies）」の一部としてこうした差異に言及していた。「特異体質」には、それ以外の面では健常な人が示す、あらゆる異常な反応——当時知られていた病気の典型的な進行によって生じるもの以外の全て――が含まれた。特異体質は「機能的逸脱（functional aberrations）」[4]だと考えられており、医療の世界の悩みの種だった。特異体質は症状の分類がしばしば難しいことを意味した。それゆえに診断は難題となり、治療の標準化はほぼ不可能となる。当時の医師たちは、人間はリシェの実験動物たちとは違うのだと嘆いた。人間は研究室の動物たちほど実験や操作が容易ではない。その結果、ヒトの免疫反応についての科学的な発見は遅れ、障壁だらけとなっていた。

しかしながら、リシェが見出したアナフィラキシーの知見は、「枯草熱」や「夏季カタル」と呼ばれていた医学的状態について当時知られていた内容と確かに合致しているように思われた。ジョナサン・ハッチンソン医師は、1881年にロンドンで行った講演で、枯草熱の症例は「個性に狂いが出た」ものだと説明した。[5]クレメンス・フォン・ピルケが1906年にアレルギー反応を発見する以前、医師たちは患者の呼吸器の問題の主な原因は神経性の気質だと考えており、枯草熱は免疫系ではなく神経系の疾患だとみなされていた。身体および精神の「感受性」は家系に伝わると考えられた。

1880年代終盤に、花粉への曝露が呼吸器系の発作を直接に引き起こすことを示す研究（この発見については第5章で詳述する）が行われていたにもかかわらず、大部分の医師は、花粉に対する患者の負の身体反応が枯草熱の全体要因であるはずなどないと考えつづけていた。生物学的な反応だけではない**何か**があるはずだった。花粉に曝露されてくしゃみと気管支けいれんを起こす者もいれば、そうでない者もいたからだ。

さらに、多くの枯草熱患者は年間を通じて（花粉の時期以外にも）発作が続いていた。未発見の要因が、重篤なアレルギー患者たちの神経衰弱に関連しているはずだ。なぜなら、花粉は他の場合には無害なのだから。医師たちはそう推測した。枯草熱患者はおそらく、喘息発作の下地となりやすい神経気質を受け継いでいるのだろう――。

20世紀までに、アレルギーが家系に伝わることは常識となった。それは、詳細な家族歴[6]の調査――当時（そして現在もなお）遺伝性の健康問題を見つけ出すのに効果的な方法――によって何度も示された通りの内容だった。枯草熱と喘息は遺伝性だと考えられていたため、患者の家系全体における過敏症の既往歴が診断に不可欠の要素となった。

1920年代から1930年代にかけてニューヨーク市で診療を行っていたアレルギー専門医、ウィリアム・S・トーマス医師は、患者に対し、ごく近い血縁の親族が、喘息、枯草熱、蕁麻疹、食物への特異体質、偏頭痛、湿疹、関節炎、リウマチ、「鼻感冒（coryza）」（年中続く枯草熱や鼻風邪を指した）を一度でも患ったことがないかとよく尋ねていた。[7] アレルギー専門医たちはそれから、患者の返答を元に詳細な家系図を作成するのだった。少なくとも患者の前後一世代、可能であれば二世代分を必ず調査する。こうしてできた家系図の中心には患者が置かれ、患者の親、患者の子供たちと実線で結ばれる。

アレルギーについてのある古い医学書に詳述された、患者Yの事例を見てみよう。Yの父親であるX（1778年生まれ）は、クリームと卵に対するアレルギーがあまりにひどかったため、メレンゲ（泡立てた卵白と砂糖で作られる軽くてふわふわしたデザートだ）により毒殺されたと言い伝えられていた。父親と同様、1807年生まれのYもクリームと卵に対する感受性が高かった。Yの次男は卵への不耐症があり、長女は卵とクリームの両方に、末の娘〔＝次女〕は卵に対する症状があった。Yの4人の子供たちのうち、アレルギーの害を全く受けていなかったのは1人だけだった。Yの孫たちの間では、卵への不耐症を受け継いだのは1人——Yの長女の娘——だけだった。当時広く受け入れられていた考え方に従えば、このYの孫娘は、自分の苦痛の「咎《とが》」を曽祖父であるXに負わせることができる。

だが、謎は残っていた。1人の子供が祖父母や父母のアレルギーの痕跡を示しながらも、残りの子供たちは何の症状も示さないことがあるのはなぜか？　喘息持ちの親を持つ子供が、喘息ではなく湿疹を発症するのはなぜか？　アレルギー体質になりやすい傾向は完全に生物学的なもの、あるいは遺伝性のものと考えられていたが、その現れ方は個々人に特異的なもの、あるいは柔軟に変わるものであり、予測不可能だった。[8]当時、遺伝的特徴——あるいは遺伝的体質——があらゆるアレルギーの原因において特に大きな役割を果たしていることは自明と思われた。その具体的な生体機構が人体の多くの謎に覆い隠されたままだったとしても。

英国王ジョージ5世の侍医であったサー・ハンフリー・ローレストンは、1927年に特異体質について綴った文章の中で、過敏症の「生来」性は明白だと論じた。「同じ家族において兄弟姉妹の間に異なる顕出が見られることがあり、同じ個人において2つ以上の病態が生じることもある。双系遺伝がある場合、単系遺伝のみの場合に比べて発症率は高い[9]」。言い換えると、ごく近い血縁の親族の中にアレルギー持ちの人が多いほど、本人も何らかのアレルギーを発症する可能性が高いということだ。

1930年代、名高いアレルギー専門医であったアーサー・コカとロバート・クックは、この遺伝による感受性を「アトピー」と呼んでリシェのアナフィラキシーと区別しようとした。アナフィラキシーは後天的に獲得されるものであり、喘息や枯草熱のように遺伝するものではないというのが彼らの主張だった。アレルギーについて1932年に出されたある書物では、アナフィラキシーが環境の構成要素に対する人体の「生来の憤怒」の証拠と示唆された[10]。この本はリシェ本人の記述を引用し、アナフィラキシーは「不純化に対する戦いの最後の抵抗」として考えられると論じていた。初期のアレルギーの教科書は、アナフィラキシーを「通常は獲得される」もの、アレルギーを「しばしば遺伝により受け継がれる」ものと説明していた。アナフィラキシーが遺伝する場合には母親からのみ受け継がれ、母親のアレルギーと同じ物質によってのみ発症するものと考えられていた[11]。

そして、当時は子供たちが成長するにつれてアナフィラキシーは落ち着いていくように思われたのに対し（現在は、こうした現象はむしろ卵アレルギーなどの一部のアレルギーにおいてより起こりやすいが、ナッツアレルギーなどの別のアレルギーには起こりにくいことが知られている）、アレルギーは生涯にわたる問題とされた。また、アレルギー反応はアナフィラキシーよりもずっと個人の体質に特異的なものと考えられており、アナフィラキシーの発症はより予測しやすいように思われた[12]。

1931年にコカが綴った文章によれば、彼は喘息とアレルギーは圧倒的に遺伝性の強い性質を持つが、環境中にも花粉などの誘発因子が明らかに含まれると感じていた。[13] コカはアレルギーが血液中の「レアギン（reagins）」によって引き起こされるに違いないと考えた。レアギンとは、感作を媒介する個々人に特有の物質のことで、遺伝子によって予め規定されているものと考えられていた。突き詰めると、コカは花粉、雑草、そして自動車がアレルギー発作を引き起こすのかもしれないが、それが起きるのはそもそも遺伝学的にアレルギーになりやすい体質の患者においてのみだと考えていた。

優生学理論——第二次世界大戦の終結後まで米国の医学にはびこっていた——は、人種によるアレルギー発症率の違いの研究に寄与した。米国の医師たちは、先住民たちがアレルギー持ちの白人たち（アリゾナ州、ウィスコンシン州、サウスダコタ州の特別保留地で勤務していた医師たちの一部を含む）と同じ環境に暮らしているにもかかわらずアレルギーを発症しないと報告した。ヨーロッパ人とヨーロッパ系米国人（「白人」と読み換えてほしい）のみにアレルギー反応を経験する余地があるのだと考えられた。アレルギー患者はしばしば白人で、都会育ちで、裕福な家庭の出身者として分類された。アレルギー啓発用のある小冊子では、そのことが次のように表現されている。「予想されるように、アレルギーは感受性の高い、高度な教育を受けた人物と、その子供たちに最も広く見出される。これは、ある人物が塵や花粉に対して感受性を有するためには、通常、総合的かつ神経質な感受性を有する必要があるためだと見込まれる」[14]。研究により、アレルギー反応はあらゆる人種、ジェンダー、社会階級にまたがり広く存在することが証明されたが、アレルギーを特定の人種と性格型に関連づける行為の長い歴史は尾を引いていた。

しかし、免疫学と遺伝学の双方の分野が発展するに従い、遺伝によって病気が受け継がれることについての考え方は変わりはじめた。1950年代までに、米国アレルギー財団〔現：米国喘息・アレルギー財団〕が発行した小冊子がアレルギーは遺伝**しない**と民衆に請け合った[15]。遺伝**する**のはアレルギーを発症しやすい傾向だが、それも不可避のものではなく、また、必ずしも祖父母、父母、兄弟姉妹が患ったアレルギーと同じものを発症するわけでもない。今日、私たちは各人が抱えるそれぞれのアレルギーが唯一無二である――個々人に特異的である――ことを知っている。そして、家族歴が重要であることを私たちは確信を持って知る一方、いまだ不明のままなのは、小児と成人、双方のアレルギーの発症において、DNAが本当に果たしている役割の実際の大きさだ。

アレルギーの遺伝的特徴

最初に、この点だけははっきりさせておこう。私たちのDNAには、それ1つでアレルギーを引き起こす遺伝子、遺伝子断片、あるいは領域などない。

ある疾患の背後に隠れた生物学的原因を探す時、私たちは内心ではつい、決定的証拠をほしがってしまう。何か明確で決定的なもの――そして、できれば変えたり、操作したり、あるいは修正したりできるもの――を私たちは求めてしまう。だが、生物学的な話をすれば、アレルギーの原因はそこまで簡単なものではない。そして、アレルギーはしばしば家系内で受け継がれるものの、発症の背景にある遺伝的特徴は単純とは真逆の代物だ。アレルギー反応の背景にある基礎的な細胞生物学――その一部は私たちの遺伝的特徴によって決まる――さえもよくわかっていない。米国国立衛生研究所（NIH）のマスト細胞研究者であるディーン・メトカーフ医師が私に語ったように、「アレルギーの背景にある機構はとても複雑で、私たちはまるで追いついていない」のだ。

アレルギー分野で基礎科学に取り組む研究者たちは、手がかりを探す上でしばしば遺伝子マイニング〔mining：探鉱、採掘〕に頼る。アレルギー患者のDNAは収集され、保管され、塩基配列の読み取り（シークエンシング）が行われる。得られたデータセットはその後、アレルギー持ちではない人々のDNAとの比較調査により、顕著な類似点や相違点の特定につなげることができる。多くのアレルギー患者の間に共通する遺伝子断片があれば、私たちの過剰な免疫反応を始動させる生体機構に狙いを定めるのに役立つかもしれない。メトカーフのように、私たちの免疫細胞の基礎的な機能を解き明かそうとしている科学研究者たちが遺伝学研究に関心を持つのは、私たちのDNAに見つかる手がかりが、やがてはより良い診断法や治療法の開発につながるかもしれないからだ。アレルギーの広がりと相関のある遺伝子断片を見つけることで、もしかすると、そもそもアレルギーの発症自体を予防できたり、あるいは有害な免疫反応を始動させる生物学的経路を妨げたりできるようになるかもしれないと見込まれる。

だが、ことアレルギーの遺伝学に関しては、相関関係は必ずしも因果関係を示すものではな

い と強調することが重要だ。私が話をした研究者たちは皆一様に、私たちの遺伝子がアレルギー発症において中心的な役割を果たしているであろうことには同意したが、それと同時に、遺伝子がアレルギーの全ての責任を負うものではないとも指摘していた。ヒトゲノムはおよそ3万個の遺伝子で構成されている。それらの遺伝子1つ1つが、ゲノム内のコード領域（遺伝子）と非コード領域の双方と相互作用するだけでなく、更に外部の環境とも関わり合って、免疫系の反応を含めた私たちの生体機能全てを制御する。となれば、遺伝子がアレルギー反応に関わるのは当然のことだ――これだけは所与の事実である。ここでの更に大きな問いは、生涯におけるアレルギーの発症に対し、私たちの遺伝的特徴がどれほど直接的な影響を与えうるのかという点に関わってくるはずだ。

遺伝子はさまざまな因子の作用を受けうる。ホルモン量[16]や年齢[17]、あるいは私たちが直に接する環境の中にあるもの[18]（例えばプラスチック。この件は第5章で見ていく）。また、遺伝子どうしも相互作用し、互いの発現〔遺伝情報が読み取られてはたらくこと〕に複雑な形で作用を及ぼす。アレルギーの遺伝的要因を特定する上での困難の一部は、アレルギー型の免疫反応の生起に関わっている可能性がある遺伝子の数の多さにある。35万人を超える参加者から得られた遺伝学的データを使った近年のある研究では、花粉症、喘息、湿疹を発症するリスクの上昇と相関のある領域がヒトゲノム上に141ヶ所も見つかった。[19]厄介なのは、具体的にどの遺伝子が、私たちの免疫系のどの部分を、どのように制御しているのかに狙いを定めることだ。

遺伝子説の弁護側の主張——バリア仮説

私が初めて「バリア仮説」について聞いたのはシカゴ訪問中のことだった。季節は初秋。私の泊まった繁華街のホテルを取り巻く市営の花壇は、色とりどりの菊とカボチャでいっぱいだった。私は米国トップクラスの湿疹の専門家に会うため、シカゴ大学近くのカフェへと向かっていたのだが、そこでふと、通りの美化に対するシカゴ市のこの偏執ぶりが、市民の花粉症の苦難をどれほど助長しているのだろうかと気になった。

ピーター・リオ医師は、ノースウェスタン大学の皮膚科と小児科で臨床助教を務めており、湿疹治療を専門とする診療医でもある。リオは愛想が良く社交的で、重篤なアトピー性皮膚炎（アトピー性湿疹）に苦しむ人々を理解し、彼らと感覚を分かち合う40代はじめの男性だ。彼はホリスティック〔全体観的、全身的〕な治療アプローチで知られるシカゴ統合湿疹センターの共同設立者であり、現在、その所長を務めている。リオは取材の場に少々遅れてきた——診察続きの長い一日の後、娘を学校に迎えに行く前の時間にこの取材をねじ込むことを、彼は寛大に受け入れてくれていたのだった。

私たちは屋外で木製のテーブル席についた。その周りを蜂たちが絶えずブンブンと飛び回っていた。羽音があまりにも激しいため、私たちは時々会話を中断して頭を低くし、蜂たちの飛行を避けなければならないほどだった。リオは自分もあまり蜂好きではないことを認めたが、カフェは人でごった返しており、屋外もまた満席だったため、私たちは席を移れなかった。

私たちの会話は、皮膚アレルギーと湿疹が患者に与える劇的な影響をリオが説明するところから始まった。伝統的には湿疹はアレルギー性疾患の1つとして分類されてはこなかったが、その視点は徐々に変わりつつある。リオは「eczema〔湿疹〕」はさまざまな症状群、誘発因子群が絡み合ったものをひとまとめに指す悪い用語だと説明する。湿疹を抱える全員がアレルゲンによって症状の引き金を引かれるわけではないが（温度変化や運動などによって湿疹が出る人もいる）、湿疹が出ている最中の皮膚の反応は（引き金が何であるかを問わず）免疫系が関わる他のアレルギーと似ている。湿疹は中程度から重度の症例においてかなり体力を消耗するものとなりうる。

そして、リオはこの分野で高い評判を得ていることから、心身が限界に来ている患者たちを診ることもよくあるのだと語ってくれた。湿疹センターを訪れるまでの間に彼らはすでに疲弊し、苛立ちを募らせている。湿疹の診断は難しく、治療（危険も伴う局所用ステロイド剤に大部分を頼る）は効果の出ないことも多い。それでも、リオは未来の行方に対して楽観的だ。その一因には、近年の科学的な発見がある。

「大きなブレイクスルーが訪れたのは、およそ10年前です」とリオは説明する。「この時、私たちはアトピー性皮膚炎がＦＬＧと呼ばれる遺伝子内の変異と結びついていることを発見しました。ＦＬＧは、フィラグリンというタンパク質をコードする〔そのタンパク質の設計図となる遺伝情報を収めた〕遺伝子です」。

2000人以上の妊婦を対象とした長期のコホート研究〔ある共通の性質・因子を持つ人々の集団（コホート）を追跡調査する研究〕[20]が、英国のブライトン・アンド・サセックス・メディカル・スクールのムコパディエイ博士〔本章冒頭で登場〕らによりイングランドとスコットランドで実施された。研究チームは塩基配列の読み取り（シークエンシング）用に臍帯血を採取し、生まれた子供たちが生後6ヶ月、1年、2年を迎えた時点で、母親たちに子供のアレルギーの状態についての追跡調査を行った。

ムコパディエイらは皮膚のタンパク質であるフィラグリンの産生に影響する共通の遺伝子変異が、生後わずか6ヶ月の赤ん坊の湿疹、喘鳴、鼻詰まりと連鎖していることを見出した。ここから、この遺伝子多型を持って生まれた子供たちは、生まれつき他の子供よりもアレルギー性の病気を発症しやすいかもしれないことが示唆される。アレルギーの原因の皮膚バリア仮説は、若年期に皮膚の防御壁の隙間が多くなるような不具合が生じることで、アレルゲン〔更にはその他の外来物質〕が皮膚のバリアを通り抜けて血流の中へ入り込むことを許してしまい、免疫細胞の反応が引き起こされるのだと仮定する説だ。リオはFLG遺伝子の変異と湿疹との連関に興奮しているのだが、それは彼が患者の身に起きている事態を説明する際、本人たちに伝えられる話がようやく出てきたからだ。アトピー性皮膚炎の患者のうち、15%から20%がこの遺伝子変異を抱えている。

「ここへきてようやく、患者さんを診察してこう言えるようになったんですよ。『あなたがなぜこの疾患を抱えているのか、わかりました。それは、あなたにはこの遺伝子が欠けていて、リーキー・スキン〔leaky skin：「漏れやすい皮膚」。皮膚バリアが弱り、アレルゲンが体内に入り込みやすい状態〕になっているからなんです』と」。そうリオは言う。「かなり意義のあることでしょう？　私たちは新しい領域に足を踏み入れたんです。初めて、答えを実際に出すことができるようになったんですから。『リーキー・スキン』という概念は実に多くの利益をもたらしていますよ。おかげでアレルゲン、刺激物質、病原体がどうやって入り込んでくるかがわかるようになりましたし、こうした患者さんたちに見られる皮膚の微生物叢の異常も、おそらく説明がつくでしょうから」。

ムコパディエイは、フィラグリンの発見の重要性をこう説明する――「自分の皮膚を、紙を何枚か重ねてホチキスでパチンと留めたようなものだと考えてごらん」。その様子を示すために、ムコパディエイは両手を平たくして並べてみせる。片方の手の伸ばした指先が、もう片方の手の指の上にわずかに重なる。

「ケラチンの層があって、それがこんなふうに重なっているのだよ」と彼は言う。「1枚、また1枚と、次々重なっている」。

フィラグリンタンパク質はホチキスの針のようにはたらき、皮膚の層どうしをしっかりと結合させる。基本的な考えとしては、フィラグリンは健やかで目の詰まったバリアに守られた丈夫な皮膚を作り出す。健やかな皮膚バリアは、体の外のものが体内に浸み込んでくるのを防ぐ。問題は、乳幼児の10％から15％で、このフィラグリンというホチキスの針がうまくはたらかないことだ。

「こうした赤ん坊の体では、ホチキスの針がきちんとはたらいて〔皮膚組織の〕繊維がしっかり留まっていた場合に比べて、アレルゲンが体内にうんと入り込みやすくなってしまう」とムコパディエイは説明する。

つまり、遺伝子変異によってフィラグリンが欠乏すると、リオが言うところの「リーキー・スキン」の原因となる。ムコパディエイ曰く、この変異は人口全体に広く存在し、並外れて長い年月にわたり存在しつづけてきたのだという。

「フィラグリンの異常が古くから私たちのゲノムにあったのは間違いない。5000年前か、3000年前か」とムコパディエイは私に語る。「だがね、ハウスダストに巣くうダニ〔室内塵ダニ。ヒョウヒダニ（チリダニ）類などの総称〕なんてものはその頃どこにいたのやら！　それが今では、私たちは湿った温かい環境の中で、テレビを見ながら柔らかい布張りのソファにぬくぬくと包まれて、ダニの糞便を吸い込んでいる。そして夜眠る時には、マットレスからダニの糞便をなすりつけられるのに身を任せている。4人中3人の免疫系は、チリダニに対する曝露にもなんとかうまく対処できるかもしれない。彼らの遺伝的組成の中には1ヶ所か2ヶ所か3ヶ所か、あるいは5ヶ所、10ヶ所の些細な違いがあって、それが全ての個人差を生み出している――そして、私たちはそうした微細な違いを解き明かそうとしてはいないのだよ。免疫系が対処できている3人のことを解き明かそうとする代わりに、対処できていない1人にステロイドを処方するだけだ」。

FLG遺伝子の変異の場合では、遺伝子の特定の塩基配列がアレルギー反応を推し進めているのかもしれない。それはつまり、もしかすると研究者たちが皮膚バリアを修理する方法を見つけ出し、守りが「ゆるい」皮膚（リーキー・スキン）の隙間からアレルゲンが体内に入り込むのを止め、湿疹のそもそもの発症を予防できるかもしれないということだ。これはリオの観点から見ると、私たちがアレルギー患者のことを遺伝的サブタイプに合わせて考えはじめるべき根拠だという。FLG遺伝子の変異による皮膚のゆるみを抱えた20％の患者に効く治療は、皮膚バリアには問題がなく、他の生体機構が炎症の背景にある残り80％の患者にはそれほど効かないかもしれない。ということは、遺伝学的に考えれば湿疹は単一の皮膚疾患ではない。似た症状を示す複数の皮膚疾患の集まりが湿疹と呼ばれているのだ。

より多くの患者のDNAサンプルを集め、より多くの遺伝子マイニングを行えば、アレルギーに苦しむ人々の遺伝的組成により多くの類似点を見つけやすくなるかもしれず、それがひいてはより良い治療にもつながるかもしれない。ムコパディエイはある自説を持っている――もし、どの赤ん坊がFLG遺伝子の変異を持っているかを調べる高精度医療〔個々の患者の体質や疾患に細かく合わせた医療〕を用いることができれば、私たちはアレルゲンの侵入を事前に防いでアレルギーの発症を予防できるようになるかもしれない。それはひょっとすると、守りがゆるんだ皮膚の透過性を何らかの方法で抑えることによって実現する可能性がある。

皮膚の軟化剤もしくは保湿剤の使用について検証したある無作為化研究〔研究対象者を複数のグループ（例：保湿剤を使う群と使わない群）にランダム（無作為）に振り分けて行う研究〕では、赤ん坊全体のうち、塗布による効果が出る割合はわずか15％だろうと推測されたが、それはフィラグリン遺伝子の変異を持つ赤ん坊が15%ほどしかいなかったためだろう。

この研究結果を「皮膚軟化剤は乳幼児の湿疹予防に有効ではない」と解釈することもできるかもしれない。だがムコパディエイは、もし、同じ研究を皮膚バリアの不具合(フィラグリン遺伝子の変異などによるもの)を持つ15%の赤ん坊のみに絞って行ったなら、皮膚軟化剤(あるいは皮膚バリアを補強・強化する別のクリーム剤)が湿疹予防にとてもうまくはたらく様子が見られるのではないかと主張する。ムコパディエイにとって、これは遺伝学および遺伝=環境相互作用研究の真の有望性を示す話だ。アレルギー発症と相関のある遺伝子はどれなのかを知ることが、将来のアレルギー率を下げるのに役立つかもしれない。

更に、ムコパディエイは自分のアプローチが使えることを示す決定的証拠があると考えている。

(――ここで、舞台に可愛らしい猫が登場する。)

ムコパディエイの研究チームは、FLG遺伝子の変異と、喘息、呼吸器アレルギー、湿疹の発症率上昇との間に相関を見出した後、こんなことを考えはじめた。FLG遺伝子の変異を持つ赤ん坊が猫のいる――それゆえ、皮膚バリアを普通よりたやすく通過してくるかもしれない、おびただしい量の猫の鱗屑が存在する――世帯で育ったら何が起きるだろうか？　その赤ん坊が2歳までにアトピー性皮膚炎を発症するリスクはどの程度になるだろう？

ムコパディエイの研究チームは、その答えを見出すための研究を考案した。[21] 研究には、飼い猫のいる世帯とそうでない世帯から、FLG遺伝子の変異を持つ赤ん坊とそうでない赤ん坊の両方に参加してもらう。研究チームは、ＦＬＧ遺伝子の一般的な変異を1つも持たずに生まれ、かつ猫のいない世帯で暮らしていた赤ん坊も、アトピー性皮膚炎を発症する場合があることを見出した――ただし、その発症率は10%から15%という低さだった。赤ん坊がＦＬＧ遺伝子の一般的な変異を1つも持たず、猫のいる世帯で暮らしていた場合には、湿疹の発症率はわずかに高まった。赤ん坊がＦＬＧ遺伝子の変異を持ち、猫のいない世帯で暮らしていた場合には、湿疹の発症率は大幅に高まり、20%から40%となった。そして、赤ん坊がＦＬＧ遺伝子の変異を持ち、**しかも**、猫のいる世帯で暮らしていた場合には発症率が急上昇した。95%を超える赤ん坊が湿疹を発症したのだ。

この話について覚えておいてほしいのは、出生時に子供の遺伝子型を調べることにより、親たちに猫を飼っていることの潜在的な危険性を注意喚起しておくだけで[23]小児の湿疹発症例の一部の予防[22]が可能になるかもしれないという点だと、ムコパディエイは論じる。すると、親たちは家の中の環境に手を加えて、我が子の遺伝子と環境因子の悲しい相互作用を回避できるかもしれない。こうして、高精度医療は、かつて医師たちが個々のアレルギーの症例を治療する上で患者の自宅環境を考慮に入れていた時代への回帰となる。

「遺伝学は何も新しいものではない」とムコパディエイは考えを述べる。「個別化された表現型解析と遺伝型解析によって、私たちは大きく一周回って大昔の医療行為の慣習に戻ってこようとしている。だがそれが、特異体質に対してはるかに科学的な目を向ける力を私たちに与えてくれているのだよ。この考え方は、まだ揺籃期にあるにすぎない。50年もすれば、人々は自分の環境と生活様式についての選択を、もっと慎重な形で、それぞれの遺伝的特徴に基づいて行えるようになるだろう。これがアレルギー医療の未来――全ての医療の未来だよ」。

遺伝子説と対立する主張

NIHの免疫学者たちはアレルギー性免疫反応の問題に長年取り組んできた。彼らがこれまでに発見したのは、遺伝子はアレルギー発症において間違いなく役割を果たしてはいるものの、ストーリー全体を語る主役ではないということだ。

私がジョシュア・ミルナー医師に初めて会った時、彼はまだメリーランド州ベセスダにあるNIHのキャンパスで研究に取り組む医師兼科学者だった。彼は今ではコロンビア大学小児科のアレルギー・免疫・リウマチ学部門長であり、コロンビア大学アーヴィング医学センターのゲノム医学研究所で小児科学教授も務める。ミルナーはアレルギー性免疫反応の遺伝学的経路の研究だけでなく、免疫不全疾患のアレルギーとの関連を裏付ける研究でも有名だ。[24] 遺伝子がどのようにアレルギー性疾患と関わっているかを理解するという話になれば、ミルナーこそ最も話を聞きに行くべき面々の1人である。

きりりと身が引き締まるようなある冬の日、私はNIHにあったミルナーのオフィスで彼と膝を突き合わせ、ヒトのアレルギー反応につながる新たな生物学的経路を探す彼の革新的なゲノムワイド相関研究［ゲノム（遺伝情報の総体）を対象に、疾患や体質などの特性と相関のある塩基配列の多型〔個人差のパターン〕を探索する〕について議論していた。ミルナーは早口だ。私はできる限りの速書きでメモをとっていたが、話についていくのに精一杯だった。この午後、私たちは多くの話題を繰り返し議論したが、会話の中で私が最も衝撃を受けたのは次のことだった——アレルギーの遺伝要素からは、誰がより大きなリスクにさらされている**かもしれない**のかを示すことはできるが、誰がアレルギーを**確実に**発症するかを示すことはできない。

その実例として、ミルナーは*MALT1*という遺伝子の話をしてくれた。この遺伝子〔の変異〕を持つ子供が発達の後のほうで〔一般的には2歳から3歳を過ぎてから〕ピーナッツタンパク質に曝露された場合に、ピーナッツアレルギーのリスク上昇との相関があると見出されてきた遺伝子だ。その一方、全く同じ*MALT1*遺伝子の変異を持つ乳幼児が発達のうんと初期の段階でピーナッツを与えられれば、ピーナッツアレルギーを10倍発症しにくくなる。つまり、同じ遺伝子〔の変異〕が子供を守るものにも、そうでないものにもなる。全ての違いは、その変異を持つ子供がピーナッツに曝露されるタイミング次第で決まる。鍵は遺伝＝環境相互作用であって、遺伝子そのものではないとミルナーは説明した。

ＮＩＨのキャンパスを訪問した後、私はミルナーの親しい友人であり研究仲間でもあるマーク・ローセンバーグ医師と話すため、世界的に有名なシンシナティ小児病院を訪ねた。ローセンバーグは好酸球性食道炎というアレルギー性希少疾患の第一級の専門家だ。好酸球性食道炎の患者の食道には、免疫機能に関わる白血球の1つである好酸球が多く集まっている。症状はひどく、治療は難しい。患者の中には、あまりに多種多様な食品へのアレルギーがあるために、食餌制限の結果として栄養失調に陥る人もいる。遺伝的特徴は好酸球性食道炎の一因なのかどうかと私が尋ねると、ローセンバーグは答えをためらった。彼の研究室では多くの家系のDNAの塩基配列を読み取って比較し、遺伝的特徴の作用があることは見出したものの、家系間での遺伝的類似点は少ししか見つからなかった。

「ある家系と別の家系の間で遺伝学的特徴が共通している度合いは、とても低いものでした」と彼は説明した。「ここから示されるのは、この疾患の遺伝的基盤にはうんと不均質性があるということです。私たちが診るアレルギー患者さんの大部分では、ゲノムと相互作用する環境因子が相当大きく関与していて、それが疾患の感受性と表現型〔生物個体に表れる性質〕に影響します。そのしくみには、免疫細胞を含む多様な細胞における、遺伝子発現のエピジェネティックな〔DNAの塩基配列そのものではなく、その読み取り方や使い方を細胞内で指定・調節する〕変化が関わっています」。

ローセンバーグは遺伝子がアレルギー性疾患の主な発生源ではないことを示す更なる根拠として、双子でのアレルギー発症率に目を向けた研究結果があると指摘した。マウント・サイナイ・アイカーン医科大学のエリオット&ロスリン・ジャッフェ食物アレルギー研究所により、二卵性双生児と一卵性双生児の両方を対象に実施されたある研究では、一卵性双生児は全く同一のDNAを持つとされるにもかかわらず、双生児の2人にピーナッツアレルギーが共通していた例は66%にすぎなかった。[25] また、遺伝暗号が完全に共通してはいない二卵性双生児で、双生児の2人に食物アレルギーが共通していた例は70%だった。ローセンバーグにとって、一卵性双生児の間でのアレルギー発症に100％の一貫性が見出されない以上、アレルギー反応を推進しているのが**DNAではなく、患者きょうだい間で共通する環境である**ことは明白だという。

「DNAも寄与しているのは明らかですよ。ただ――」とローゼンバーグは言った。「実際は主な因子ではないのです」。

これは根源的には良い知らせなのだと、ローゼンバーグは私に気づかせてくれた。大部分において、私たちのDNAは変えられるものではない。自分たちのDNAに手を加えてアレルギーを制御することはできないが、環境を改めることはできるかもしれない。

ローゼンバーグは炎症を起こした食道組織を普段から採取しては、今後の研究のために保管している。「私たちは、アレルギー患者さんたちから採取した3万点以上のサンプルを研究室に置いています。その中には、胃腸の生検〔生体組織検査〕から得られた炎症組織のものもあります」と彼は言った。「そのおかげで初めて、私たちはとても高いレベルでヒトのアレルギー情報を探れているのです」。ローゼンバーグは、好酸球性食道炎などの極度のアレルギーの表現型を遺伝学的に研究することで、科学者たちは〔もっと一般的なアレルギー性疾患を対象にした研究ではノイズ対シグナル比が小さいのとは反対に〕データからより強いシグナルを見つけ出せるかもしれないと説明した。ある重篤な疾患を抱える人が少なければ少ないほど、患者のDNAの間に、その疾患にかかっていない人たちにはない類似点をいっそう明確に見出せるようになる。続いてそのデータは、さほど極端ではないアレルギーの表現型――喘息、湿疹、花粉症――に関わる、もっと一般的なアレルギーの経路の解明にも役立てることができる。これらのアレルギー性疾患でも似た生体機構がはたらいている可能性が高いからだ。シンシナティ小児病院でローセンバーグの研究室が全力で試みているのもまさにそうした研究だ。

私が先に訪れたＮＩＨでは、ミルナーが自分の使っている巨大な極低温タンクを見せてくれた――何千人もの患者の血液サンプルを収めた、大きな円筒形をした鋼鉄製の機械だ。これは将来の知識の宝庫だが、探索するには時間がかかるだろう。帰りの準備を整えつつあった私に、ミルナーは同じ遺伝子が複数のふるまいをとる――その中には免疫機能とは無関係なものもある――と理解することは重要だと念押しした。彼は私に、タンパク質阻害剤であり、アレルギー反応に関与する生物学的要素の１つであるＩＬ‐４の遺伝子が欠損したマウス〔実験用ハツカネズミ〕は、そうでないマウスより物忘れをしやすくなることを教えた。[26] となると、ヒトのアレルギー反応を推進する遺伝子の１つが、記憶の基礎となる脳内処理にも関わっていることもありうるのではないかと、ミルナーは示唆する。

「私と一緒にＭＩＴ〔マサチューセッツ工科大学〕に通っていたオタクの中に、ひどいアレルギー持ちがどれだけいたと思います？」とミルナーは冗談を言う。さて、彼の答えは？「ほぼ全員」だ。

遺伝学が繰り出す変化球

２０１９年の春、私はコーネル大学で免疫学の教授を務めるエイヴリー・オーガストと会うため、ニューヨーク市からレンタカーを運転して同じ州内のイサカ市へと向かった。オーガストは免疫細胞の機能、とりわけ、免疫反応を担う大勢力の１つ――Ｔ細胞の名で知られる白血球群――についての研究を進めている。Ｔ細胞は異質な粒子を探して私たちの体内を放浪する。Ｔ細胞の「仕事」は、遭遇するあらゆる抗原について判断を下すことだ。以前の章でオーガストが話していた、人体の「キュレーター」がＴ細胞だ。どの物質が私たち自身の一部となれて、どれがそうなれないかの判断をＴ細胞は助ける。

コーネル大学の科学系の校舎の１つにひっそりと収まっているオーガストのオフィスは、小綺麗に整頓されている。インタビュー中、彼はどういうわけか、くつろぎと緊張感の両方に包まれていた。彼は免疫学を愛している――間違いなく、彼にとって免疫学はただの職ではなく天職だ。私が近年のアレルギー有病率の上昇を促しているものは何かと尋ねると、オーガストは、免疫系の機能を変容させているのは遺伝的特徴ではありえないと説明する。

「遺伝的な変化というのは、環境面の変化よりもずっと遅いものです」とオーガストは言う。「私たちの免疫系には、異なる環境で過ごす中で必ず遺伝的な変化が起きてきました。ただし、その変化にはとても長い時間がかかります」。

オーガストは私に、免疫学の研究で非常によく使われる実験用マウスの話をしてくれる。それらは、台所で見かけるような、そんじょそこらの「普通」のネズミではない。免疫学研究に使われるネズミは、高度に管理された遺伝的多様性を有している。

「遺伝学的にいえば、ここにいるのは**寸分違わず**同じネズミたちです」とオーガストは私に説明する。「遺伝学的に近親交配を重ねて作り出されたものですから、彼らのＤＮＡの間には違いがありません。違いがあるのは環境との相互作用だけです」。

科学者たちが実験用マウスにアレルギー反応を引き起こす時には、一般的に、マウスの餌か環境の構成要素を変える。マスト細胞の機能やヒスタミン応答といった物事を解明しようとする実験系研究者たちは、特定の遺伝子断片をノックアウト〔人為的に欠失させること〕したマウスを特別に注文〔もしくは自作〕することもある。オーガストは、遺伝的特徴は疑いようもなく重要だが――私たちは皆、遺伝子の設計図に基づき、同じ刺激に対してわずかずつ違った形で反応する――、そうした遺伝的差異に環境面の変化が加わると、同じアレルギー誘発因子に対して顕著に異なる反応が観察されるのだと強調する。これは、アレルギーを抱える個人の遺伝的特徴には必ずしも「間違い」があるわけではないということだ。こと免疫系の機能に関しては、ＤＮＡは根本的な問題ではない――問題は環境因子だ。実のところ、アレルギーを抱えるヒトの免疫系は、きちんと設計通りに機能している。

オーガストには、遺伝的特徴を近年のアレルギー有病率上昇の決定的証拠として見ることに反対する論拠が他にもある。それは私たち自身の細胞だ。彼はそのキャリアの大部分を費やして、それぞれのT細胞が違った反応を示す理由の解明を試みてきた。当然のことながら、私たちの体内のT細胞は全て遺伝的に同一だ。体内のほぼあらゆる細胞が同じDNAを持っている。更に、どのT細胞も体内に存在しているため、全く同じ環境に曝露されている。私たちに起ることは全てT細胞たちにも起こる。もし、遺伝的特徴によって本当にアレルギー反応を予測できるなら、1人の人物の体内にある全てのT細胞がきっちり同じように反応してしかるべきだ。問題は……実際にはそうではないということだ。

「T細胞が感作抗原に初めて接触した時に、あることをするのか、別のことをするのかという判断をどう行うか。そのしくみを解き明かそうと、私はこれまでたくさんの時間を費やしてきました」とオーガストは言う。

オーガストは説明のために、テーブルにあった水入りのコップと自分の両手を使う。あるT細胞（彼の左手）がコップ（抗原）に遭遇し、それはここにあるはずのないものだと気づく。左手はそのコップについて判断をしなければならない。これは良いものか、それとも何らかの形で有害なものか？　コップがここにありつづけてもよいのか、それとも、近くの細胞たちに問題があると警告する必要があるのか？　さて、別のT細胞（彼の右手）が同じコップ（抗原）に遭遇した時も同じ判断を下してしかるべきだが、オーガストの研究グループが発見したのは、同じ体に属する個々のT細胞がここで違った選択をとることだ。何事もなかったかのように移動を続け、カップをテーブルの上に留まらせておくT細胞もいれば、カップは即座に取り除かれるべきだと判断するT細胞もいる。

「遺伝学的ツールを使えば、反応を示している最中の細胞に印をつけることができます」とオーガストは言う。「どの細胞が反応していないかも識別できます。そうして今、私たちはこれら2種類の細胞集団を比較しているところです。なぜこちらの細胞は反応して、他の細胞は反応しなかったのか？　細胞のこの2つの異なる状態に関することで、一方の状態が起こるのを防ぐ方法についてわかることは何かないだろうか？　と」。

MITに所属するある研究者たちは、多数のT細胞から成る集団に対してハイスループットシングルセルRNAシークエンシング〔個々の細胞の中で活発にはたらいている遺伝子の塩基配列を大量・迅速に読み取る解析手法〕を用いることで、ピーナッツに反応する食物アレルギーの患者の体内で炎症を引き起こすT細胞を同定することができた[27]。このチームはまた、患者が免疫療法を最後まで受けた後で同じT細胞たちが違った反応を示すかどうかも調べている。先述の解析技術はメッセンジャーRNA〔mRNA。細胞が遺伝情報を使う際には、原本であるDNAから必要な部分だけをmRNAに写しとる〕を捕まえることができるもので、これを使えば、研究者たちはある瞬間にどの遺伝子が発現しているかを調べることができる――それにより、細胞の機能をよりよく理解できるようになる。個々のT細胞のRNAにはバーコードのような識別子がつけられるため、研究者たちはどのT細胞がピーナッツ抗原を標的としているのか追跡できる。うまくいけば、どのような反応をとるかの判断をT細胞が行うしくみをもっと理解できるようになるかもしれない。

免疫系は、私たちの生体機構の中でも特に進化が速い。オーガストは、免疫系の機能が文字通り生死を分けるものだからこそ、進化が速くなければならないのだろうと示唆する。だが、たとえそうだとしても、私たちの免疫細胞は人間の手による環境変化のペースにはついていけない。私たちのＤＮＡがアレルギーにどう寄与するかを解明することは、そもそも私たちを支える免疫細胞が遭遇相手についての判断をどう下すかを解明することに比べたら重要ではないのかもしれない。

しかし、私たちの遺伝子とアレルギー発症の関係――これが必然のつながりであろうと偶然であろうと――にまつわる最も興味深い問いは、次のものだ。そもそも、私たち自身の細胞が、私たちを傷つけたり、更には殺したりできる能力を持つようになるのはなぜなのだろうか？もし私が父から受け継いだ半分のＤＮＡに、蜂刺されに対して父と似た反応を示す設計図が含まれているなら、なぜ進化の力はその反応を残して私に受け継がせたのだろう？　言い換えれば、ＮＩＨのアレルギー・喘息・気道生物学局長であるアルキス・トワイアス医師が私に問いかけたように、「なぜ免疫系の発達がこのような問題へと向かったのでしょう？　一見、自然に反するようなことだというのに」。

毒素仮説

スティーヴ・ギャリ医師は、アレルギーを裏打ちする進化的基盤についてある直感を持っていた。スタンフォード大学〔米国カリフォルニア州〕でマスト細胞と好塩基球を研究する病理学者兼免疫学者であるギャリは、アレルギー反応の背景にある基礎細胞科学の研究に取り組む仲間たちの多くと同様、次のようなことを思った。イソギンチャクの毒素などといったものに反応してしまう私たちの能力が、進化における過去のある時点では有用だったということはないのだろうか。ピーナッツのタンパク質やチリダニなどの無害なものに対する現代の過剰反応は、免疫系にはるか昔からある要素の遺物なのかもしれない。免疫系は、今とはかなり違った――そして、おそらくもっと危険な――ものに対処するための進化を経てきたのだ。21世紀においては機能障害の側面が大きいアレルギー性免疫反応は、ひょっとすると、私たちの太古の先祖たちには生存上の強みを与えていたのかもしれない。

「私はヒトが極端に活発な形の免疫を持っているという、この一見逆説的な事態に関心を持ったんです。基本的にすぐ引き金を引かれ、そして悲惨な結末を――あなたのお父様のように――迎えうる免疫を、ヒトは持っているのです」とギャリは私に説明した。「どうして進化はそんなものを作り出そうとしたのでしょう？　あまりにも不適応に思えますよ。なのに、どうして私たちにはこんなはたらきがあるのでしょう？」。

ギャリの答えは、本書で先に紹介した自然免疫系と獲得免疫系の間の違いにつながっている。ここで復習しておくと、私たちの自然免疫系は誕生の瞬間から稼働モードになっている。言うなれば、これは私たちの体の防衛の最前線だ。マスト細胞、好塩基球、好酸球――アレルギーに寄与する一部の免疫細胞――は私たちの自然免疫反応に関わる。自然免疫反応は総合的なものので、体内に入ってくる異質なものには何にでも反応しうる。一方、獲得免疫反応はもっと特異的だ。B細胞やT細胞といった免疫細胞は、どの抗原（外来物質）に反応すべきかを覚えて「思い出す」ことにより、その後は同じものに対して素早く強力に反応できるようになる。私たちの自然免疫系はあらゆる脅威に対して即座に反応できる。獲得免疫系は反応すべき相手を覚える必要があるが、遭遇を繰り返して反応を強めていくことができる。

「即座に反応できることが求められる相手というのは、素早く避けなければならない相手であるはずです」とギャリは言った。「素早く避けるために、素早くその対象に気づかなければならない。それってどんな相手でしょう？　それは毒虫の針です。摂取してしまえば死ぬかもしれません。だから、食べないように、吐き出せるように、とても素早い反応性を発達させるわけです」。

ギャリは、即座に起こる過剰免疫反応であるアナフィラキシーが有利な武器となるかもしれない相手とはどんなものだろうかと考える。2万年前に生きていた人間が遭遇する可能性のあった、体内でこれほど強烈にマスト細胞を活性化させなければならない事態とは何だろうか？　ありうる答えの1つは毒蛇に咬まれること、別のありうる答えは毒のある昆虫に刺されたり咬まれたりすることだ。

ギャリは私に、あの時、父が車の中で何とか息をしようともがいていた瞬間のことを考えてみてくれないかと尋ねてきた。ギャリは、父の身体反応を違う形で考えてみてほしいと言う。

「致死性アナフィラキシー反応の多くは、蜂刺されやピーナッツのせいだけで起こるわけではなくて、反応を起こした後に仰向けの姿勢をとりきれない人の体内で起きるんです」と彼は説明した。「よくあるのは、トラックの運転席にいて身動きがとれず、背もたれも倒せない場合ですね。もし横になって体を伸ばせれば、もっと血圧が低くなっても何とか対処できるんです」。

生物学的観点から言えば、血流に乗った毒素の循環を遅らせ、体の防御反応を起動させるのは理にかなった話だ。ギャリは、それがマスト細胞の原初の仕事の1つだったのではないだろうかと考える。近代以前の時代には、これが生存に必要不可欠だったのかもしれない。

「マスト細胞の歴史は抗体の発達前に遡ります」とギャリは説明した。「マスト細胞は太古の昔からの免疫系の構成要素なんです」。

ある研究では、マスト細胞が初めて現れたのは5億年以上前と推定されている。[28] 進化的にいえば、マスト細胞は驚くほど古いのだ。一方、ほとんどのアレルギー反応に関わるヒトのIgE抗体は、私たちの免疫反応に比較的最近加わった新顔だ。IgEはマスト細胞依存性の超急性反応を引き起こす。もし脅威が深刻なもので、死を逃れるために避けなければならないものであれば、こうした反応は体を守るのに役立ちうる。ギャリの仮説では、わずか数百年前であっても、即時性の強力な免疫反応は役に立っていた可能性があるという。

「私たちの自然史のある時点では、この機構が有益でした」とギャリは言った。「ここ200年かそこらで、それが前ほど重要ではなくなったのに、免疫系は潜在的な脅威に対して今も同じ形で反応するんですね。この潜在的な脅威というのは、もはや毒蛇などではなくて、誤った場所にくっついたただの食べ物だとか、そんなものにすぎないんです。それが免疫系に混乱を引き起こしてきたんですよ」。

ギャリと彼の研究チームは、アレルギーの原因の「毒素仮説」と呼ばれるものにすでに気づいていた。この毒素説は元々マージー・プロフェットが着想したものだ。プロフェットは優秀な進化生物学者であり〔プロフェットは哲学、物理学、数学、天文学などを学び、独自にこの分野での探究を行った〕、マッカーサー助成金〔民間慈善団体であるマッカーサー基金が、人並外れた独創性を持つ米市民を独自に選出して贈呈する。通称「天才賞」〕の受賞者だ。

彼女の当初の理論は、アレルギーは体が毒素と発がん性物質を追い出す手段なのではないかというものだった。この着想はまた、アレルギー患者の間では一部のがん[29]――特にグリオーマ（神経膠腫）――の発症率が低いことを見出した研究とも結びつけられていた。ギャリはプロフェットともう1人の研究者、ジェイムズ・ステッビングスを毒素仮説の発案者とみなす。ギャリによれば、プロフェットとステッビングスはマスト細胞が危険な反応を引き起こすだけではなく有益にもなりうることを示唆した最初の研究者たちだという。

「ステッビングスは、枯草熱の症例が初めて報告された100年前から200年前頃の時代には、人と動物がやたらと昆虫に刺されていたんだと言いました」とギャリは説明する。「ステッビングスは、そうした虫刺されに対してマスト細胞の急速な反応とIgE抗体依存の反応が起きることで、人はその場所をすぐに出たほうがよいことを感じとっていたのだろうと考えました。これは初期の警告システムのようなもので、おそらく命を救ってもいたんでしょう。でも、それを裏付けるために人間で実験することはできません」。

ギャリの研究室ではその代わりに、マウスで毒素仮説を検証する一連の実験を行った。アレルギー反応やアナフィラキシー反応の引き金となる物質の1つ、エンドセリン－1は、内皮の一種（Atractaspis engaddensis）の毒液から見つかったサラフォトキシンという毒素と化学的に相同（Atractaspis engaddensis）の毒液から見つかったサラフォトキシンという毒素と化学的に相同細胞から分泌されるペプチド〔アミノ酸がいくつか連なった分子〕で、モグラヘビの一種

〔分子構造と化学的な性質が似ている〕だ。ギャリと研究室の面々はマスト細胞がエンドセリン－1を分解し、マウスにとって毒性の低い物質に変えられることを示した。ここから、ギャリと博士研究員〔博士号取得後、限られた期間の契約で研究に従事する職。ポストドクトラルフェロー（ポスドク）〕のマーティン・メッツは、マスト細胞がサラフォトキシンに対しても防御的にはたらくのだろうかと考えた。研究室で実施した最初の実験（モグラヘビの毒液に含まれるのと同一の合成ペプチド1種類を使用した）は有望だった。サラフォトキシンを注射されたマウスが、エンドセリン－1を注射されたマウスと同じように反応したのだ。

「マウスの血圧は急降下し、投与量が充分に多ければ死にました」とギャリは説明した。「マウスに関していえば、内生の〔体内で合成される〕ペプチドを与えられようと、それと同等の蛇毒分子を与えられようと、大して関係はありませんでした」。

だが、ギャリは蛇毒の成分のうちたった1つだけを試しただけでは満足していなかった。天然の毒液は多くの異なる毒性物質の混合物だからだ。ギャリと彼の研究チームが本当に求めていたのは、昔の人類の日常環境の中にいたであろう蛇の毒液そのものだ。本物のモグラヘビの毒液が必要だった。問題は、どこでどのようにそれを入手するかだ。

156

「これ〔サラフォトキシンを産生する*Atractaspis engaddensis*〕はイスラエルの蛇で、分布は広くないんですよ」とギャリは私に教えてくれた。「でも私は、この蛇を何匹か研究室で飼っていたイスラエルの研究者のことを知っていたんです」。

そのイスラエル人研究者、エラザール・コホヴァはすでに引退していたものの、手元にまだいくらか毒液を持っていた。彼はそれをギャリに渡そうとしてくれたが、そこには障壁があった。ギャリは米国内に毒液を持ち込む許可を米国政府から得ていたが、コホヴァ教授からは、毒液をイスラエルから移動させる申請は出さないほうがよいだろうと伝えられた。コホヴァはそれよりも、凍結乾燥（フリーズドライ）した毒液をギャリが自ら米国に持ち込むことを試みたほうがよいと提案した。そこで、ギャリはイスラエルに飛んでモグラヘビの毒液を受け取り、自分の研究室へと持ち帰ることを決断した。

「イスラエルに行ったことなんてありますか？」とギャリは尋ねてきた。「あちらではとても興味深いやり方で保安検査をするんですよ。心理測定学の訓練を受けた人を配置して、その人たちがこちらの真正面に立ってまっすぐ目を見つめてきて、とても素早く質問をしてくるんです」。

コホヴァはギャリに凍結乾燥した毒液の入ったバイアルをくれた。このバイアルと中身は、数日間室温に置いておいても毒素の化学活性を損なわないようになっていた。ギャリは、イスラエル出国時の保安検査を通過する時にはバイアルを自分のポケットに入れておき、帰りの飛行機に乗る際には機内持ち込み荷物の中に入れておかねばならないとコホヴァから言われたこ

第4章　アレルギー体質──「正常な」免疫反応としてのアレルギー

とを思い出した。空港の保安検査場では、イスラエル人保安官がギャリに質問を浴びせたが、ギャリがズボンの内ポケットに致死性の蛇毒をしまいこんでいることには気づいていなかった。

「私はそこに立っていて、保安官がありとあらゆる質問をしてきたんですがね」と話すギャリは、毒液が見つけられてしまうのではないかと心配していた時のことを思い出して笑っていた。「でも、ポケットに毒液を持っているかどうかは全く聞かれませんでしたよ」。

ルール上、自分は嘘をついてはいないとギャリは話す。プラスチック製のバイアルはどの金属感知器も作動させず、ギャリはそれを飛行機に持ちこんでカリフォルニアへと持ち帰ることができた。その間、バイアルが壊れることもなく、毒液も化学的活性を保ったままだった。

そしてついに、マウスは毒液そのものに対して、単離された毒素、合成毒素に対するのと同じように反応した。最終的に、ギャリの研究室では他に2種類の蛇（ニシダイヤガラガラヘビ、ホウシャナメラ）から得た毒液の検証も行った。それらも全て同様の結果が出た――マスト細胞を持つマウスは、遺伝学的にマスト細胞を欠くマウスに比べて毒液の毒性に対する耐性が大幅に高かった。更に、細胞内に貯蔵される酵素の1つであるカルボキシペプチダーゼA（蛇毒の成分の一部を部分的に分解させられる物質）を作れなくする処理をマスト細胞に加えると、マウスは毒液からうまく身を守れなくなった。ギャリの研究チームは発見内容を論文にまとめ上げて『サイエンス』誌に投稿し、論文は同誌上で発表された。[30]

ギャリの研究室では、更にアメリカドクトカゲの毒液を使った実験を行い、こちらの毒液も有効な免疫反応を引き起こすことを見出した。2種類の異なるサソリの毒液でも同様の結果が出た。ただし、今回の一連の実験では、マスト細胞のタンパク質分解酵素のうち、〔蛇毒に対応する酵素とは〕別の種類のものが関わっていることがわかった。これもまた、私たちの自然免疫系が多様な毒——毒針から毒牙まで——に対して素早く防御を行うよう進化してきたと考えられる新たな根拠となった。ただし、ギャリの研究室で調査していたのは、毒液に初めて曝露された後に起こった反応だ。もし最初の投与から生き延びたマウスたちが2回目、3回目の投与を受けたらどうなっただろうか？　ギャリ率いるチームは、アレルギー反応の典型的なしるしを探すことにした——IgE抗体の活性化だ。

「私たちが見出したのは、もしあなたがマウスで、ミツバチの毒液や蛇の毒液の最初の注入から生き延びたとしたら、あなたはその毒液に対してIgE応答を起こすようになるということです」とギャリは説明する。「3週間後に毒液を注射されると、その毒液に対してIgE応答による迅速な反応が起こるのですが、その反応には実際に生存上の利点がありました。つまり、その毒液に対してIgE応答を起こすことが、マウスの生存の役に立ったのです。生存力を下げたんじゃありませんよ」。

より少量の毒液に曝露されたマウスのほうが、後に多量の投与にも耐えて生き延びることができた。前もって曝露を受けたことのなかったマウスはさほどの幸運には恵まれなかった。マスト細胞とIgE抗体に体を守るはたらきがあるなら、それらは私たちに重要な進化上の利点を与えてくれていたことだろう。[31] 毒素仮説とギャリの実験群に伴う唯一の問題は、私たちがマウスではないことだ。

「これこそがジレンマで」とギャリは言った。「確かに私たちはマウスとは違います。毒液を使ってヒトの体内で*in vivo*《イン・ヴィーヴォ》〔生体内で〕調査をすることはできません。試験できるのは*in vitro*《イン・ヴィトロ》〔生体外で〕のみです」。

米国内では、毒蛇での死亡例は1年につき10件のみだ。[32] ただし、世界的に見ればその数値は1万件ほどへと跳ね上がる。多くは発展途上国での事例だ。毒を持つ昆虫や、カツオノエボシなどのその他の生物による死亡例は更に少ない。総じて、毒素や毒液による死亡例はかなり稀であり、そのことからは、私たちの環境に生じた変化が、自然免疫機能の中で毒に対処するために作られた部分の有益性を大幅に下げてしまったことが示唆される。

ギャリのもとで博士研究員をしていたうちの1人、マーティン・メッツは、現在ベルリンで研究者として働きながら、毒液に対する反応の研究を続けてきた。彼はヒトのトリプターゼ（マスト細胞に貯蔵されているタンパク質分解酵素のうちの1つ）が蛇毒を分解させられることを示している。毒素仮説を支持する更なる証拠だ。

「というわけで、私たちが全力を尽くした結果言えるのは、ヒトは一部の毒液に対してIgE抗体とマスト細胞依存の耐性を持っている点でマウスと似ている可能性が高そうだ、ということです」。そうギャリは話を締めくくった。

私はギャリとその教え子たちの研究に自分が説得されたのを感じる。ある理由から私たちがこの種の免疫反応を〔進化的に〕保存してきたというのはありそうな話だ。そして、その理由はおそらく、私たちの環境の中にある何かから身を守ることだ。私が思うに、この現象の難点は、私たちの環境が急速に変化してきたせいで、私たちの中で強い免疫反応を持つ者に数々の新たな問題がもたらされてしまうことなのだろう。

現実世界での遺伝的体質——典型的なアレルギー家系の事例

では、こうして積み上げられた山のような情報は、私たちのDNAがアレルギーに対して与える影響を理解するという実世界での課題においてはどのような役割を果たすのだろうか。さまざまなアレルギーは子孫に受け継がれるのか？　私たちは自分や親戚のアレルギーの特徴を使い、我が子が何のアレルギーを将来発症する可能性があるか予測できるのか？

これら2つの疑問に対する答えは、順に「イエス」と「ノー」だ。だが、分析をもう少しだけ具体的に進めるため、まずは私自身の家族のことを簡単に見ていこう。

私の知る限り、私の祖父母たちはほぼ全員、生涯をアレルギーと無縁のまま過ごした。何らかのアレルギーを抱えていたのは母方の祖母だけだ。彼女は50代後半になってペニシリンへのアレルギー反応を起こした。第1章で説明したように、薬剤アレルギーはIgE抗体によって仲介されるものではない。おそらくは祖母のT細胞がペニシリンと遭遇したことを覚えていて、それに対する感受性を高めたのだろう。これが祖母の経験した唯一のアレルギー反応で、容易に回避可能なものだった。別の言い方をすれば、私の祖父母の遺伝的組成には、私の父母の感受性の下地となる断片が含まれていた可能性が高いが、それが祖父母の代で何らかの手に負えないほどのアレルギーにつながることはなかった。その理由は、第5章で見ていくように、祖父母の免疫系が、彼らがまだ子供だった20世紀初頭（添加化学物質、汚染物質、プラスチックが今よりうんと少なかった時代）に異なる環境で「訓練」を受けたことの利益にあずかったためかもしれない。

私の母は何のアレルギーも抱えていなかった。母の男きょうだいたちもアレルギーとは無縁だったが、母の姉――グレース伯母さん――は、私の祖母と同じペニシリンアレルギーを（同じ年頃に）発症した。母と2人の妹たちは異父姉妹だが、この妹たちの父親も花粉症と喘息に苦しんだ。パトリシア叔母さんは花粉症持ちで、突発的に蕁麻疹と肌の痒みが出る。グロリア叔母さんは蜂毒に対する重篤なアレルギー反応を起こして救急治療室に運ばれ、それから亡くなるまでの間、できるだけ蜂を避けて過ごし、再び刺された時に備えてベナドリルを持ち歩いていた。主治医から持ち歩くように言われていた、もっと高額なエピペンに金を出すのを控えたのだ。私の兄（私たちは異父兄妹だった）は子供時代に肺の感染症を何度も患い、米国空軍で悪名高い有毒排出ガスを数年吸った後、若くして慢性閉塞性肺疾患（COPD）にかかった。

そして私の父だ。彼の蜂毒アレルギーの悲惨な経験が、私たちの旅路の始まりだった。

私が遺伝的に引き継いだ体質はごちゃ混ぜの寄せ集めだ。明らかに何らかの血統はあるものの、一対一で直結する因果関係ではない。だが、蜂毒アレルギーについてはどうだろうか？もし、私の家系の父方、母方双方に蜂毒アレルギーを起こしやすい傾向があったなら、私自身もその可能性がより高いということにはならないだろうか？　必ずというわけではないが、もしかしたらそうかもしれない。私のIgE抗体価は低く、皮膚テストも血液検査も全て陰性だったため、私自身が蜂毒への感受性を持っているかどうかを蜂に刺される前に知る術はない。

ジョシュア・ミルナーは、北欧系のルーツを持つ人々全体のうち約5％に、トリプターゼ量が多くなる遺伝的変異（ある遺伝子が1つ多い）があると説明してくれた。これにより多くの問題が起こる可能性があるのだが、その1つが蜂刺されによるアナフィラキシーだ。トリプターゼはマスト細胞内のタンパク質〔酵素〕で、アレルギー反応が起きている最中のマスト細胞の活性化の度合いを追跡する指標として使われる。ミルナーによれば、トリプターゼ量が多い家系では「痒みと紅潮とお腹の痛みが出る」が、アレルギー性のものもそれ以外も、疾患の徴候は出ないのだという。そして、その話は私自身がアレルギーの診断を受けて以来経験するようになった症状のうちいくつかにとてつもなく似ているように思われる。敏感で痒みの出る肌、皮膚の赤みや紅潮、そして、はっきりした病因（原因）のない謎の腹痛だ。

アレルギーは間違いなく私の家系の遺伝的体質の一部であり、私の過敏症になりやすい体質は、おそらく両親から受け渡されて私独自のDNAの一部となったのだろう。そして、私の家系はまさに典型的な「アレルギー家系」の姿そのものでありながら、DNAそれだけでは私たちのアレルギーを完全に説明できない。私の症状の全ては、特定の環境刺激に対する遺伝的、生物学的反応によって引き起こされており、アレルギーの具体的な種類（局所性アレルギー性鼻炎）とその重篤度（中程度）は、家系内の誰のものとも違っている――そして、それは全く珍しいことではない。実際のところ、遺伝的特徴は私たちがアレルギーになりやすい傾向についてのことしか教えてはくれず、通常は、私たちが本当に知りたいこと――私の場合、自分が蜂毒に対する感受性を受け継いだのかどうか――を教えてはくれない。

遺伝子＋？＝アレルギー

1世紀以上前の免疫学研究の黎明期から、遺伝子は花粉症、喘息、湿疹、食物アレルギーといったアレルギー性疾患の増加の背景にある主な影響力の1つに据えられてきた。だが、ここまで見てきたように、遺伝子は私たちの抱える一切の炎症と過敏症の唯一の――それどころか、主要な――原因などではありえない。私たちのDNAはアレルギー増加を推進するものの中で間違いなく重要な役割を果たしているが、古くからの言い回しにある「煙の出ている銃」（悪事を引き起こした決定的な証拠）ではない。実のところ、アレルギーは受け継がれるものなのかと問うこと自体がもはや適切な質問ではないのだ。

「問うべき質問はこうです。『私たちにはどのように世代交代が起きたのか？』」。微生物叢と食物アレルギーのトップ研究者であるキャスリン・ネイグラー博士はこう問いかけた。「なぜって、起きているのがまさに世代交代そのものだからです。人々が、うちの家系にはこんな病歴はなかったと言ってくるようになるでしょうね。これまで誰もこの病気になっていないのに、と。アレルギーの家族歴のない親から、パン屑に対して命を脅かす反応を起こす子供への世代交代。これは現実なんです。（中略）アレルギーは生涯のどの時点でも起こりえます。昔は2

歳から5歳の間に現れるものでした。今では大人になってから発症するアレルギーがすごく増えています」。

私たちの免疫系はどれも、同じ変わりゆく環境に対処しようとしている。突き詰めれば、それはエイヴリー・オーガストが論じたように、アレルギーに対する解決策は「必ずしも生物学的なものとは限りません。アレルギーの増加に影響を与えている一切の物事に関して私たちが何を行うかという、総合的な解決策になるのです」。私たちの中には遺伝的特徴によってアレルギーを起こしやすかったり、起こしにくかったりする人がいるかもしれないが、DNAは根源的問題ではない。「アレルギーが増加している亜集団〔ある集団の中の更に小さな集団。下位集団〕を詳しく見てみると、世界全体としての私たちの今の立ち位置についてわかってくることがあるのです」とオーガストは言った。

アレルギー性の病気を抱える人々は、環境変化という炭鉱におけるカナリアなのだ。

第5章 自然のしくみ、絶不調

3つの都市の物語

私がこの文を書いている今、空気は爽やかで気持ち良く、青空には巻雲がもつれて散らばっている。新芽がぽつぽつと出はじめた木々の枝の間で鳥たちがさえずる。ダファデル〔ラッパズイセン〕とチューリップが歩道沿いの花壇にひょっこりと顔を出している。草が冬の眠りから目を覚ましはじめ、鮮やかな緑に変わりつつある。公園には太陽と仲間との時間を楽しむ人々の小さな集まりが点在している。全く素晴らしい春の日だ。

ただし、完璧とはいえない。呼吸器アレルギー持ちや喘息持ちの人々にとっては、大して素晴らしくはない日だ。

こうした人々にとって、今日は空中の目に見えない粒子状物質によって呼吸がしにくくなり、くしゃみと目、鼻、喉の炎症に襲われる日だ。今まさに空中を飛び回っているのは、風に乗って漂い、屋外のテーブルをうっすらと覆ったり、車の外装に黄色い埃のように積もったりする、おびただしい量の草木の微小な花粉だけではない。塵、オゾン、二酸化窒素、二酸化硫黄、その他、目には――顕微鏡を使っても――見えない小さな微粒子も辺りを巡っている。近代文明化のあらゆる残渣が絶えず私たちの体の周りをくるくると飛び回り、花粉と共に深く肺の奥まで吸い込まれる――その汚染は、特に都市を取り囲む都会の空気に濃縮されている。美しい冬の日、花粉もカビの胞子も飛んでいない時でさえ、その空気は私たちの免疫系を掻き乱すもので満ち溢れている。

私たちが吸う空気の汚染は、私たちのアレルギーと喘息を悪化させているのだろうか？　過去200年にわたる環境の――自然の風景と、気候そのものの両方に起きてきた――変化が、世界中で近年のアレルギー有病率の劇的な増加を促進しているということはあるだろうか？もし、これまで見てきたように、私たちのDNAが全責任を負っているわけではないのなら、環境こそが私たちのアレルギー全てを引き起こしている重要な因子ということはありうるのだろうか？

端的に言えば、答えは盛大な「イエス」だ。

だが、もどかしいことに、私はその結びに「……ある程度は」と付け加えなければならない。遺伝的特徴の場合と同様に、私たちを取り囲む自然環境――私たちが住まう物質的風景――は、アレルギー率が上昇していることのみならず、私たちの通常の季節性アレルギーの症状が悪化していることにも、少なくとも部分的に寄与している。

もし、あなたがここ2、30年で前よりも目が痒いような、鼻づまりがひどくなっているような、あるいはくしゃみが増えているような気がしたなら、その感覚はおそらく当たっている。その理由は、平均的な花粉の吸い込み量（空中の花粉量）の変化、空気の質そのもの（平均して空気の質が良いか、普通か、悪いか）の変化、そしてあらゆるもの（カビの胞子数から穀物の生産量からこもった熱から大気の循環まで）に気候変動が及ぼす間接的な影響の変化に何らかの関係がありそうだ。

この章では、近年の環境変化が私たちの免疫系を圧倒し、かつ混乱させていることを示す、科学研究者たちが積み上げてきた証拠をいくつか検証する。環境変化は、過去1世紀にわたって全てのアレルギー性疾患の世界的な有病率上昇を後押ししてきた。私たちは3つの都市——英国のマンチェスター、米国のオハイオ州シンシナティ、そしてインドのチャンディガール——で花粉症と喘息に苦しむ人々の過去、現在、そして訪れうる未来に目を向け、私たちの吸う空気の変化がアレルギー性疾患発症のリスク上昇とどのように関連するのかを検証していく。19世紀に医師として花粉症と喘息の研究をしていた臨床研究者たちは、農作物の生産と汚染された都市環境それぞれにおける変化が、患者たちの過敏症（アレルギー）の発症に直接関わっているのではないかと疑った。これらアレルギーの環境起因についての過去の学説が下地となり、ついには1世紀超を経て、「衛生仮説」として知られるようになる仮説が生まれた。この衛生仮説は、私たちの環境——とりわけ、幼児期の発達初期に多様な微生物への曝露が不足すること——が免疫系の過剰反応化につながりうると仮定する。私たちの体が普段から触れているもの、あるいは触れていないものが、免疫系の機能に顕著かつ持続的な影響を及ぼすというのだ。

究極的には、自然環境は近年のアレルギー急増の背後にある複雑なストーリーに加わった一要素にすぎない。私たちは本章の終わりまでに、自分たちの暮らす人工の環境に加わる――近現代の生活様式がより直接的に引き起こす――変容が、免疫機能に対して自然環境の変化に勝るとも劣らない大惨事をもたらす理由を理解しはじめるだろう。ただし今の時点では、大きく異なりながらもあまりに似通った3つの都市でのアレルギー物語を通じて、変わりゆく地形、変わりゆくテクノロジー、そして変わりゆく気候が、花粉症と喘息の有病率上昇にいかに寄与してきたかを探っていこう。

英国、マンチェスター――産業革命

18世紀初頭のマンチェスターは、起伏と緑に富んだペナイン山脈のふもとに佇む、イングランド北部の小さな田舎町だった。人口は1万人足らず。南にあるロンドンの喧騒の高まりからはかけ離れた農村だった。住民たちの暮らしには、農地とそこに囲まれた牧草地の歩調とリズムが映し出されていた。ところが、ジョン・ボストック医師が初めて枯草熱の記載を行った1819年までに、マンチェスターの人口は20万人にまで増加した。その後わずか2、30年で人口は2倍となり、40万人を超える住民を抱えるまでになった。

この劇的な人口急増とともに訪れたのが、この都市、その周辺環境、そして住民の暮らしぶりに対する同じく劇的な変化だった。産業革命はフルスロットルで進んでおり、マンチェスターはその中心地だった。急成長するこの街――今やイングランド第二の都市――は、綿製造の中心地の1つとなっていた。市の範囲がどこまでも広がりゆく中、綿工場、倉庫、安アパートが風景の大部分を占めはじめていた。それらに隣接する農場もまた、人口爆発のペースに合わせて農業生産が急増する中で変わっていった。工場と農場を抱えたマンチェスターは、環境中にある最大のアレルギー要因の1つが発見される背景となってゆく。その要因とは、花粉である。

今の私たちには花粉がアレルギーを引き起こすのは当然だと思われるかもしれないが、19世紀初頭には花粉は枯草熱（花粉症）の明らかな環境要因ではなかった。この発見から間もない疾患が持つ個別性――つまり、それぞれの患者があまりに違った形で症状を示すこと――のせいで、医師たちが枯草熱の確固たる原因を見極めることは容易ではなかった。

１８００年代にマンチェスターで育ったチャールズ・ハリソン・ブラックレイ医師は、この街に起こったあらゆる社会的、環境的変化を目の当たりにしてきた。人々が田園地帯から仕事を求めてイングランドの都市圏へと移住する中、彼らの生活の質は低下した。そして、全体的な健康状態も悪化したのだった。

ブラックレイ自身も夏季カタル（花粉症）の発作に苦しみながら育ち、それゆえに、この疾患、その原因、そして治療についての初期の研究と仮説を強く認識していた。１８５９年に枯草熱のありうる原因を真剣に調査しはじめるまで、彼はすでに数十年にわたってこの疾患に苦しんでおり、この病がごくわずかしか理解されておらず、効果のある治療法がない状況に苛立っていた。枯草熱の病因についての情報もまた乏しかった。この疾患を科学的に調査するためのブラックレイの奮闘は、彼自身が述べていた通り「個人的」なものだった。[1]

当時、疾患の原因を真面目に説明する科学的理論として細菌説が支持を集めはじめていた。ブラックレイは、外的な作用因子（つまり、抗原）のせいで枯草熱の症例が起きていることはないかと興味を持った。枯草熱は総じて軽症で、死亡例も知られていなかったことから、ブラックレイはこの病についてもっと系統立った実験を行っても何ら差し支えないと感じた。患者としてまずは彼自身を対象に実験し、その実験が終わって初めて、もっとゆっくりとした進め方で、希望する患者の一部にも実験を行うのだ。ブラックレイは異なる外的因子への曝露、曝露を行った日付、結果として生じたあらゆる症状について、念入りにメモをとった。発作の引き金を引いているのはそもそも何であるのか、見つけ出したいという決意を彼は抱いていた。

ブラックレイが担当していた枯草熱および喘息の患者たちのうち、大部分は医師か神学者だった。彼はまた、農民階級の間ではこの疾患がほぼ完全に見られないことにも気づいた。彼は、農民階級には教育に伴って生じる神経性の素因を持ち合わせていないか、もしくは、農場で繰り返し花粉に曝露されることによって植物の花粉やその他の放出物の影響への免疫ができたのではないかと推測した。1800年代中盤から終盤にかけてより多くの人々が教育を受けるようになっていたことを考慮すると、教育と枯草熱のつながりはもっともらしく思われた。

だが、他の人々が時に患者の神経面の素因や身体面の特異体質を重視したのに対し、ブラックレイはそれらを最終的に退けた。彼は、イングランドにはそれまでも常に知識階級がおり、枯草熱は1820年代初頭まで広く知られていなかったことから、枯草熱増加の真の原因は、近年の農業慣習の変化か都市の拡大のいずれかにあるはずだと論じた。一部の人々が枯草熱になりやすい素因を持つことは間違いなかったものの、ブラックレイは、重要なのはこの病の「主要な刺激要因」を発見することだと感じた。

マンチェスター周辺の農地（ブラックレイもそこに住まいを構えていた）は大いに拡大してきた。増加する住民の需要に応えるため、農地に植えられる穀物の種類も移り変わっていた。野菜と蕎麦の実を家畜に与えるのが数十年来の慣習だったが、それに代わって、農民たちは動物たちに干し草を常食させるようになった。その結果は干し草の生産量増加であり、それゆえに、干し草作りの季節を通じて植物からの放出物の飛散量も増加した。

農業慣習と穀物の種類が移り変わるのと時を同じくして、衣料品の製造が都市部へと移行していた。畑に近い田舎の小さな工房や工場で作業に勤しんでいた人々は、より新しく大型の綿工場で働くために都市へと移り住んでいった。それら工場群は、より技能の高い、教育を受けた労働者の需要も生み出した。ブラックレイは、その教育が枯草熱の予備刺激になっているのだろうかと考えてみたが、それは違いそうだと思った。

仕事の都市化は、草地で普段から長期にわたって花粉に曝露される人が減ること、そして、花粉そのものもわずか数十年前と異なる種類に変わることを意味する。マンチェスターの人口増加に伴い、ますます増える人々を養うためにますます家畜を増やすこととなり、ますます多くの干し草が餌として必要になった。ブラックレイは、これこそ自分が医業を通じて目撃してきた枯草熱急増の真犯人だと推測した。自らの主張を証明するため、ブラックレイはオゾン、光と熱、さまざまなにおい、そして花粉など、当時原因として疑われていたあらゆるものを使って系統的な実験を始めた。

最初の実験として、ブラックレイは刈り取ったばかりの牧草のにおいの素となる物質〔クマリン〕を部屋に充満させ、その空気を「活発に」吸い込めるよう室内を早足で歩き回ってから、その作用を記録した――皆無だった。彼は自身の患者数名に同じ実験を試し、同じ作用が得られた――枯草熱の症状は全く現れなかった。ジャーマンカモミール（*Chamomilla matricaria*〔現在の学名は*Matricaria chamomilla*〕）など、別の植物やさまざまな真菌〔キノコやカビ〕のにおいで同じ実験を行うと、頭痛などの症状が引き起こされることもあったが、枯草熱や喘息に特有の徴候は出なかった。そして、ブラックレイはオゾンでも実験をした。１８００年代、オゾンは植物の葉に強い光が当たることで生成される酸素の亜種だと考えられていた。オゾンはジュニパー（セイヨウネズ）、レモン、ラベンダーといった植物を思わせる強い香りを生み出すと思われていた。オゾンは硫黄〔の化合物である硫酸〕と過マンガン酸カリウムの組み合わせで作ることができ、空気中のオゾンの存在はリトマス試験紙で確認できる。ブラックレイはオゾン濃度が高いことが（リトマス試験紙によって）示された状況で何度も実験を行ったが、枯草熱の何らかの症状が出ることは一度もなかった。

続いての実験は、塵や埃だ。

塵の種類は時と場所ごとに特有であることが、ブラックレイの実験で示された。ブラックレイは「普通の塵」などというものはないと主張した。塵を構成する物質は、その塵が採集される地理的な場所、家屋、季節、更には1日の中の時間帯によってさえも大きく変わるためだ。塵がくしゃみや目の炎症など、枯草熱の一般的な症状の一部を実際に引き起こす場合があることにブラックレイは気づいた。5月から8月という、枯草熱と最も関わりのある時期には特にそうだった。自分の実験のことを詳述した著書において、ブラックレイは市の中心部から数マイル離れた、あまり使われていない田舎道を歩いていた時のことを綴っている。1台の車が彼を追い越しざまにかなり大きな砂煙を巻き上げ、彼は大量の塵を吸い込む羽目になった。直後に彼はくしゃみの発作を起こし、それが数時間にわたって続いた。科学的好奇心を掻き立てられたブラックレイはすぐ翌日に現場へと戻り、自分で砂埃を蹴り上げて同じ結果が起きるか確かめてみた。果たして結果は同じだった。またも即座に枯草熱の発作が起こったのである。そこで、彼はこの道から試料を採集して自分の研究室に持ち帰り、顕微鏡で詳しく調べてみた。スライドガラスに載せた塵を覗き込んだ彼が目にしたのは、おびただしい量の草の花粉だった。[2]

ブラックレイは枯草熱発症の決定的証拠を見つけたと感じた。花粉だ。しかし、確信を得るには更に実験を行う必要があった。

ブラックレイはその徹底的な実験（発表は1873年）を通じ、異なる種類の草の花粉、および植物の35種類のにおいが身体に及ぼす作用を報告した。彼は1日の中での時間帯と、1年の中での時期を変え、新鮮な花粉と乾燥させた花粉を用いて、花粉のある部屋に自らを閉じ込めたり、花粉で満ちた空気の中を歩き回ったりした。それぞれの種類の花粉に対し、ブラックレイは同じ手順を繰り返した。まず、鼻の粘膜、目の結膜、そして舌、唇、顔に花粉を擦り込み、石膏で覆う（こうして彼は最初の皮膚スクラッチテストを考案した）。次に花粉を吸い込む。それから、腕と脚につけた小さな引っ掻き傷に新鮮な花粉を塗る。

これら全ての実験の結果は大部分が成功だった。花粉はさまざまな強度と持続時間で枯草熱の症状を引き起こした。ブラックレイは異なる量の花粉で実験を行い、花粉の量が多いほど概して強い生理的反応が生じることに気づいた。彼は患者に実験を行った時には厳密な管理手順を守り、結果に影響が出ないよう、患者たち自身が何に曝露されているのかを全くわからないようにした。だが、彼が主に実験を行ったのは自分自身に対してだった。花粉を用いた実験を定期的に重ねたことにより、ブラックレイの鼻は詰まり、激しいくしゃみの発作、頭痛、喘息発作が繰り返され、眠れぬ夜が続いた。それでも、彼は自分の研究計画を数年にわたって遂行しつづけた。

ブラックレイは、一定の気温以下では植物の生育が滞り、花粉の産生量が減るという点において、温度が花粉と関連していることを見出した。異なる植物は、異なる環境条件下で異なる時期に開花して花粉をつける。ブラックレイは、花粉に影響を与えるものは何であれ、アレルギー患者に同等の影響を与えるとの見解を記した。しかしながら、花粉の大きさや形は症状の重篤度にあまり、あるいは全く影響しないように見受けられた。粘膜に花粉を塗布する前に分解しようという試み（沸騰した湯で花粉を茹でた）も影響しなかった。それでも、ブラックレイは花粉を水に入れると膨らむことをしかと観察しており、枯草熱の発作中に生じる問題の一端[3]は、鼻、喉、肺の内側の湿った粘膜に花粉が触れると膨張することにあるのではないかと推測した。この研究の締めくくりまでの間に、熱帯にある英国の駐屯地や植民地では知られている限り枯草熱の症例が事実上なかったという事実とも結びつけて、ブラックレイは当時一般的だった「暑さは単独でも枯草熱を引き起こすことがある」との見解を完全に否定した。

花粉が枯草熱と喘息発作の直接の原因であると確かめたブラックレイは、枯草熱患者にとって真に重要なのは花粉の質ではなく量であるという自らの仮説を検討しはじめた。空気中の花粉量を測定しよう、あるいは種類や植物種によって分類しようと試みた者はそれまで誰一人としていなかった。自説を検証すべく、ブラックレイは数種類の手作りの装置を使って実験を始めた。

いくつかの（かなり創意工夫に富んだ）機器の組み合わせで失敗した後、ブラックレイは安定した結果の得られる簡素な設計を不意に見出した。まず、彼はスライドガラスに黒いニスを塗って1センチメートル四方の正方形を作り、花粉を見やすくした上で、グリセリン入りの混合液でコーティングした。グリセリンは肺のねばついた粘膜を模したもので、表面に花粉が付着する。ブラックレイはこのスライドガラスを空気にさらした。

ブラックレイは4枚のスライドガラスを東西南北に1枚ずつ向けて立て、風がさまざまな方角に吹く中でも正確な測定を行える可能性を最大限に高めようとした。スライドガラスは人間が空気を吸い込む平均的な高さを模して、地面から4フィート〔約1・2メートル〕ほどの高さ

第2部　理論

に注意深く置かれた。[4] 設置場所は、マンチェスター市から4マイル〔約6・4キロメートル〕ほど離れた、干し草作りに使われる牧草地の中だ。ブラックレイは24時間後にスライドガラスを回収して研究室に持ち帰り、顕微鏡で覗き込んで、目視できる花粉の粒を入念に数え、可能な限り植物種ごとの分類を行った。

ブラックレイはスライドガラスの設置場所を変えながら、この実験を何度も繰り返した。結果は時に一致しないこともあったが、それは自分の設置したスライドガラスに気づけば蛾や蝶がしがみついていた——おそらく花粉の粒を摂食していた——ためだとブラックレイは断定した。数年間の調査を経て、ブラックレイは花粉の測定数が毎年5月30日から8月1日の間に最大となることを見出した。また、彼は湿度と日光に関しても実験を行い、花粉の測定数は乾燥時、草が直射日光に曝された時により多いことを見出した。穏やかな雨の日が続いた後にたっぷりと日差しが降り注ぐことが、花粉が放出される上で最高の条件だった。

これら全ての証拠は決定的だった。ブラックレイの目にはそう思われた。[5] 枯草熱は明らかに、直に接している環境中の抗原に対する生理的反応だった。抗原は花粉であり、熱や、オゾンや、当時仮定されていたその他の原因のいずれでもなかった。ブラックレイの念入りな研究はチャールズ・ダーウィンなどの科学的大家によく受け入れられたにもかかわらず、その発見は以後も数年間にわたって見過ごされることとなる。[6] 19世紀末には細菌学と疾患の細菌説が優勢となっていたために、大部分の医師は、枯草熱と喘息は花粉を吸い込んだ結果ではなく、呼吸器の深刻な細菌感染症により肺が感作されて過敏になった結果生じるものと考えていた。このアレ

第5章　自然のしくみ、絶不調

177

ルギー発症の「細菌説」は、不正確であったにもかかわらず、１８９０年代まで根深く残っていた。[7]

だが、私が本書のための調査を行う頃までには、ブラックレイの着想——特に、花粉の数を測定するための方法——は、単に正当性が立証される以上の評価を受けるようになっていた。その様子はじきに見ていこう。

米国、オハイオ州シンシナティ——花粉と微粒子

２０１９年の春、私は磨き上げられた木製の長テーブルを前に着席し、壁の大型投影スクリーンを見つめていた。ここはオハイオ南西部空気品質局の会議室。私の案内役であるアナ・ケリーは、１９８４年以来、シンシナティ市で花粉の数と大気汚染度の測定を行ってきた。その年に測定が始まったのは、アレルギー持ちだったハミルトン郡の行政委員の１人が、市で毎日の花粉数測定を始めるべきだとの判断を下したためだ。[8]

私たちは今、シンシナティ市周辺地域の地図を見つめており、空気品質モニタリング機器の設置されている場所をアナが説明してくれている。1台のロータロッド〔回転棒〕式花粉採集機（循環する空気の中から花粉の粒を集める機械仕掛けの装置）が、空気品質局の入っているくすんだ70年代型のコンクリートビルの屋根に設置されている。このビルは地理的な面での市の中心付近にあり、交通量の多い——そして大気汚染のひどい——州間高速道路71号線の近くに位

置している。私が空気品質局に来ているのは、ブラックレイが初めて独自の花粉測定系を作り出してから150年を経た今、空気中の花粉がどのように測定されているかの情報をまとめようとしてのことだった。花粉数の測定方法は、アレルギー（とりわけ、花粉症とアレルギー性喘息）の謎の1つだ。そして、私は天気予報アプリや気象情報サイトで日頃目にする数値が生成されるしくみをもっとよく理解したいのだ。

屋上に出て花粉モニタリング機器を見てみたいかとアナに尋ねられた時、私はイエスと即答した。アナは、これはやや掟破りなのだと教えてくれた。厳密には屋上に出られるのは職員だけなのだが、例外を作ることはできるという。

「金属の急な梯子をちょっとだけ上ったところにあるんですよ」と彼女は言う。「それから、2、3個ほど構造物を跨ぎます。私も一緒によく気をつけていきますけれど、どうか下に落ちないでくださいね。私たちのどちらにとっても大事なことですから」。

穏やかで、やや曇りがかった春の日だった。それが、私たちが長方形のハッチから屋上に出てくるやいなや風が吹きはじめ、アナのボブカットのグレイヘアを乱し、彼女の洒落た青のスカーフをばたばたと揺らした。

花粉採集機は私の想像よりもはるかに小さかった。白い角張った金属製の箱が黒い金属製の柱のてっぺんに載っており、柱は大きな灰色の金属製の土台によって屋根に固定されている。その姿は四角い大きな信号機のように見えなくもない。てっぺんの角張った箱の底面に回転アームがついており、1日を通して、プラスチック製のロッド〔棒〕を10分ごとに1分間回転させている。ロッドの一端にはシリコーン樹脂製のグリースが薄く塗られており、毎朝、回転アームに取り付けられては、次の朝に取り外される。回収されたロッドは下の階の検査室に運ばれ、着色されて、付着した花粉の数がごく普通の顕微鏡を使って目視で測定される。

その結果得られた数値が、季節ごとの1日を通じた平均値との比較により、花粉の飛散量が多いか、中程度か、少ないかの判断に用いられる。チャールズ・ブラックレイの没後1世紀以上が経った今、彼がこの作業を手がけたらさぞかし慣れた心地がしたことだろう。彼が最初に考案した方法と驚くほど似ているからだ。このことを私が話に出すと、アナは笑って頷き、自分はこの手法をこの30年間ずっと使いつづけていると教えてくれた。

アナと私はロッドの回転する様子を見つめた。この機械のうなりは驚くほどうるさいため、私たちは互いに寄り添っていないと話ができない。アナは、ロッドを連続で回転させておかないのは、グリースを塗った部分に花粉がびっしりとついてしまい、目視では数え切れなくなってしまうためだと教えてくれた。単に集まる花粉が多すぎてしまうからなのだ。

ロータロッド式花粉採集機の背後には、金属でできた白い7台の微粒子モニタリング装置が立ち並ぶ。それぞれが白く長い金属製の柱の上に立ち、循環する外気をてっぺんの部分から装置の中へと取り込んでいる。異なる種類のモニターがそれぞれ、オゾン、一酸化炭素、二酸化硫黄、窒素酸化物など、一般的な大気汚染物質〔の濃度〕を定期的に検査している。これらの装置は、あのうるさい花粉モニタリング装置とは異なり、ほぼ何の音も発しない。各装置からコードが建物の中へ蛇のように延び、モニタリング室へとつながっている。そこにはいくつもの装置の山があり、空気の質の解析結果をリアルタイムで提供している。私たちは梯子を下って屋内へと戻り、モニタリング室を訪れた。そこは極めてうるさく、かなり暖かい場所だった。アナは私に、それぞれの機械は買うにも整備するにも信じられないほど費用がかかるのだと教えてくれた。各モニタリング装置を定期的に点検し、再調整する専門の職員がいるのだという。

米国環境保護庁（EPA）は、米国内の各地方機関が大気汚染物質を測定する上で満たすべき基準を定めている。別の言い方をすると、空気品質の測定は大いに規制を受けており、資金は全て賄われている。しかし、花粉の飛散量についてはそうした基準や国による調整はないため、花粉の測定業務は完全に地元独自のものになっている。各地方機関が独自のデータを記録し、その地域にとってはどの程度の飛散量が「多い」か「少ない」かを、数十年にわたるデータ収集に基づいて判断する。しかも、アナの説明によれば、ロータロッド式花粉採集機は花粉測定の「標準モデル」とはみなされていないのだという。

「［米国で標準になっているのは］バーカード型花粉捕集器ですね」とアナは言う。「グリースを塗った大きな板で、そこに時間をかけて少しずつ空気を引き込むんです。そうして吸い込んだ空気の中の花粉とカビの胞子が［板の上に］積もっていきます」。

このバーカード型花粉捕集器は、カビや草に対してロータロッド式花粉採集機よりも高い感度を示す（通常の条件下ではどちらの機器も花粉の追跡に同じように役立つ）。しかし、バーカード型花粉捕集器はロータロッド式に比べてはるかに高価でもある。また、花粉の飛散量測定は連邦政府から命じられたことではないため、大部分の空気品質観測所では花粉飛散量モニタリングの費用を地方自治体の予算で賄わなければならない。アナは私に、ロータロッド式花粉採集機でのデータは充分信頼できるものであり（彼女の勤めるオハイオ南西部空気品質局の測定値は米国アレルギー・喘息・免疫学会の認定を受けている）、空気品質局ではこの採集機がきちんと動作していることを保証するため、年に1回の再認定を行っているのだと話した。言い換えれば、回転棒はこの屋上にとどまりつづけるということだ――少なくとも、今のところは。

空気品質局の検査室に戻ると、アナは私にロッドの実物を顕微鏡で覗かせてくれた。目を凝らして接眼レンズを覗き込んでみると、何十個もの小さな、大部分は丸い、ピンクに着色された物体に焦点が合った。アナは私に、一般的なオーク〔ブナ科コナラ属の植物の総称〕の花粉の見た目とはどのようなものかを説明し、試しに1つ分類してみるよう言った。訓練を受けていない私の目には、どの粒もあまりに似通っていて見分けることはできない。私は笑い、わずか数秒で諦めた。アナは、この仕事を上手に手際良くできるようになるには長い時間がかかると教えてくれた。

毎朝、アナか別の職員がこの顕微鏡の前に置かれた小さな金属製のスツールに腰掛け、ロッドに付着した花粉を1つ1つ手作業で数え上げていく。参照先として使う顕微鏡写真の本は、この地域の異なる植物種の花粉を顕微鏡越しに撮影したデジタル写真を集めたものだ。長年の経験を重ねたアナでも、集計を終えるまでに毎朝2、3時間がかかる。従業員たちはこのやり方で何十年も作業を続けてきた。時には花粉を染める染料のせいで同定が難しくなる。

――ロッドへの付着の仕方によって、カエデはオークのような見た目になる。それぞれの草木の開花時期を覚え、どの花粉がどの植物のものなのかをより正確に推測できるようになりはじめるまでには時間がかかる。この仕事は、特に花粉が激しく舞い飛ぶ季節には更に難儀なものとなることもある。ありとあらゆる花が一斉に咲き、ロッドが花粉まみれになるからだ。そして、もう1つの大きな試練は、この地域への外来種の導入だとアナが説明する。たくさんの人々がアキニレ〔秋楡、英語名はChinese elm〕を植えるようになったが、在来の楡が春に受粉するのに対し、アキニレは秋に受粉する。これにより「楡の木」という分類の花粉の飛散時期が延びる。

「私たちはできる限りのことをするまでです」とアナは言う。

手作業での花粉の集計作業が終わると、そのデータがウェブにアップロードされる。インターネットや新聞であなたが目にする日毎の花粉の飛散量の報告は前日のものであり、当日のものではない。花粉については「リアルタイム」のデータはなく、常に1日の遅れがある〔近年、日本では自動計測器によるリアルタイムデータの公開が始まった〕。とはいえ、それでも問題はない。花粉の飛散量は徐々に増加し、徐々に減少するものだからだ。

もちろん、雨が降った時は例外で、一時的に急降下する。また、この数値は地域特有のものであり、楡の花粉の量が「多い」という報告を目にした場合、それはシンシナティ基準で「多い」ことになる。全国平均ではない。それぞれの市の花粉の測定値は異なり、どこからが「多い」あるいは「少ない」量なのかを判断する基準も異なってくる（例外は米国アレルギー・喘息・免疫学会の定める報告拠点で、これらは米国全土で標準化された基準値を用いている）。

アナは、地域の平均飛散量に加え、空気品質局での日々の計測の生データも公表しようとしているという。自分の花粉症や喘息の原因となっている花粉の種類を解き明かそうとするアレルギー患者の助けになればと考えての取り組みだ。アナ曰く、彼女はこのシンシナティでは、花粉の飛散期間や1日に空中を舞う花粉の量が劇的に変わったと認識したことはまだないという。だが、草に対する彼女自身の呼吸器アレルギーがここ5年少々でやや悪化したことは実感しているそうだ。彼女が初めて花粉を数えはじめた時には「全くなかった」アレルギーが、今では中程度になっている。また、同じ5年ほどのうちに、アナはこの地方に新たな花粉が入り込むのも観察してきた。造園業者らが在来種ではない植物を1、2種、地域に導入してきた中でのことだ。だが、それ以外には、アナは過去10年にわたり他の観測所（概して緯度がずっと高い、あるいは低い都市にあるもの）で見られてきたもっと劇的な変化の数々のいずれをも目にしていない。

現状では、シンシナティ市の花粉測定は、ヒマラヤスギなどの針葉樹が受粉を始める2月に始まる。そして、地元の花粉飛散の時期が完全に終わる、11月の感謝祭〔11月の第4木曜日〕まで毎日の計測を続ける。これがアラスカ州、ミネソタ州、ウィスコンシン州〔いずれも米国北部〕、テキサス州〔米国本土南部〕といった場所になると、気候変動の気まぐれが花粉とカビ胞子の飛散時期の長さを著しく変えてしまうことがあり、現地に暮らす花粉症や喘息の患者の生活はもっと悲惨なものになる。

花粉の計測とは異なり、空気の品質調査のためのサンプル採取は年間を通して、降っても晴れても常に行われる。ここシンシナティの空気品質局には、「空気の品質」という呼称の意味を誤解した人々がよく電話をかけてくる。それはとりわけ、花粉の時期の盛りに多い。極めて当然のことではあるが、彼らはしばしば、花粉やカビ胞子の計測値と空気の質をひとまとめにして考えている。実際は、これら2種類の測定結果は必ずしも一致しないにもかかわらずだ。日毎の空気品質マップと空気品質指標は、空気中の汚染物質の数と微粒子の量を反映するものなのだ――花粉やカビ胞子の数についてのものではない――とアナは強調する。

「そういう方たちは、花粉の飛散量が多いのを見て、今日の空気の品質は中程度だと言っているじゃないかと苦情の電話をかけてくるんです」とアナは言う。

シンシナティ市の空気品質データは空気品質局の屋上の採集装置からだけでなく、市内各地に散らばって設置された、直径2・5マイクロメートル以上の粒子状物質を測定する装置からも集められている。測定に関しては、モニタリング機器の設置場所（一部のモニタリング機器は道路から50ヤード〔約46メートル〕以内に置く必要がある）や空気のモニタリング方法（どの機器を使い、それらをどのように調整するか）、また、それぞれの汚染物質に対応したプローブ〔検出用のセンサー部〕をどの高さに設置するかなどについて、国レベルでの厳密な要件がある。得られたデータは米国環境保護庁（ＥＰＡ）のオハイオ管区事務所にフィードバックされる。

空気汚染物質の測定は標準化されており、天気予報アプリやニュースで目にする空気品質指標――緑（良好）、黄色（中程度）、オレンジ（影響を受けやすい人々にとっては健康に悪い）、そして赤（健康に悪い）――はＥＰＡが取り締まっている。花粉の飛散量とは違い、汚染物質量の基準は場所ごとに変わりはしない。空気品質のデータは1時間ごとに得られ、人々はEPAのウェブサイトに接続してリアルタイムのデータを見ることができる。「皆さん、花粉と微粒子の違いがよくわかっていないんですよ」とアナは私に言う。

「私たちが測定するのは2・5マイクロメートル以上のものだけですが、それよりも小さい、超微粒子と呼ばれるものもあります。そちらも危険ですけれど、2・5マイクロメートル以上のものは健康への影響がすでに知られていますから。微粒子は時間をかけて蓄積していきます。でも、私たちはそういうもののことを普段は考えないんです」。

花粉のように、粒子状物質も私たちの呼吸能力に負の影響しか及ぼさない。ただ、その問題は花粉の場合とは——たとえ密接に関連していたとしても——異なる。「粒子状物質（PM：particulate matter）」とは、空中に浮遊する、顕微鏡サイズのあらゆる物質〔液体、固体を問わず〕を指すのに使われる用語だ。私たちが測定する粒子状物質は大きく2つに分けることができる。まずは、「**粗大**粒子（coarse particles）」と呼ばれる、直径10マイクロメートル以上のもの。そして、「**微**粒子（fine particles）」と呼ばれる、直径2・5マイクロメートル〔以上、10マイクロメートル未満〕のものだ。直径1マイクロメートル程度の「超微粒子（UFPs：ultrafine particles）」は通常、直接測定されることは全くない〔日本では2009年9月に微小粒子状物質（超微粒子、PM2・5）の環境基準が設定され、大気汚染防止法に基づき全国各地でモニタリングが行われている〕。

〔重要な傍注を記す——超微粒子は凝縮式粒子測定器を使えば測定できる。測定が行われていない理由として最も可能性が高いのは、測定ができないことでも、測定器の価格そのものが法外に高いことでさえもなく、超微粒子の測定を命じる政府の命令がないことだ。つまり、社会的かつ政治的な総意としては、私たち〔米国人〕は超微粒子の測定を行いたがっていないのだ）

これら目に見えない物質の数々はどれほど小さいのだろう？　1マイクロメートルは、0・001ミリメートルのことだ。赤血球の直径は5マイクロメートル、髪の毛1本の直径は約75マイクロメートルある。先に紹介した花粉の粒は、種によるが10マイクロメートルから1000マイクロメートルの範囲に収まる。つまり、直径2・5マイクロメートル、あるいはそれ未満の粒子というのは、信じられないほど、想像がほとんど追いつかないほど、小さいのだ。

それなのに、超微粒子はあらゆるところに存在する。超微粒子は、ディーゼルエンジン、工場の巨大な煙突、石炭を燃やす火力発電所によって生み出される。タバコの煙や燃える薪から――更には、台所で日々あなたが行う料理の営みからも――空気に入り込む。私が本書執筆のための調査を通じて出会ったあらゆる事実と統計値の中で、一番頭を離れなかったのはこのことかもしれない。

私は今どこへ行くにも、自分が吸っている空気の中に含まれているかもしれないもののことを考える。地球上の何百万人もの子供たち、大人たちが、高水準のこの種の大気汚染に日々さらされている。そこには超微粒子が含まれている。私たちの中でも大都市に住む人、更にはその近郊に住む人にとっても、その汚染から逃げ出すことはほとんど不可能だ。これらの粒子のことを今よりも知ってしまったが最後、「新鮮な空気を吸う」という発想は悲しきお笑い種《ぐさ》と言ってもいいだろう。

私はアナに、この仕事をしていることで、自分の肺に入り込む空気への意識が高まったかと尋ねた。息をするときに、彼女は自分が体内に吸い込んでいるその目に見えないもの全て——花粉、カビ、オゾン、微粒子——のことをより深く考えるのだろうか?

「この仕事をあまりに長くやっていますからね」とアナは思い起こす。「仕事はもう当たり前のように体に染みついています。それでも、ええ、前より意識は高くなりましたね。私はキャンプファイヤーも好きですよ。寒い夜に暖炉に火をつけるのは? ええ、それも好きです。でも、そこから出てくる粒子状物質のことも同時に認識しています」。

私たちはそれから、米国の西側半分で夏から秋にかけて起きている山火事の数々と、呼吸器の健康に対して起こりうるその短期的、長期的な影響について短い会話を交わした。直径5マイクロメートルを超える粒子状物質は裸眼にも見えるが(靄のかかったロサンゼルスや北京の写真を思い浮かべてほしい)、もっと悪名高い大気汚染物質の大部分は全く目に見えない。直径2・5マイクロメートルの粒子を見ることはできないため、人々はそうした汚染物質のことを考えないのだと、アナは嘆く。大気汚染の指標が高く、従って空気の品質が悪くても、よく晴れた日であれば、人々が指標の背景にある科学を信じることはほぼ不可能だ。アナは少し顔を歪ませつつ笑い、「人々の目にはただ素晴らしい晴れ空が見えるだけです」と言う。

シンシナティ市では1976年から空気品質がモニタリングされており、オハイオ南西部空気品質局は徐々に地域の大気汚染の歴史的データの保管庫となりつつある。[9] 同局では幹線道路や高速道路の近く、工業地域内、製鉄所の隣、新旧のコークス精製プラント（原料となる石炭を加熱して炭素純度の高いコークスへと加工する）付近に観測所を建ててきた。空気品質モニタリング装置は通常、比較的人口の多い地域か排出ガスが多いと思われる場所に設置される。この地域の研究者たち、特に、有名なシンシナティ小児病院の研究者たちは、大気汚染とさまざまな健康状態――アレルギーと喘息を含む――の相関を調べるのにしばしば同局のデータセットを使う。

1990年代終盤、研究者たちは大気汚染がアレルゲンの輸送機構としてはたらく場合があることを示した。都市部ではあまりにありふれたディーゼル排気はその主犯格の1つだ。シンシナティ小児病院の環境疫学者であるパトリック・ライアン博士はこう説明する。「実は〔ディーゼル排気は〕花粉の粒子の表面にくっついて、その花粉が気道の奥深くに蓄積するのを助ける役割をしているんです。私たちが最初にディーゼル排気微粒子に関心をもったのは、こうした微粒子が子供たちの体内で免疫型の反応を引き起こして、続いてアレルギー、その後に喘息へと至らせることがあるんじゃないかと考えたからです。これは『大気汚染は喘息を引き起こすのか、それとも悪化させるだけなのか？』という、当時の未解決問題でした」。

つまり、ディーゼル排気に含まれる粒子はあまりに小さいので、花粉がそれらの微粒子に結合すると、花粉もディーゼル排気微粒子も、花粉単独ではとうてい到達できないような肺の奥深くまで吸い込まれてしまい、免疫反応を引き起こす確率が高まるということだ。

シンシナティ小児期アレルギー・大気汚染調査（CCAAPS：Cincinnati Childhood Allergy and Air Pollution Study）は、ライアンの元指導教員であり、現在では共同研究者となっている環境疫学者、グレイス・ルマスターズ博士が立ち上げたものだ。この調査では、大気汚染、とりわけディーゼル排気への曝露が多い地域に住む人ほど、呼吸器アレルギーと喘息の発症リスクが高いことが示されている。CCAAPSは2001年10月から2003年7月にかけて、シンシナティ周辺地域およびケンタッキー北部地域から、大気汚染への曝露度（出生記録にある親の住所に基づく）の異なる762人の乳児を集めた。当時は大学院生だったライアンは、この調査では特に大きな道路沿いの家庭（毎日家の前を1000台以上のトラックが通過する）に暮らす赤ん坊を集めようとしていたことを覚えている。

調査は2つの異なる出生コホート群（胎児期から出生後にかけての環境に共通点を持つ集団）から成っていた。1つは大きな道路から400メートル未満のところに暮らしていた群、もう1つは大きな道路から1500メートル超のところに暮らしていた群だ。この調査に参加した子供たちは全員、呼吸器疾患の明確な徴候と症状を、1歳、2歳、3歳、4歳、7歳、そして12歳の時に追跡調査された（本稿の執筆時点で、最初期の出生コホート調査に参加した子供たちは20歳から21歳になっている）。この調査が独特なのは、これが日常的な大気汚染源の近くに住むことによる悪影響を捉える意図で長期にわたり定期的に行われた12件の出生コホート調査のうちの1つにすぎないという点だ（他のコホート群は、ミシガン州、マサチューセッツ州、アリゾナ州、ウィスコンシン州、ニューヨーク州などの都市部に位置していた）。

「手短に言えば、私たちにわかったのは――」。ライアンはそう言って、私のためにデータの山を要約してくれようとする。「人生の初期に最大級の大気汚染に曝露されていた子供たちは、7歳になるまでに喘息を発症する可能性がより高かったということです。調査では、人生の初期に高度の曝露を受けてから、曝露のより低い地域に引っ越した子たちもいました。わかったのは、初期に持続的な曝露を受けていたら、もっとましな地域に移ったとしても影響は続いて、喘息を発症しやすかったということです。それに、その子たちの症状が出はじめる時期は、同程度の曝露を受けていなかった子たちより早かったこともわかりました」。

私が強く迫っても、ライアンはなお、環境曝露――この場合は空気中のディーゼル排気微粒子――がアレルギーと喘息の有病率を優位に上昇させてきた単独犯の真犯人なのだと口にするのをためらっていた。彼はこう説明する。「州間高速道路75号線［シンシナティ地域の幹線道路の1つ］のすぐ隣に住んでいるような子は、たぶん食べ物も手に入りにくいでしょうし、医療にもアクセスしにくいでしょうし、室内の環境曝露も悪いでしょうし、カビにも、ゴキブリにもより多く曝露されているでしょう。ですから、大気汚染が単独の原因だと指摘するのはとても無理なんです。でも、同時に、大気汚染が1つの寄与因子だということには私も絶対の確信がありますし。そして、こうした交通量の多い高速道路の近くにより住みがちなのは誰だろう？貧困ラインぎりぎり、またはそれ以下の家族だ。私たちの中で最大の経済的弱者は、より高濃度の汚染物質に曝されやすい最大の生物学的弱者でもあることが多いのだ。

CCAPSのデータは、次の点においてこの上なく明白なのだとライアンは強調する――

大気汚染率が大幅に下がれば、喘息率も大幅に下がる。この事実は一見して比較的単純で、私たちの根底にあるよい空気とよい肺の間の関係についての直感にも合致しているように思われる。だが、この調査は、工業化と近代テクノロジーが私たちの呼吸器の健康に直接の悪影響を及ぼすという、チャールズ・ブラックレイの200年前の推測に決定的な科学的証拠を付け加えるものなのだ。ブラックレイがCCAAPSの調査結果を知ったとしてもまるで驚かないだろうと、私は確信する。しかし、ひょっとすると私たち全員にとってより興味深く驚くべきことは、これに関連して得られたある発見内容だ。粒子状物質に対する同程度の曝露は、不安、抑鬱状態、もしかすると認知症までのリスクを上昇させる私たちの脳内の変化とも相関があるという。

ライアンは、ディーゼル排気微粒子はあまりに小さいため、私たちの血管や鼻腔を通じて体内に入り込み、直接脳へと到達することもあるという。彼の最新の研究では、脳でディーゼル排気微粒子は神経回路に変化を及ぼす可能性もあると示唆されている。実は、彼の研究チームは、ディーゼル排気への曝露の多さが、12歳になるまでの子供の不安と抑鬱状態の度合いの高さと相関を示すことを見出している。

シンシナティ市では、オハイオ川にまたがる交通量の多い橋を1日に7万台ものディーゼルエンジントラックが渡っているかもしれないという。市の中でも丘の上の地域に住む人々は、谷間に住む人々よりもよい空気を吸っている。天候や季節によって、川の流れる谷間に空気が閉じ込められることがよくあるからだ。ライアンの研究チームでは今、調査の参加者に、身に着けることのできる個人用の空気品質モニタリング機器を使ってもらうことで、日々の曝露の更なる詳細を解き明かす試みに取り組んでいる。ライアンはアナのデータを使って1つの地域の屋外での曝露量を推定することもできる。だが、普通の人々は1日中屋外にいることもなければ、1日中同じ場所に留まることもない。だから、家庭内に設置する空気品質モニタリング機器でさえ、ライアンが本当に知る必要のあることを教えてはくれない――誰か1人の人間が1日に遭遇するリアルタイムの空気の汚染量とはどのようなもので、それはその人の全体的な健康にどのように関係しているのか？

アレルギーと喘息は、花粉と微粒子の組み合わせから生まれる可能性のある悪影響のうちのたった2つでしかない。これまでに見てきたように、私たちの中でアレルギーに苦しむ人々は、いずれ私たち全員に起こりそうな出来事――肺の健康状況の悪化――を一足早く経験している先駆者にすぎない。そして、空気清浄機などの濾過装置を買いに走る前に、あなたにはこのことを知っておいてほしい――空気の濾過装置はおそらく役に立たず、それどころか状況を**悪化**させるかもしれない。

米国胸部疾患学会が発表したある調査結果は、濾過装置を通した空気とアレルゲンの組み合わせに対する曝露は、アレルゲン単独、二酸化窒素（NO_2。化石燃料の燃焼過程で生じることが知られており、ディーゼル排気中にも多量に見出される）単独、あるいは濾過装置を通していない空気とアレルゲンの組み合わせに対する曝露のいずれに比べても、より重い呼吸器アレルギーの症状を引き起こしたことを示した[10]。HEPAフィルター（High Efficiency Particulate Air filter：

高効率微粒子空気フィルター」を通して濾過した**後**の空気は、測定結果にはっきりと表れるほどNO_2の濃度が高かった。

この研究がつまるところ示唆するのは、花粉、大気汚染、アレルギーの問題に対する手軽な技術的解決策はないということだ。だが、もしかするとこの点を知ることで、そもそも粒子状物質の生産を減らすことに対し、種としての私たち人類がより熱心に取り組めるようになるかもしれない。

インド、チャンディガール──微粒子、花粉、カビ胞子

微粒子は花粉を運び、その影響を悪化させることから、次の2つの物事について密接に語らずして喘息──更にいえばあらゆる呼吸器の問題──を語ることはできない。第1は、大気汚染とその肺機能への影響、特に小児におけるもの。第2は、空中に飛散する花粉と胞子の平均量に対する気候変動の影響だ。21世紀におけるアレルギーの増加を主張する議論の1つは、先述した衛生仮説（第6章で更に詳しく見ていく）だ。つまり、私たちが田舎の農業共同体から都市部に移り住み、家族の人数が減りはじめる中、私たちが発達期間の間に曝露される「良い」細菌の数が減っているという考え方だ。その考えは、温厚な微生物への適度な曝露がないと、私たちの免疫系は味方と敵を見分ける訓練を充分に受けられないというものだった──そして、一部の界隈では現在もそう考えられている。この観点から見ると、私たちの免疫系はこの超潔

癖な環境に退屈したやんちゃな子供たちにむしろ近くなりそうだ。自分勝手に気まぐれなことをして楽しみ、それは必ずしも私たちの利益にはならない。

ここ10年の間に、他より多様な細菌叢が人々の環境中にあると想定される場所でもアレルギーの有病率が上昇していることから、衛生仮説には疑義が突きつけられている。いわゆる西洋化された（より裕福な、と解釈される）国々でのアレルギー有病率は、西洋化されていない（より貧しい、と解釈される）国々でのアレルギー有病率としばしば比較される。すべてのアレルギーの有病率は西洋化された国々のほうが高いままである一方、他の場所でも有病率は急速に高まっている。こうして、より多くのアレルギーを生み出すように思われる「環境」は、容易には形容しがたい――あるいは回避しがたい――ものだと判明する。

ある寒い冬の夜、真夜中も近い頃に、私はZoomでミーヌ・シン医師と話をしていた。彼女はインドのチャンディガールにある自宅にいる。中庭に面したテラスに腰掛けており、日よけで朝日から守られている。彼女はカメラをゆっくりと動かし、周りに青々と茂る草木を私に見せてくれた。背の高い木々、生き生きとした草、大きさも形もさまざまな灌木。花を咲かせているものもある。腰から下を毛布にぴたりと包んでいた私は、羨ましかった。私たちが話していると、彼女の背後で鳥たちが互いに鳴き交わす声が聞こえてきた。

シンは、チャンディガール医学教育研究大学院の先進小児医学センターに附属する喘息・アレルギークリニックで小児医学教授と小児肺臓学科長を務める。彼女はこのクリニックで、喘息と呼吸器アレルギーの患者を数十年にわたり診つづけてきた。アレルギーの問題はインドで高まっているのかと私が尋ねると、彼女は頷いた。

「以前は私たちが湿疹の症例を見かけることはまずなかったのですが、今ではかなり浸透しています」と彼女は言う。また、近頃はインドに食物アレルギーも登場している。これまではとても、とても珍しかった病気だ。「ピーナッツアレルギーのことをインドで聞いたことは全くありませんでした」とシンは説明する。「でも、今では症例が出はじめています。衛生仮説だけでこうなっているのかどうかは、私にはわかりません。他にも別の因子があるかもしれません」。

シンは、彼女の専門である喘息は過去数十年で大きく増加してきたが、インドの子供たちの有病率は近年3％から4％前後で安定しているのだと教えてくれた（1960年代終盤に報告された0・2％という割合から比べると大幅な増加ではあるが）。喘息患者の文化的・社会的特性は時とともに移り変わってきた。かつては都市部のエリート知識層と結びつけられた疾患だった（花粉症の場合とよく似ている）喘息は、今やもっぱら都市部の貧しい住民たちの疾患だとの評判だ。[11] 実のところ、世界保健機関（WHO）は低所得から下位中流所得の国々のほうが喘息による死者が多いことを報告している。こうした国々では重篤な症例において疾患をコントロールできる〔発作を防ぎ通常に近い生活を維持できる〕薬物治療が不足することと、医療資源全般へのアクセスが乏しいがゆえに、喘息の診断自体の障壁も大きくなることが原因となっていそうだ。2019年、WHOは世界全体で45万5千人が喘息からの合併症で亡くなったと試算した。[12] 喘息の合併症の影響を最も受けるのは貧しい人々だけでなく、小さな子供たちと高齢者もそうであり、高齢者は死亡リスクも更に高まる。

ＷＨＯは喘息を、「息切れと喘鳴の発作」を特徴とする、「肺の細い気道が炎症を起こして狭くなる慢性疾患」と定義する。発作の「重篤度と頻度は一人一人異なる」。歴史家のマーク・ジャクソンが喘息の歴史書に記している通り（『アレルギー　現代病の歴史』マーク・ジャクソン著、稲毛英介訳、大塚宜一監訳、時空出版、２０２１年）、また、本書でアレルギーの診断と追跡のあり方を検証する中でもすでに論じた通り、喘息はフリーサイズの既製服とは違い、１つのパターンが誰にでも当てはまるような肺疾患ではない。実際には、喘息は単独の原因による疾患というよりも、一定の症状のパターンを総称したものといえそうだ。なぜなら、喘息の根本原因の全容はまだ明らかになっていないからだ。喘息発症と関連のあるリスク因子は知られている――小児期の頻繁な感染、タバコの煙または高レベルの屋内外の空気汚染、そして遺伝的な感受性だ。だが、本稿の執筆時点で、唯一のものとなる決定的な喘息の定義はまだ存在しない。喘息の呼吸器アレルギーとの関連もなお議論の最中にあるが、シンのように、アレルギー性喘息とその他の喘息（例えば運動誘発喘息）の区別を弱める医療従事者たちは増えている。それは、大部分の喘息患者がアレルギーを併発しており、多種多様な環境中の刺激物が発作のトリガーとなるからだ。私がシンに、目にする呼吸器疾患の患者の数は増えているか、あるいは、担当する喘息患者の症状の頻度や程度が悪化しているようなことはあるかと尋ねると、彼女は頷いた。

「チャンディガールは比較的きれいで汚染の少ない都市ですが、ここでさえも、かなりの粒子状物質がありますよ。そして、踏切や大きな道路の近くにいる人々は、アレルギーの有病率がより高いのです」。

この言葉は私がシンシナティでパトリック・ライアンから聞いたこととも重なる。粒子状物質——そして貧困——への曝露は至る所でアレルギーと喘息を悪化させる。患者たちが他に何への曝露を受けているかを問わずだ。実は、WHOが喘息予防のために焦点を当てているのも、汚染物質の濃度を減らすことであり、アレルゲンを減らすことではない。これは、NO₂への継続的な曝露が小児喘息の有病率増加につながることを数々の疫学的証拠が示しているためだ。

また、アレルゲンは喘息発作を誘発、あるいは悪化させるかもしれないものの、発病そのものにおいて役割を果たしているかは不明だ。ライアンは、花粉と粒子状物質の組み合わせがワンツーパンチとなって、やがてアレルギー性喘息につながる小児期の発病を引き起こすのではないかと疑っている。そして、都市部の貧困地域に暮らす子供たちは、吸い込む空気の中の粒子状物質の濃度が高くなりやすい。こうした意味で、チャンディガールはシンシナティと何も変わりがない。

シンの患者の大部分は裕福ではない。彼女の勤めるクリニックは政府が運営する施設であるため、彼女の担当する患者は、他のところでは治療費が払えない人々が多くなりがちだ。このアレルギー・喘息クリニックでの診察待ちの期間は数ヶ月にも及ぶことがある。しかも、その待機リストには終わりがないのだとシンは話す。少なくとも彼女の視点からの話ではあるが、問題は、アレルギー治療の需要がかつてなく高まっていることだという。その需要に応えられるだけの人員が単純に不足している。

私がシンに、彼女の地域で何がアレルギーの増加を促進していると思うかと尋ねると、地域環境とインドの生活様式、それぞれの変化による二重の問題を指摘した。全くもって、その事情はありとあらゆる場所で変わらない。違うのは細部だけだ。更に南の、デリーやムンバイやチェンナイでは、どこもかしこもコンクリートで固められて混み合っており、汚染が更に多く、タバコの煙への曝露もより早くから始まるのだと、シンは説明する。チャンディガールにも大気汚染はあるが、植物も多い――それゆえ、飛散する花粉の量も多い。その理由の1つは、この都市がどのように設計されたかにあるという。

「この都市はゼロから作られたものです」とシンは説明する。「インド独立後に建設された都市で、設計したのはル・コルビュジエです。ですから、たくさん木を植えたのですね」。

チャンディガールは「庭園都市」のモデルを使って建設された。これは、激しい工業化への応答として英国で発展したモデルだ。20世紀の始まりに、英国人の都市計画家、エベネザー・ハワードは、都会の生活の最良の部分と田園地帯での農耕生活の最良の部分とを結びつける理想郷的な都市を設計したがっていた。その庭園都市と呼ばれる存在は、近代的な工場と窮屈な間に合わせの住宅が持つ醜悪さとみなされていたものに対抗すべく、より多くの緑地――従って、より多くの植物――を内包することとなる。チャンディガールでは、エリートの支配階級が豊かな緑に囲まれた家々に住むようになった。街中の大小の通り沿いにも木々が植えられていく。人工的な丘が設計された。それらがもたらした総合的効果が「より緑の多い」都市だった。

この計画によりチャンディガールは美しい街となった。ただし、花粉がひどく飛ぶ時期のある美しい街だ。多くの他の都市とは違い、チャンディガールでは現時点で毎日の花粉の飛散量測定が行われていないことをシンは嘆く。花粉の情報は切実に求められているのだと彼女は主張する。花粉の飛散量の追跡調査が行われれば、彼女はもしかすると呼吸器アレルギーと喘息の患者により良い治療を行えるかもしれない。

インドの喘息患者の苦難に寄与しているのはディーゼルエンジンと工場の排気だけではない。インドの多くの地域の局所的な空気品質にまつわるもう1つの問題は農地での野焼きではないかと、シンは話す。「人々が、農作物を刈る時にすることはですね、（中略）後に残ったものは何でも（中略）燃やしてしまうのです。その結果、空気の質を悪化させる煙をたっぷり発生させることになります。こうした状況の中で環境に手を加える方法を、私たちは学ばなければなりません」。だがシンは、喘息の有病率増加を抑えるために、インド人は自分たちの生活様式の選択を考え直さなければならなくなるだろうとも指摘する。「それはおそらく、自動車の使用を制限することや、在宅勤務をしたりすることについての教育から始まるでしょう」。

ある意味で、新型コロナウイルス感染症のパンデミックはシンの担当するアレルギーおよび喘息の患者たちにとって有益だった。なぜなら、このパンデミックはインドの空気品質にとって有益なものだったからだ。インドの大気は一時的に少し綺麗になった。粒子状物質が減ったのだ。このことと、パンデミックの間じゅうずっとマスクを着けていたことがおそらく相まって、シンの患者たちは普段よりも喘息の発作を起こさなかった。彼女の担当する呼吸器アレルギーの患者たちも、2020年の4月から5月にかけての花粉の多い時期を普段より楽にやり過ごすことができた。

パンデミックが去りはじめ、公共の場での衛生措置が少しずつ解かれていく中、シンはアレルギー発作の発生率に対するマスク着用の効果を測定する科学的研究を計画しようと考えている。彼女の患者たちにパンデミックが与えた負の影響は、もちろん、カビやダニなどに対する室内のアレルギーを抱える人々の症状が悪化したことだ。どうやら、アレルギーに対しては勝利などというものはなさそうだ。たとえ外の空気が一時的に澄んだ時でさえも。

実は、シンが最も多く診るアレルギーの1つは真菌〔カビやキノコ〕に対するアレルギーだ。彼女の担当患者のうち、コントロール不良〔症状の悪化や発作の頻発など、抑制がうまく効いていない状態〕の喘息を抱える患者のおよそ20%が、やがてアレルギー性気管支肺アスペルギルス症（ABPA）という重篤な肺疾患を発症する。ABPAは珍しい疾患であるものの、コントロール不良の喘息患者はよりこの疾患にかかりやすく、アスペルギルス属（*Aspergillus*。世界全体でこれまでに837種が発見されている）の真菌のうち複数種に感作されるようになる。

「ABPAはとても嫌な疾患です」とシンは言う。「喘息をうんと悪化させてしまうからです。肺を破壊してしまいます。単なる喘息ではそんなことにはなりません」。

そうなるのは真菌が過剰増殖してしまうせいだ。シンは増加した工事、不適切な農業慣習、そして徐々に変動する気候を、チャンディガール内外でのカビ胞子増加の背景として指摘する。

真菌は比較的湿った、暖かい環境下で繁殖する。そして、チャンディガール市内で新たに行われている多くの工事の現場が、かつて農地だった、地下水位の高い場所にある。「こうして作られる比較的新しい家々は皆、湿気の問題を抱えています」とシンは言う。チャンディガールのあるインド北部では、心配すべきチリダニはあまり多くない――彼女の患者たちにとってはありがたいことだ。だが、もっと温暖なインド南部では、患者たちが真菌、そして増加したチリダニの両方にさらされているのだという――喘息とＡＢＰＡを招く破滅的な組み合わせだ。そして不運なことに、ＡＢＰＡにはよい治療法がない。

「統一されたガイドラインはありません。人々はステロイドを使い、抗真菌薬を使います。ですが、私たちはこの喘息を治療しつづけなければなりません。患者たちのＩｇＥのレベルは天まで届くほど高いのです」。

気候変動、そして、それによって世界各地で生み出されているより湿潤温暖な天候により、真菌への感作は大きな問題となりつつある。特に南アジア諸国ではそうだ。こうした気温の急変動は、植物と真菌が繁殖する時期と様式に変化を与えうるものであり、実際に与えている――それが、世界中で増加する呼吸器アレルギーと喘息の患者に大混乱をもたらしている。[13]

そして、シンは将来よりよく、より効果的で、より安価な治療法がもたらされるかもしれないという希望を持ってはいるものの、私たちが今まさに歩んでいる道については何の幻想も抱いていない。彼女の街は美しいかもしれないが、微粒子、花粉、そして増加しつつある真菌の胞子が充満してもいる。その空気の質は、目下のパンデミックにもかかわらず、これからの10

年間で改善しそうにはない。彼女は自身のクリニックがこれから持ちこたえられることを願うばかりだ。

私たちの免疫系と変わりゆく自然環境

アレルギーは疑うまでもなく、現状あるいは史上最も重要な生物学的および医学的問題である。それは、アレルギーが、人間とより下等な動物がその環境――吸い込む空気、光・熱さ・冷たさなどの物理的要因、曝露されるもの、食べる食物、そして自らを侵すこともある多様な寄生生物――に示す反応の病理を示すものだからだ。

――H. W. Barber and G. H. Oriel, "A Clinical and Biochemical Study of Allergy," *Lancet*, November 17, 1928.

マンチェスターの過去、シンシナティの現在、そしてチャンディガールの迎えうる未来が私たちに伝えてくれるのは、私たちを取り囲む自然環境――前述の3例全てに共通するのは、特に私たちの吸い込む空気――が免疫機能に劇的な影響を及ぼしうるということだ。私たちのアレルギーのリスクは遺伝的な（部分的に受け継がれる）ものだけではなく、環境的な（私たちが日常的に遭遇する目に見えない粒子によって引き起こされる）ものでもある。私たちの環境が多種多様なアレルギーの増加の要因にある程度なっている、という考えを裏付ける最も強い証拠の

1つが、ひょっとすると、私たちの白血球そのものの研究から得られるかもしれない。

英国にあるトップクラスの非営利研究所であるウェルカム・サンガー研究所から近年（2020年）発表された研究〔Eddie Cano-Gamez and Blagoje Soskic et al., "Single-cell transcriptomics identifies an effectorness gradient shaping the response of $CD4^+$ T cells to cytokines," *Nat Commun* 11（2020）: 1801.〕は、私たちのT細胞が、ある抗原への曝露に反応して単純にオンオフを切り替えるだけの「スイッチ」ではないことを示している。それどころか、T細胞は「経験豊富」であるほど――つまり、特定の種類の抗原（例えばチリダニ）を認識し反応する上で、事前の「訓練」を受けていればいるほど――多様な反応ができるようになり、免疫系の反応のバリエーションが広がる。この研究では、ある合図に対して過去に反応した経験の多いT細胞ほど反応が速く、その傾向はT細胞がどんな反応を選ぼうとも変わらなかった。

「以前、人々は記憶T細胞が2段階の発達ステージを経るものと考えていた」。この研究の筆頭著者の1人であるエディー・カノ＝ガメス博士〔論文発表当時は大学院生〕はこう書いている。「しかし、我々は〔記憶T細胞の発達過程には〕一連の広範な記憶経験があることを発見した」。

研究者たちは、経験のない「うぶ」な〔naïve：実験生物学では、生物や細胞が刺激や薬物投与を受けていない状態を指す〕T細胞が特定の化学刺激を受けると、まずは免疫反応を落ち着かせたり制限したりする形でその刺激に応答することを見出した。しかし、もっと「経験のある」（つまり、その抗原に過去に遭遇したことのある）T細胞では、反応は正反対となった。この経験豊富な免疫細胞たちは炎症反応を強めたのだ。言い換えれば、あなたがスギ花粉と粒子状物質に曝露される回数が増えれば増えるほど、それらアレルゲンに対するあなたの反応は悪化するかもしれないということだ。すなわち、花粉の飛散量が多く、空気の質が悪い場所では、呼吸器アレルギーが多くなり、喘息が多くなり、ひょっとすると症状もひどくなるかもしれない。

実に多くの喘息患者が呼吸器アレルギーにも苦しんでいるという事実は研究者たちにとって驚くことではない。ノースウェスタン大学ファインバーグ医学部の元アレルギー・免疫学部門長で、現在は医学（アレルギー・免疫学部門、微生物学・免疫学部門、耳鼻咽喉科学部門）教授を務めるロバート・シュライマー博士は、喘息患者が花粉症を抱えている確率は90％だと説明する。シュライマーは喉の粘膜と粘液のはたらきを説明するたとえとして、アメリカンフットボールの巨大スタジアムの観客席でファンがウェーブを作る様子を挙げる。鼻腔に入り込んだ粒子状物質と花粉は、繊毛（一部の細胞の表面にあって小刻みに震えている、顕微鏡でないと見えないほど小さい毛のような構造物）の波打つような動きによって素早く鼻から〔喉のほうへと〕押し出される。これらの粒子を含む粘液は続いて喉の奥へと流れ落ち、胃の中へと入っていく。

「私たちは1日に約1リットルの粘液を飲み込んでいます」と、肩をすくめながらシュライマーは言う。しかも、これはアレルギーの症状や感染症が起きていない普通の日の量だという。「いくつかの研究によって、もしサッカリン〔人工甘味料〕や砂糖を染み込ませた紙を鼻に差し込むと、人はその甘みを約20分後に感じることが示されています――鼻の繊毛と粘液が物を押し出すのにかかるおよその時間です」。

咽頭部のリンパ組織（ワルダイエル咽頭輪〔ワルダイエルの扁桃輪〕）は、鼻から流し出されたものが喉に流れ込む辺りにある。ここに集まる組織には口蓋扁桃や咽頭扁桃などがあり、人体のリンパ系の一部を成している。その仕事は端的に言うと、粘液を濾して精査し、危険なものや有害なものが含まれているか判断することだ。もし含まれていれば、ワルダイエル咽頭輪は免疫反応の合図を出すことができ、その合図は肺にまで達する。

「さて、私がいま説明したプロセスは『統一気道（unified airway）仮説』と呼ばれるものの一部です」とシュライマーは説明する。「この統一気道仮説は、アレルギー性炎症が気道〔鼻、喉、気管、気管支〕で起こる時には、気道全体のあらゆるところでも起こる傾向があると論じるものです」。

この仮説はまた、花粉症、喘息、そして、空中の抗原への曝露と呼吸器アレルギーの発症との関連についての200年を超える観察と科学研究によっても裏付けられている。そして、気候変動のせいで農作物の栽培期間は〔特に北半球で〕長引いてきている。米国環境保護庁（EPA）が1995年から2015年にかけて作成した地図は、花粉の飛散時期が平均してミネソタ州で21日、オハイオ州で15日、アーカンソー州で6日長くなったことを示している。メリーランド大学で2002年から2013年の間に30万人から回答を得て実施されたある調査では、春の訪れのタイミングが変わった年には必ず花粉症が増加したことが示された[14]。春が早く始まると、花粉症の有病率は実に14％も高まった。これは、シンシナティやチャンディガールのような都市に暮らし、日頃から多量の粒子状物質、花粉、真菌胞子に曝露されている子供たちにとっては悪い知らせだ。

ブタクサを例にとろう――呼吸器疾患を引き起こす最大の自然環境刺激の1つだ。ブタクサは南北米大陸原産の顕花植物〔花をつける植物〕で、繁殖力の高さも花粉も悪名高い。多くの意味で、過去200年にブタクサが辿った歴史は、環境の変化がアレルギーにいかに膨大な影響を与えうるかを示す模範例となった。ブタクサは二酸化炭素（CO_2）のどんな変化にもひどく敏感に反応する。CO_2濃度が高いと花粉の産生が急増する。大気中のCO_2濃度の高まりは、ブタクサにとっては狂喜乱舞の現象かもしれないが、各地のアレルギー患者にとっては悲惨だ。

だが、この問題はブタクサだけでは終わらない。

ボストン大学の生物学の教授、リチャード・プリマック博士は、花粉のことをたくさん――個人的にも専門家としても――知っている。彼は大学院生の時にヘラオオバコ〔環境を撹乱された土地で最もよく育つ顕花植物〕について調べていたところ、その花粉に対する重篤な呼吸器アレルギーを発症してしまった。ヘラオオバコの研究をやめた後も、アレルギーは何年もしぶとく続いた。アレルギーは植物学者の職業病の1つなのだと、彼は私に語る。ほぼ全ての植物学者が、キャリアのある時点で何かに対してアレルギー体質になる。研究室では特定の種類の花粉に対し、普通に暮らしていればそうはならないほどの高濃度、高頻度で向き合うため、免疫系が負の反応を示す機会――そして誘因――が多いのだ。

私がプリマック博士と通話した時は、秋の中頃で気温は70℉〔約21℃〕だった。彼は天然のアレルゲンの産生サイクルについて話したくてうずうずしていた。この話題は彼の研究面での関心にぴたりとはまっていた。ボストン大学にあるプリマック博士の生物学研究室では、気候変動が春の授粉などの生物学的事象のタイミングに及ぼす影響に注目している。私が花粉と真菌胞子の多さについて尋ねると、彼は嬉々として、自分が過去40年にわたって観測してきた数々の変化について話してくれた。

要するに、もしあなたが自分の季節性アレルギーは年々悪化していると思っているなら、それはおそらく正しいということだ。花粉と真菌胞子の量は実際に移り変わってきた。現在、いくつかの気候要因が交わってこの問題を複雑化させている。

最も明確な変化として、気温や水温が上がっている。春の季節は、平均すると、大幅に早く始まるようになってきている――場所によってはなんと2月に始まるところもある。そのため、暖かな温度に反応する種類の植物の開花も早まっている。そして、それらの植物の繁殖期の終わりとなる秋の気温は随分と穏やかになっており、花を咲かせていられる期間は延びている。

「ニューイングランド地方〔米国北東部〕は私の出身地でもあるのですが、だいたいいつも9月下旬から冷たい空模様になりはじめて、10月上旬のどこかで凍てつくような極寒になるのが普通でした」とプリマック博士は説明する。「その間は全ての草本、ブタクサ、その他の花粉産生植物の開花がすっかり止まったものです。そして、いま気候変動に伴って起こっていることはというと、9月いっぱいから10月にかけてが、かなり暖かい陽気のままなのです。今年は10月に暖かな天候が幾度もあり、雨もたっぷりと降ったので、ブタクサなどの植物は伸びつづけて普段よりも多くの花をつけました」。

ブタクサなどの植物が秋にかけて長く花粉を撒き散らすことは、ブタクサアレルギーに苦しむ人々の苦難が長く続くことを意味する。だが、気候変動は呼吸器アレルギーに苦しむ人々の問題を大きくしているばかりではない。今の新しい天候のパターンを好むアレルゲン植物には、他に何があるだろうか？　それはポイズンアイビー〔poison ivy：ウルシ科ウルシ属の植物〕だ。

「ポイズンアイビーは私が子供の頃に比べてまさに劇的に広がっています」。プリマック博士は淡々とした口調でそう言う。「こうした種類の植物はあちこちに広がっています。以前よりも繁殖力が高くて、以前にはなかった場所に生えているのです」。

大気汚染そのものから恩恵を受ける植物もある。空気中を循環する二酸化炭素が多くなると、ブタクサやポイズンアイビーのような植物にとって有利になる。だが、植物というものは高い窒素濃度も大好きだ。

「過去には、土壌中の窒素が多くの植物にとっての制限栄養素〔環境中の濃度が低いことが生物の成長の制約となっている栄養素〕となっていました」とプリマック博士は話す。「しかし、化石燃料――石油、石炭、天然ガスなど――を燃やすことが増えたために、窒素を含む粉塵が以前よりも多く生み出されるようになりました。そして、この塵は、地面に落ちれば土壌の肥料となります。それで、ブタクサのような植物は高まった土壌中の窒素濃度を、量の増えた空気中のCO_2を、そして高くなった気温を利用して、昔よりも高い繁殖力で育ち、より多くの花粉を作ることができるようになったのです」。

一連の環境変化は、より侵略的な〔在来種を脅かす〕種の植物に対してよりよい繁殖場所を生み出してもきた。カリフォルニア州南部、アリゾナ州、ニューメキシコ州といった場所〔米国南西部）では、侵略的外来種の草の侵入のせいで花粉の量が増えている。米国中西部では以前よりも温暖な気候と、草の開花が通常よりもかなり遅くなっていることによる影響が出ている。そして米国南部では、すでに高い湿度との相乗効果で、いろいろなものがますます湿り、ますます熱くなっている——カビアレルギー持ちにとっては悪条件だ。これらはカビの生育には理想的な条件で、空中のカビ胞子も以前より多い。

というわけで、突き詰めると、アメリカ合衆国内で気候変動がアレルゲンに与える直接の影響を目の当たりにしているのは1つの地域だけではない。そして、私たちが対処しようとしている問題——カビからブタクサ、オークの木、侵略的外来種、ポイズンアイビーに至るまで——はそれぞれ少しずつ違うかもしれないが、その問題のどれもが、更なる苛立ち、ひりつきへ向かう方角を私たちに指し示している。

花粉の量は2040年までに全体として2倍にまで増えると予測されており、その花粉はより「感作能の高い」ものとなるだろう（花粉中のペプチド含有量が増えることで、私たちの免疫系の反応が悪化する可能性が高い）。近年のある研究は、花粉の飛散時期が延びることで、アレルギー性喘息による救急救命室への搬送が増えることを示唆している。[15] この研究はオークの花粉に着目しているのだが、オーク花粉が原因で救急救命室に運ばれる人は米国内だけですでに毎年約2万人もいる。2017年にメイヨー・クリニック［ミネソタ州にある大型総合病院。研究・教育に力を入れる］で行われた研究では、気候変動と、真菌の増殖速度の高まりにつながったCO_2濃度上昇の関連が示された。[16] この研究は、真菌類への曝露が細胞の防御を弱め、アレルギーを悪化させる可能性のある細胞炎症を引き起こすことを示した。

気候変動はまた、世界中で洪水の悪化と気温上昇も引き起こしている。それはつまりカビの増加を意味する。私たちがすでにチャンディガールやニューオーリンズ（巨大ハリケーン「カトリーナ」の後でアレルギーの有病率が急増した）で目の当たりにしはじめている通りのことだ。気候変動は気象のパターンも変容させつつあり、嵐は呼吸器アレルギーと喘息の症状を悪化させる。「雷雨喘息」と呼ばれる現象だ。降雨がバイオエアロゾル（微生物、真菌胞子、花粉やそれらの分解物による微小な浮遊粒子）を破裂させ、落雷が花粉の破片にぶつかった後、強まった風がそれらの破片を何キロにもわたってばらまく。２０１６年にオーストラリアのメルボルンで起きた雷雨喘息では、わずか2日間で1万人以上が呼吸困難で救急救命室に運ばれた。

これら全てが、私たちの自然環境に加わる変化が過去、現在、そして未来にわたって私たちの免疫系の機能に影響を及ぼしつづけ、アレルギーの悪化をもたらすという主張の信頼性を高める。だが、たとえ私たちがあの統一気道仮説を受け入れ、その裏付けとなる全ての科学的根拠を認めるとして、それでは、湿疹（皮膚アレルギー）と食物アレルギーの同じく劇的な増加を引き起こしたのは何だというのだろう？　これらも自然環境のせいなのだろうか？

ワシントン大学の免疫学者であるエリア・テイト・ウォニョ博士は、私にこう言った。「事情は複雑です」。

テイト・ウォニョは犬のアレルギーを研究している。議論の余地はあれど、犬は私たちにとって贔屓の伴侶動物種といえるだろう。私たちの飼う猫、犬、鳥は、私たちの家の中に住み、人間とあらゆる住空間を共有し、人間が製造した食物を食べるという点で特別だ。テイト・ウォニョは人間のペットや家畜もアレルギーになるという事実を指摘し、問題の大部分を引き起こしているのは私たちの全体的な環境だとする考えを裏付ける。ふらふらになってしまったのは私たちヒトの免疫系だけではない。私たちと暮らす動物たちの免疫系もそうなのだ。

「環境面で何かが起きているという論争があると思います」とテイト・ウォニョは言った。「それが食べ物なのか、工業化なのか、化学物質、毒素、それら全部なのか、その有害な組み合わせなのかと」。

まだよくわかっていないのが、私たちが次の章で注目するこの「有害な組み合わせ」の部分だ。第6章では、私たちがこれまで生活様式に加えてきた、もしかすると自分たち——とペット——の免疫機能に負の影響を与えているかもしれない、ありとあらゆる変化を探っていく。

第6章　自業自得？　現代のライフスタイルとアレルギー

エリザベスは30代後半のエンジニアだ。彼女には3人の素晴らしい子供たちがいる――その全員が、何らかのアレルギーを抱えてしまっている。長女のヴァイオラ（12歳）は、赤ん坊の時には湿疹ができ、今は花粉に対する環境アレルギーと、トウモロコシ、木の実〔アーモンドやクルミなど〕、ピーナッツに対する食物アレルギーがある。息子のブライアン（3歳）も、赤ん坊の時に湿疹があった。その後、彼はピーナッツと大麦に対するアレルギーを発症した。これは今わかっているアレルゲンのみで、母のエリザベスは他にもあるのではないかと恐れている。次女のアメリア（5歳）は乳児期に乳製品アレルギーを起こしていたが、今は乳糖不耐症があるだけだ。アレルギーの面でいえば、彼女が3人の子供たちの中で一番軽い。

私が話を聞かせてもらった時には、すでにエリザベスは子供たちの掻き乱された免疫系に対処するベテランになっていた。彼女のアレルギーの理解は、大部分が長年にわたる自身の経験に基づいている。彼女はまた、自ら立ち上げたトウモロコシアレルギーの子供を抱える親の支援グループに属しており、他の親たちに食物アレルギーを啓発する試みに深く取り組んでいる。

エリザベスは、自分や支援グループの他の母親たちは、年月を経る中で、自分の子供たちがアレルギーを抱えている理由についての「理論」をそれぞれ築き上げてきたのだと話す。彼女自身の理論はというと、ヴァイオラとブライアンはどちらもまだ小さな赤ん坊の頃に高熱で救急救命室に運ばれ、念のためにと抗生物質を与えられた。エリザベスはこの抗生物質群のせいで自分の子供たちの腸内微生物叢が変容し、食物アレルギー発症につながったのではないかと考える。息子のブライアンの件では、彼女はそもそも抗生物質の投与に同意した自分自身をも責めている。長女のヴァイオラに起こった出来事があったのだから、自分はもっと事情をよく知っておくべきだったのだとエリザベスは話す。

「今日に至るまで、ずっとひどく後悔しているんです」とエリザベスは話す。「あれこそがブライアンのリーキー・ガット〔「漏れやすい腸」。腸壁バリアが弱り、アレルゲンが体内に入り込みやすい状態。第4章の「リーキー・スキン」と類似の概念〕と、延々続いているその他の問題を引き起こした原因なんだと、腑に落ちているので」。

抗生物質への早期曝露がヴァイオラとブライアンの病を引き起こしたのだとエリザベスが考える理論的根拠の1つに、彼女の家系ではこれまで他に誰一人として何のアレルギーも発症してこなかったことがある。親類縁者の中でアレルギーがあまりにも珍しかったため、彼女の両親〔子供たちの祖父母〕は当初、診断を信じなかったほどだ。彼らは「自分たちの頃は」みんな何でも食べて平気で過ごしていたものだと主張した。彼らに言わせれば、食物アレルギーというのはあれこれ騒ぎ立てられているだけで意味のない、馬鹿げた考えだった。

だが、ヴァイオラとブライアンがどちらも多様な場面で度々食べ物に対してアナフィラキシーを起こし、救急救命室に運ばれる羽目になると、エリザベスの両親の目にも、孫たちのアレルギーは確かな「現実」として映るようになった。

子供たちが複数のアレルギーを発症してからというもの、エリザベスの家族の日々の習慣は深刻な影響を受けてきた。「私の人生は子供たちのための料理を中心に回っているんです」とエリザベスは説明する。「私たちは、外食はしません。子供たちの料理を作ってくれる人たちを信用しないのです」。

外食をしない代わりに、エリザベスは毎朝6時30分に起きて特別な朝食を作る。3人の子供たちのアレルゲンを全て避けた食事だ。続いて、彼女は子供たちの昼食を作り、弁当箱に詰める。「毎朝、私は24個の隙間を埋めるんです。子供たちを学校に送り出すために、埋めなければいけないお弁当箱とおやつ箱の仕切りが24ヶ所」。彼女は全ての料理を一から作る。なぜなら、市販の加工食品の大部分には子供たちの誰かがアレルギー反応を起こす食材が少なくとも1種類は含まれているからだ。

2、3ヶ月前、エリザベスたちは他の4家族と共に休暇に出かけ、Airbnbを利用して部屋を借りた。ブライアンは交差汚染〔交差接触。アレルゲンの意図しない混入〕によるアナフィラキシーで救急救命室に担ぎ込まれた。エリザベスは、彼女の家族は今後一切、彼女が「清掃監督」ではない家に他の人と滞在しないと話す。

「『どうしてあれを食べちゃいけないかわかる?』と、私はブライアンに尋ねるんです」。エリザベスは言う。「すると彼はこう言います。『うん。ブライアン、アレルギー。いたいいたいなっちゃう。ママぼくにちゅうしゃして、いっしょにびょういんいく』。彼はエピペンのことを覚えているんです。覚えているのは、痛いからです。1・5インチ〔約3・8センチメートル〕の針がブスッと刺さるんですよ」。

エリザベスが持ち物の中にエピペンを入れるのを見るたびに、ブライアンは走って彼女から離れる。彼女はそれを見ると、自分が世界で一番大きなモンスターになったような気持ちになり、罪悪感を抑えられないと話す。彼女が持ち運ばなければならないエピペンと嫌な感覚をブライアンが結びつけているためだけではない。突き詰めれば、彼のアレルギーの責任は自分にあると感じているからだ。

エリザベスの身の上話——そして罪悪感——は珍しいものではない。アレルギーの子供を抱える多くの保護者が、自分の子供はそもそもなぜこの病を発症したのだろうかと考え、そして悩む。彼らは、自分たちの生活様式、世帯環境、あるいは無意識の習慣などに関する何事かが子供の苦しみに寄与しているのではないかと恐れている。その不安には、何らかの根拠や確固たる論理的判断が欠けているわけではない。特に、重篤な湿疹と食物アレルギーの子供たちの親は、自分たちの過去に対してある種の考古学を行う。思い出をふるいにかけて、繰り返し行った物事だとか、早いうちに曝露させたものだとかを——表面的には全く説明のつかない状況に、何とかもう少しばかりの説明をつける助けになるかもしれないものなら何でも——探し出そうとするのだ。その衝動は理解できる。

エリザベスや支援グループの他の母親たちと同じように、私が相談や取材をした多くの一般の人々は、アレルギーを引き起こす要因について独自の仮説を持っていた。大部分の仮説は、科学の面から見た有力候補とも合致しており、また大部分の仮説が、私たちの環境に加わった変化に原因がありそうだとの考えに何かしら関わっている。人口統計学的属性の比率を反映させた800人の米国人参加者に対し、私が2018年9月に行った調査では、回答者の57%近くがアレルギーは汚染のせいで起きていると考えていた。また、48%が人工の化学物質が関わっていそうだと考えていた。3番目に多かった回答は、同率でそれぞれ38%が挙げた、気候変動と、私たちの住習慣・食習慣の変化だった。

私が本書のために本格的な下調べを始めた時、多くの環境変化――例えば汚染だとか、細菌、ウイルス、寄生虫への曝露が減ったこと――と現代的な都市型生活との組み合わせが、増えゆくアレルギーの謎を解く2本の鍵になっていそうだというのは、直感的に明らかなことと思われた。私たちが周囲の環境と結ぶ関係がうまくいっていないのだと、私は推論していた。きっとそうなのだと感じていた。というのも、私には自説を支持する揺るぎない「証拠」があると思っていたからだ――ニューヨーク、サンフランシスコ、香港のような、汚染物質の降り注ぐ密集都市に暮らしはじめる前は、私は満ち足りた、健やかな、アレルギー知らずの人間だった。

インディアナ州の農村部で過ごした私の幼少期は、少なくとも私の思い出す範囲では、ほとんど牧歌的なものだった。私たちは殺虫剤を使わない自分たちだけの菜園で育った野菜と果物を食べていた。屋外の新鮮な田舎の空気の中で日々を過ごした。私たちはトウモロコシが何列も並んで育つ畑の土の中や、近所の納屋の中で遊んだ。クローバーの葉やタンポポの茎を食べたし、時々、庭の草を食べることもあった。要するに、私はここ200年にわたってアレルギーが増えつづけている理由についての主な仮説の1つを信じているのだ――そう、衛生仮説だ。衛生仮説は「清潔すぎる」人々がアレルギーを発症するのだと仮定し、人生のとても初期のうち（1歳になる前）に多様なバイキンに出会うこと、とりわけ農場や、きょうだいの複数いる大家族の中で暮らすことが体を守ることになるとする。衛生仮説の支持者たちは、ちょっとした「汚れ」への曝露が私たちにとって良いことだと信じている。適切な時に適切な細菌に接することで、幅広い外部刺激に適切に対応できるように乳幼児の免疫系が訓練されるという。もしこの初期訓練を受けなければ――あるいは誤った曝露を受けたり、適切な曝露であっても時期が誤っていたりすれば――、免疫系が後の人生で過剰反応する下地ができるという。

私はかつて、農村部の大家族（叔父と叔母の大部分に3人以上の子供がいた）であった自分の家系はアレルギーの有病率がずっと低いだろうと思い込んでいた。衛生仮説のロジックに従うと、この想定は正しいはずだった。ところが、親戚のアレルギーについて聞くために故郷に電話をかけてみると、たちまち、自分の家系の免疫系がどんな都会暮らしの家系とも違わず掻き乱されていたことを思い出させられたのだった。すると、少なくとも私の家系のアレルギー歴と、最新の研究の一部（この後すぐに掘り下げていく）に従えば、田舎暮らしというのは私たちの免疫系の発達に効く万能薬ではないかもしれなかった。衛生仮説はアレルギーという謎の決定的な答えではないのかもしれない。

だが、すでに見てきた通り、生活様式と周辺環境の変容が問題につながったと推測しているのは、21世紀に生きる人々のみばかりではない。ジョン・ボストックとチャールズ・ハリソン・ブラックレイの時代にも、枯草熱は農業手法の変化、そしてはびこる空気汚染のせいだとされていた。すでに1951年には、傑出した内科医であり、全米の新聞に配信される医学コラムの書き手だったウォルター・アルバレス医師が、呼吸器アレルギーと喘息の劇的な増加は環境中に増加した化学物質のせいだと非難していた。

この200年間で、私たちはアレルギーが格段に大きな問題の1つの徴候にすぎないのではないかと皆で気を揉んできた。自分たちがしていること、あるいはすでにしてしまったことが、皆にとてつもないひりつき、痒み、不快感、そして病気を引き起こしているのではないかと。本章で検討していく全ての仮説を結びつけるのがこの考え方だ。私はこれを、アレルギーの原因の「自業自得」仮説と呼ぶ。自分たちが皆の総合的な生き方に加えた変化がアレルギーを悪化させていると考えるのはほとんど直感的なことだ。

だが、その考えは合っているのだろうか？　アレルギーの専門家たちに取材をする時、私は彼らに最終的に1つの意見を選ぶことを強いる。すると、多くは衛生仮説が正しいと言う――そして、これが最有力の仮説でありつづける。しかし、この章を通じてこれから探っていく通り、他に多くの人々が、私たちの腸内微生物叢を変化させ、アレルギーを悪化させたのは自分たちの食生活、つまり、食物の育て方と食品の作り方の変化であると考えている。他にも、私たちが日々接する多様な人工の化学物質やプラスチックが免疫系を更に炎症化させていると論じる人々がいる。誰もが同意できるのは、私たちの遺伝＝環境相互作用（遺伝情報のエピジェネティックな変化ともいえる）が、アレルギーの急増において、鼻、腸、皮膚の微生物叢の構成と同じく大きな役割を果たしていることだ。

私たちはこれから、アレルギーの原因について、「近代的」な生活様式が免疫機能に与える影響に焦点を当てた主要仮説を検討していく。私たちが食物をどのように生産し、加工・調理し、食べるか。慢性的な睡眠不足と高レベルのストレスが続く近代の労働文化。私たちがヒトの医薬品に用い、動物の餌に入れて食べさせる抗菌剤、抗寄生虫薬、抗生物質。ガーデニングと、緑の生い茂る庭を持つことへの執着。これら全てが、アレルギーの発症と着実な増加の容疑者だ。19世紀の神経症的行動と不安を抱える性格から21世紀の食生活と微生物叢へ、アレルギーの犯人として非難される対象が変化する中で、私たちの文化と日々の習慣がここ200年での炎症悪化において果たしているかもしれない役割が綿密に検証されるようになった。つまるところ、私たちが自分自身を責めることは**確かに**合っている。少なくとも部分的には。私たちの近代的なライフスタイルの総体が、近年のアレルギー増加の根源にありそうだ。

白人で、不安で、不自由のない人々
——不安とストレスをアレルギーの犯人とする行為の略史

1800年代、何が枯草熱と喘息を引き起こしているのかはっきりとわかっていなかった時代には、医師たちはしばしば患者にその最悪の症状の原因が——少なくともある程度——あると咎めた。1859年、英国の初期の喘息研究者であり、自身も喘息に苦しんでいたヘンリー・ハイド・ソルター医師は、枯草熱と喘息は主として神経疾患なのではないかと感じていた。20世紀初頭にロンドンの小児病院のアレルギー・クリニックで働いていたアレルギー専門医、ジョージ・W・ブレイ医師は、「多くのアレルギー状態は恐怖と情動の直後に続いて起こり、一方、期待は有害な影響を持つ」と示唆した。[1]

20世紀の冒頭にハーバード大学〔米国マサチューセッツ州〕で実施された研究は、厳しい罰、あるいは「母親に潜在意識下で向けられた執着または嫌悪」によって子供に喘息が起こるかもしれないと示唆した。[2] こうしたアレルギーの原因観は決して稀なものではなく、大部分のアレルギー研究者が診療所で見慣れていた患者の類型に結びついていた。

最初の呼吸器アレルギー患者たち（少なくとも、その不調で医師の診察を受けに行った人々）は、白人で、都会に暮らす、教養のある人々に偏りがちだった。その多くは幼い少年と女性で、それゆえに医師たちは身体虚弱や気弱さを枯草熱と喘息と関連づけはじめた。過去の科学書は、1935年になって出版されたものでさえ、アレルギーを「神経系の一部の過剰興奮性あるいは不安定性」や「過敏症」と定義していた。別の言い方をすれば、神経質で不安症の人、「ノイローゼ患者」がアレルギーを発症したということだ。枯草熱と喘息を弾き起こす機構は、アレルゲンそのものだけでなく、患者の神経系を乱し、通常なら「バランスのとれたアレルギー状態」であるはずの状態から患者を引っ張り出してしまうあらゆる要素だと考えられていた。

1931年の著作の中で、名高いアレルギー専門医であったウォーレン・T・ヴォーガンはあらゆるストレス因子――感染症、不眠症、不安、月経中や妊娠中のホルモン、感情の乱れ、あるいは身体活動――がこの「不均衡」に影響を与えてアレルギーや喘息の発作を引き起こす可能性を持つと論じた。[3] 同時代のサミュエル・ファインバーグ医師は、１９３４年の著作で、アレルギー患者は平均よりも高い知性を持つ傾向があるが、同時に、より「用心深い神経系」を持ち、より感情的で「斑気《むらき》」であると示唆した。[4] １９３９年、レノックス・ヒル病院〔ニューヨーク市の非営利病院。研究・教育に力を入れる〕のアレルギー・クリニック長だったローレンス・ファーマー医師は、「アレルギーの劇的展開において決定的な役割」を演じるものとして最も確かなのはプシュケー〔精神、霊魂〕であり、情動がしばしば重篤な発作の引き金になると論じた。[5]

数十年の経験を持ち、かなり名の知れたアレルギー専門医であったアーサー・コカ医師は、１９３１年の著作で「過食」と「運動不足」が喘息の発作を引き起こす可能性があると示唆した。[6] 彼は担当する患者の人柄に、症状の出現に先立つ共通の変化があったことを特定した。コカ医師は、食物アレルギーでは「短気と不機嫌が共通の前兆」であり、傍目にわかる、一般的な「神経過敏」の一種が、彼らの病の唯一の症状かもしれないと論じた。しかし、彼は「精神的治療」〔精神分析〕がアレルギーの管理や発作予防にあまり有用ではなかったことにも言及している。

この件についての正典となる本を１９３１年に著した食物アレルギーの専門家、アルバート・ロウ医師は、多くの人々が食物アレルギーを真剣にとらえておらず、病を患者たちのせいにしていると論じた。自己申告による症状は大部分が肉眼では確認できないため、食物アレルギー患者たちは疑念と厳しい目を向けられた。ロウは、食物アレルギーはおそらく広く生じているだろうと考えた。医師たちがまっとうな本物の疾患としてこの病気にもっと目を向けさえすれば――。ロウは「多くの医師が食品に対する特異体質は想像上のものだと考えている」[7]ことに不満を訴え、女性のほうがより食物アレルギーに見舞われやすいと言及した。そのために症状を軽視する医師がより多くなっていたのかもしれない。女性の症状は、当時の多くの医師たちから単なる「錯覚」と見られていた。[8]ロウは同業者たちがもっと偏見をなくし、他の方法では手立てのない患者に対して食物除去療法を試みようとする姿勢を育むことを強く促した。

1950年代、アルバレスはメイヨー財団に寄せた文書で、神経もしくは感情面の緊張が、アレルギー反応や特定のアレルゲンへの感作の引き金となり、呼吸器アレルギーまたは食物アレルギーを引き起こす可能性があると示唆した。彼はストレスそれ自体が「アレルギー様《よう》」症状を生み出すかどうかは不明であり、内科医および専門医の間での議論の的となっていると注釈を添えている。とはいえ、アレルギーが大いに繊細な、高度に教育を受けた人々に起きる問題であること、こうした人々の間で過剰反応行為が特定の食物に対するアレルギーを引き起こしうることは明らかであるとされた（今の私たちには明らかな誤りだとわかるが、当時はなお、この考えはまことしやかな印象を与えていた）。

アルバレスは更に、患者が食物アレルギーなのか、抑鬱状態なのか、あるいは単に「ある食物に対する偏見」を持っているのか否かを判断するのは、不可能とはいわずとも困難であると述べた。[9] 1953年まで、ファインバーグはアレルギーについての小冊子で、いわゆる食物アレルギーと呼ばれているものの多くの事例は、鬱、不眠症、あるいは過労の症例にすぎないと忠告していた。[10]

最初期のアレルギーの治療法の中には、患者の精神状態と彼らの最もひどい症状を結びつけるこの安易な連想を反映したものもあった。19世紀から20世紀初頭まで、多くの医師が枯草熱と喘息の患者に対し、発作の引き金となるかもしれない一切のストレス源や身体運動を避けるよう助言し、治療に阿片、アルコール、その他の鎮静剤を常用していた。この慣行は次第に廃れたものの（効果がなかったことと、阿片剤は処方が非常に危険な場合があるとの認識が高まってきたことが一因である）、大部分の医学書は1960年代まで鎮静剤をしぶといアレルギーの症例に対する有望な治療法の1つに挙げていた。アレルギーについてのその時代の勧告はなお、ストレスおよび情動とアレルギー発作の関連づけの影響を持ちつづけていた。米国アレルギー財団〔現：米国喘息・アレルギー財団〕の発行した小冊子は、情動とアレルギー発作の関係を「興奮、怒り、更には恐怖までもがアレルギー発作の引き金となりうる」と記して論じていた。[11]

1世紀以上にわたって神経症とストレスをアレルギーと同一視してきた結果、アレルギーに苦しむ人々もそうでない人々も等しく大勢が、アレルギーと喘息は都市の裕福なエリート――「白人で、不安で、不自由のない者」――の弱さと思い込むようになった（そして、驚くまでもないことだが、私たちは第10章でアレルギーに対する21世紀の文化的理解とメディア表現を精査していく際にこの融合を再び目にすることとなる）。著名な免疫学者でありアレルギー専門医のロバート・クックは1947年までに、アレルギーをノイローゼの代わりの診断名とする傾向（「真面目」な医療従事者たちの間では、これが気まぐれや一時的な流行の診断に過ぎないとして悪評が立っていた）の高まりを非難した。[12]

この烙印と患者個人への非難は長く消えずに残った。それらは、アレルギー持ちの人々はその「ふりをしている」のではないかという疑念や、アレルギーはがんや糖尿病などのような「深刻」な病気ではないとの思い込みなど、私たちが現代に抱く考えの中にも顔を覗かせる（この問題については第10章で更に詳しく見ていく）。また、アレルギーに苦しむ人々――とりわけ喘息患者――が日々のストレス源と自分の総合的な精神面の健康をアレルギー反応の高まりや症状の悪化と結びつける考え方にも、これらは影響を与える。私が本人のアレルギーについて話をさせてもらった多くの人々は、自分のアレルギーと心身の充足はほぼ同義だと感じている。その関連は双方向性だ――彼らが健康で幸せなら、彼らのアレルギーの重篤度は下がり、発作の頻度も減るという。ストレスと疲労はアレルギー発作の産物でもあり、原因にもなるという。

そして現実を直視すれば、私たちはストレスに満ちた時代に生きている。2020年代は世界的パンデミックと、過去最大級の山火事、旱魃、洪水から始まった。世界経済は今なお新型コロナウイルス感染症の混乱の中にあり、減退の兆しを見せている。私たち皆が経験している不安と重圧の高まりがアレルギーにも影響しているのだろうか？　私たちのストレスのレベルと免疫系の間に直接のつながりはあるのだろうか？　もちろん、その答えは「イエス」だ。

研究者たちはこの数年間のうちに、体中のマスト細胞から放出されるヒスタミンを通じてストレスが私たちの免疫反応に直接影響を及ぼすことの証拠を見出した。私たちが精神的、身体的なプレッシャーにさらされると、体はコルチゾールやアドレナリンなどのストレスホルモンを放出する。ミシガン州立大学で実施された近年の研究では、マスト細胞がそうしたホルモンの1つ、コルチコトロピン放出因子（CRF）〔別名：コルチコトロピン放出ホルモン（CRH）〕にとても反応しやすいことが見出された。[13] 研究者たちは、〔細胞の表面でCRFの信号を受けとる〕1型CRF受容体（CRF1）を通常通り持つマウスがCRFを投与される〔あるいはストレスそのものにさらされる〕とマスト細胞が増加し、マスト細胞による脱顆粒応答〔ヒスタミンの放出〕が起こることを見出した。一方、この1型CRF受容体が欠けているマウスではマスト細胞の活性化の度合いがはるかに低く、その結果、普通のマウスよりもストレスをかなりうまくやり過ごすことができた〔アレルギーを誘発するストレス源に曝露された際のアレルギー発症率が、通常のマウスよりも54％低かった〕。別の言い方をすれば、二者のうち、ストレスへの感受性がより高いマウス〔通常のマウス〕のほうがアレルギー反応を起こしやすかった――そして、ストレスホルモンによって直接にヒスタミン応答が活性化された――ということだ。

1700人のドイツ人を対象としたある研究では、ミュンヘン工科大学の研究者たちが、アレルギーと一般的な精神疾患の間に相関を見出している。[14] 参加者のうち通年性アレルギーを抱えていた人々は、鬱にも苦しんでいる可能性が他の人々より高かった。季節性の花粉アレルギーを抱えていた場合、不安も抱えている可能性が他の人々よりはるかに高かった。

米国国立衛生研究所（NIH）の食物アレルギー専門家、パメラ・ゲレリオ医師はこの話に納得がいくという。私が食物アレルギーの原因について取材した際に彼女が触れたのが、私たちのプロトンポンプ阻害剤〔細胞から水素イオンを汲み出してカリウムイオンを取り込むタンパク質（プロトンポンプ）のはたらきを妨げる〕——胃酸の分泌量を調整するためによく処方される薬剤群——の使い方と、食物に対する成人のIgE感作の間のつながりだ。プロトンポンプ阻害剤は私たちの胃腸の酸性度を弱めるため、胃の中の食物は通常よりも分解されていない（免疫系に異物として認識されやすい）状態で吸収されることになる。胃酸の量は私たちの食生活とストレスのレベルと結びついているため、これは現代の生活様式がいかに私たちの免疫系に影響を与えているかを示す明確な事例といえる。

だが、ストレスの悪影響を受けているかもしれないのは食物アレルギーの患者だけではない。湿疹の専門家であるピーター・リオ医師は、ストレスと皮膚のつながりは明白だと私に語った。そして、ストレスによって引き起こされた——少なくともストレスが一因となった——医学的状態の治療は、単に薬の種類を増やすだけでは成しえないという。この場合の治療はもっと全体観的でなければならず、患者のライフスタイルのあらゆる側面を包括すべきだと彼は主張する。

「誰かをストレスで参らせれば、その人の皮膚バリアが壊れはじめる。そうなるのを実際に示すことだってできるんです」とリオは説明した。「健康な人だってそうなりますよ。西洋の人は時々『もう、ストレスの話なんてやめてくれよ』なんて思うでしょう。でも、これは皮膚を痛めつけている生理学的なストレスの話です。本当に起きていることですよ。そして、私たちは信じられないほどストレスだらけの社会に住んでいるんです」。

更に近年の科学的知見によれば、少なくとも、個々人のストレスレベルが上がると私たちのアレルギー反応が過活動モードに入ることは明白に思われる。しかし、これはアレルギー医学の黎明期――患者の精神状態がしばしばアレルギーの直接の原因として非難された時代――に言われてきたこととは異なる。ゲレリオやリオのような21世紀のアレルギー専門家たちが主張しているのは、患者たちの暮らしてきた環境――職場、家庭、都市、町、共同体――が外的ストレス源の在処だということだ[15]。長い活動時間、手の届きにくくなる託児費用、縮小する社交の輪、悪い経済状況、長い通勤通学時間、増える残業。これらのいずれも、そして全てが、患者のストレスレベル上昇を引き起こしうる。そして、高まるストレスが私たちをもっと苛立たせ、刺激しているのだ。

説明のついた衛生仮説

20世紀が過ぎゆき、免疫系の機能についての研究が更に積み重ねられる中、過敏な免疫反応の病因（原因）に対する関心は、遺伝、アレルゲンそのものへの曝露、患者の元々の性格から、近代的な生活環境の微生物学的な内容物へと移った。ここで、衛生仮説により注意深く目を向けてみよう。ひょっとすると、アレルギーの原因についての仮説で最もよく知られ、最も頻繁に受け入れられているのが衛生仮説かもしれない。

おそらくあなたは、子供の発達の観点からは「清潔すぎる」〔衛生的でありすぎる〕のもあまり素晴らしいことではないという考えにも慣れたことだろう。子供が泥まみれで遊んだり、ちょっとばかり身なりが汚れたり、お互いによだれや食べこぼしをベタベタとつけ合ったりするのは構わない――子供にとってはいいことなのだ――という考えも耳にしたことがあるかもしれない。これが衛生仮説の背景にある根本の発想であり、そもそもは、20世紀後半に喘息、湿疹、食物アレルギーの爆発的増加に説明をつけようと試みるために仮定された話だ。

１９８９年、疫学者のデイヴィッド・ストラカンは英国医師会雑誌（ＢＭＪ：*British Medical Journal*）に「Hay Fever, Hygiene, and Household Size〔枯草熱、衛生、世帯規模〕」という題の短い論文を発表した。[16] ストラカンは、１９５８年3月の同じ週に生まれた１７００人超の英国人による全国規模の標本から得たデータを用いた。彼は次の3点に着目した。（1）調査参加者が23歳の時点で、何名が枯草熱〔花粉症〕の症状を自己申告したか。（2）参加者が11歳の時点で、何名の親が参加者本人の枯草熱の症状を申告していたか。（3）参加者が生後7日以内に湿疹を発症したかどうかを親が思い出せるか。ストラカンはデータに説明をつけるためにたくさんの変数を精査したが、彼に際立って見えた関連性、そして彼がＢＭＪに報告した発見は、参加者の子供時代の世帯規模と、きょうだいの中での生まれた順番に集中していた。

ストラカンが最初のデータから見出したのは、きょうだいのうちでも下の子ほど花粉症や湿疹の発症から守られていそうだということだった。これは社会経済階級上の一切の違いにかかわらず見られる傾向だった。ストラカンは、このアレルギー有病率の低さは、「もし、上のきようだいとの不衛生な接触により伝播されたか、上の子供たちとの接触により感染した母親を通じて出生前に獲得された、幼児期早期の感染症によりアレルギー性疾患が予防されたのであれば」説明がつくかもしれないと仮定した。もしかすると、家族の人数の少なさ、住まいの医療、清潔さの水準の高さが結びついて、子供たちが幅広い微生物に曝露される機会を減らしていたのかもしれない。別の言い方をすると、ストラカンの発見は、幼少期のちょっとした感染症は免疫系の発達に有益かもしれないと示唆していたのだ。

この考えは当初否定された。というのも、多くの免疫学者たちは当時も悪い感染症がアレルギー（とりわけ喘息）の引き金になりうると信じていたからだ。だが、研究者たちがIgE抗体によって仲介される免疫反応（抗体によって推進されるアレルギー反応）が多くのアレルギー性疾患の発端になることを発見した後、ストラカンの考えは最終的には受け入れられて普及した。特定のバイキンに対する初期の曝露の不足が根底の問題だというのは、もっともらしい話に思われた。免疫系は「訓練不足」のままになり、後の人生で過剰反応を起こすようになるというわけだ。微生物叢と片利共生細菌（ヒトの腸の中、鼻腔の中、皮膚の表面に棲んでいる無害な細菌たち）についての初期の研究は「衛生仮説を、アレルギーの『旧友』仮説群、あるいは『生物多様性』仮説群としての再規定へと導いた。これらは、西洋化、工業化した国々と関連した環境、食事、生活様式の変化が腸と皮膚の微生物叢の多様性を変化させたと提唱するものである」[17]。

ここに出てくる「旧友」仮説は、私たちヒトが何千年も共に進化してきた微生物たちの一部とはもはや日常的に出合わなくなってしまったために、アレルギーや自己免疫疾患といった慢性炎症疾患のリスクに前よりも曝されていると仮定するものだ。[18]この仮説によれば、「旧友」であったそれらの微生物は、私たちの免疫機能の調節を助けていたという。ヒトの健康へのリスクは最小限で、健全な免疫系が微生物たちの振る舞いを牽制するのも容易だった。こうすることでヒトの免疫系は訓練を受け、ますます頑強になって通常の環境への適応度が上がった。そこでの——少なくとも「旧友」仮説の観点から見た場合の——問題は、旧友たるこれらの細菌がいなければ、私たちの免疫系がより良い自己管理のために必要な初期訓練を受けられないことだ。自らを抑えられずに、花粉や室内塵ダニなど、普通なら無害な刺激に過剰反応してしまう。

衛生仮説と旧友仮説という、密接に関係する2つの仮説が合わさると、「農場効果〔the farmhouse effect：農場屋敷効果〕」が説明される。私がシカゴ大学の著名な免疫学者、キャスリン・ネイグラー博士（微生物叢とそのアレルギーとの関係性について最先端の研究をしている）と膝を突き合わせて話をしていた時、彼女は衛生仮説と微生物の旧友仮説がどのように組み合わさって、農場暮らしについてのほとんど牧歌的ともいえる考えが生み出されたかを説明してくれた。耕された土、泥だらけの納屋と家畜小屋、肥沃な畑に囲まれた農場屋敷には、たくさんの細菌、ウイルス、寄生虫がつきものだ。

「農場暮らしがいかに身を守るものかという話については、いい文献がありますよ。ちょっと古い文献ですけれどね」とネイグラーは言った。「多様性は微生物叢にとって良いことです。人生の後のほうで私たち〔の体〕に棲み着く微生物は全て、環境から来るものです」。

ネイグラーの説明によれば、環境を変容させれば、それは微生物叢を変容させることになるという。衛生状態が良くなり、農場から離れ、子供が少なければ、あなたは多様性豊かな微生物叢の供給を絶つことになる。要するに、日々の暮らしでの微生物たちとの親密度が下がるのだ。そして、無害なバイキンたちとの——特に、人生の最初の数年における——親密度は、多様な免疫疾患から確かに身を守ってくれるように見受けられる。ただし、全ての免疫疾患ではない。衛生仮説は、「清潔すぎる」環境が私たちの免疫機能を2型ヘルパーT細胞（Th2）型炎症反応（アレルギー性免疫反応）へと偏らせるとの主張に依拠している。少なくとも、アレルギー性免疫反応の大部分はIgE抗体によって仲介される（第1章の説明を思い出している方もいるかもしれない。IgE抗体は過去にT細胞が遭遇した特定の物質を撃退するために、B細胞によって形成される抗体だ）。

しかし、増加している免疫関係の病気は、季節性アレルギーなどのTh2関連疾患だけではない。ここ数十年で、1型ヘルパーT細胞（Th1）が関わる疾患——多発性硬化症などの自己免疫疾患——もやはり増加していることが確認されてきた。衛生仮説といわゆる農場効果を裏付ける科学的根拠はたっぷりあり、私が話をさせてもらったアレルギーの専門家たちの大部分も衛生仮説にとても説得力があると感じている。しかし、私たちがこれまで何度も繰り返し見てきた通り、アレルギーの原因は複雑であり、衛生仮説も何もかも全てを説明できはしない。

近年の研究は、測定可能なほど明確な農場効果があることを示唆してきたが、**どの刺激への曝露**に保護作用があり、曝露がその保護作用を生み出す上でどのような機構をはたらかせているのかについては研究者たちにも定かではない。確実だと思われるのは、幼児期早期からの家畜への曝露が、後の人生におけるあらゆるアレルギーの発症リスクを劇的に下げるということだ。[19]「農場の塵」の中にある何か──細菌なのか、ウイルスなのか、真菌なのか、それともアレルゲンそのものが更に多く含まれていることなのか──が有効なのだが、その塵の中のどの要素に保護作用があり、どの要素にはないのかは、完全には明らかでない。

オーストリア、ドイツ、スイスの田園地帯を対象とした別の研究は、農業を行っている環境には花粉症、アトピー性感作、喘息に対する保護作用があることを示した。[20]もし乳幼児が人生の最初の1年のうちに長時間を馬小屋で過ごし、牛乳を飲んだら、アレルギー性疾患の有病率は〔そうでない子供よりも〕劇的に低くなり、しかもそれは、**たとえIgE抗体検査の結果、何らかの感作が起きていることが示されたとしても**当てはまった。つまり、この子たちは何らかのアレルギーに対して潜在的な感受性は持っていたかもしれないが、その感受性が本格的なアレルギー反応を発動させはしなかったのだ。

実験室で育てられたマウスと、農場の納屋で育てられたマウスの免疫機能の違いに注目した別の研究では、農場効果が強く裏付けられた。[21]マウスでの研究結果は、実のところ、この仮説の主な裏付けの1つとなっている。コーネル大学の免疫学者、エイヴリー・オーガスト博士は、実験室での研究用に交配された無菌マウスは、「清潔ではない」マウスとは劇的に異なる免疫系を持つのだと私に説明してくれた。無菌マウスのその免疫系は、ヒトの新生児の免疫系に似ているのだという。この「清潔な」マウスを「汚い」環境（例えば、先述の研究で農場生活を模して用意されたような環境）に入れると、免疫系が変化して、今度はむしろヒトの成人の免疫系のほうに似た姿に変わるそうだ。

この結果は、ヒトを対象とした、農場以外のバイキンだらけの環境にもアレルギーから身を守る効果があると示唆する研究とも合致している。犬と一緒に暮らす子供と大人は喘息と肥満のどちらのリスクも低く、それは犬たちが家に持ち込む細菌への間接的な曝露のおかげではないかと考えられている。[22] ＮＩＨから研究費の提供を受けた近年のある研究では、乳幼児をペットおよび害虫に由来する高濃度の室内アレルゲン（具体的には、ゴキブリ、ネズミ、猫のアレルゲン）に曝露させると、7歳までの喘息発症リスクが下がることが示された。[23] だが、細菌への曝露が身を守ることもあれば、そうでないこともあるかもしれない――全ては**どの**細菌に曝露されるかによる。

胃腸の中によくいる細菌、ヘリコバクター・ピロリ（*Helicobacter pylori*、別名：ピロリ菌）の面白い事例を見てみよう。胃潰瘍と十二指腸潰瘍（消化性潰瘍）、慢性胃炎、更には一部のがんの元凶としてピロリ菌を知っている人もいることだろう。

ヘリコバクター・ピロリという種が科学者たちによって発見されたのは１９８２年のことだが、この細菌が私たちの体に棲みつきはじめたのはずっと以前（およそ6万年前）だとの推測がある。この推測によれば、ピロリ菌による人間の植民地化には、結束の強い小集団内での繰り返しの接触が必要だったという――それは、かなり最近まで人間にとって一般的だった暮らし方だ。ピロリ菌には数多くの菌株（系統）があり、ヒトの間での蔓延率は、第二次世界大戦後までは80%前後を行き来していたと見積もられる。それが、一般的な感染症の治療のためにペニシリンなどの抗生物質が処方されるようになったことで、ピロリ菌がヒトの胃腸から消えはじめた。現在、全人類のおよそ50%がピロリ菌に感染していると見積もられているが、アフリカの一部の国々では70%前後と高く、ヨーロッパの一部の国々では19%の低さだとされる。[24]

これは衛生仮説と合致している。微生物の伝播は、多くの子供を抱えた大人数の密集世帯でははるかに容易に起こるからだ。ピロリ菌は通常、1歳以降の幼児期早期に獲得され、糞便から口へ（糞―口経路）、口から口へ（口―口経路）、あるいは嘔吐物から口への経路で伝播される。抗生物質が入ってこない場合、ピロリ菌は一度獲得されると何十年も胃腸の中に留まることができ、それは宿主となった人間の生涯にわたることも多い。ピロリ菌と共に生きる人々の大部分は、何の症状も示さず悪影響も受けない。

ピロリ菌を持つ人と持たない人の胃は免疫学的に異なり、ピロリ菌を持つ人々は胃腸の中の調節性T細胞（Treg）の数が多いのではないかとの考察もある。これは重要な話だ。というのも、調節性T細胞は私たちの炎症性免疫反応を鎮める上で欠かせない役割を果たすからだ。ピロリ菌への感染は胃腸の免疫細胞の数の多さと関連しているが、それは病的なことというより、むしろピロリ菌に対する通常の反応かもしれないと提唱してきた研究者たちもいる。[25] 言い換えると、ピロリ菌は一部の状況では有利にはたらくかもしれないという話だ。実のところ、ピロリ菌を持たない人々は胃酸が逆流する胃食道逆流症（GERD：gastroesophageal reflux disease）にかかる割合が大幅に高く、幼児期に発症する喘息に対してピロリ菌が保護的な役割を果たすという証拠もある。このため、一部の研究者はピロリ菌がおそらく「アンフィバイオント〔amphibiont：両義性生物〕」、すなわち「状況に依存し、病原体にも共生生物にも」なりうる微生物だろうと結論づける。[26]

これら全てが、衛生仮説の基本前提に信頼性があることを示唆する。すなわち、私たちは自らの免疫系を訓練するために無害な細菌への定期的な曝露を必要としているとの前提だ。しかしながら、共に暮らす微生物集団の多様性が高ければ高いほど、より高い免疫系の機能が自動的に生まれるという単純な図式ではなさそうだ。ヴァージニア大学医学部のアレルギー・臨床免疫学部門長であるトーマス・プラッツ＝ミルズ医師は、衛生仮説でアレルギーの増加を説明できるはずはないと論じていた。彼は、衛生仮説は私たちが探し求めている犯人ではありえないと私に語った——少なくとも衛生仮説は単独犯にはなりえないという。彼の主張は、私たちのより最近の「清潔さ」の歴史に立脚している。

20世紀を通じて、衛生面での規範はますます広く受け入れられるようになった。改良された下水処理網と安全な飲料水は、ヒトが微生物に曝露される頻度が——少なくとも、口から摂取するという形では——はるかに減ることを意味した。頻繁な寄生蠕虫《ぜんちゅう》（腸内の寄生虫）の感染は、食品および水の品質管理と、靴を履く習慣の高まりによりすでに減少していた。この世紀が田舎の農場から都市の中心街へと移動する人々の時代だったために、人口全体が、農場の動物への曝露度の低下と、そうした農場や土壌で普段から触れる細菌集団の多様性の低下も経験することとなった。世帯規模（1世帯あたりの人数）もすでに縮小していた。これも子供たちの細菌への曝露減少に寄与していただろうが、プラッツ＝ミルズがすかさず指摘したように、これらの変化は全て1920年代には完了していたのであり、1940年代から1950年代にかけて始まった喘息とアレルギー性鼻炎の劇的な増加を説明するものではない。プラッツ＝ミルズ医師の主張では、この花粉症と喘息の増加を最もよく説明できるのは衛生仮説単独ではなく、「室内アレルゲンへの感作の増加と、定期的な深呼吸による肺特異的な保護作用の喪失」のほうが説明はつきやすいのではないかという。別の言い方をすれば、屋外での娯楽は、〔室内で〕マインクラフトやフォートナイトなどのゲームを何時間もプレイするよりもアレルギーに対して身を守る効果が高かった可能性があるということだ。

衛生仮説や農場効果が正しかったとすれば、田舎の農村ではアレルギー有病率の顕著な低下も見られそうなものだ。しかし、ネブラスカ大学医学センターのアレルギー・免疫学部門長であるジル・プール医師は、米国中西部の農家のおよそ30％の人々が、各自の農耕生活様式に直結したアレルギー性疾患に苦しむことを見出している。カントリーエレベーター〔穀物の搬入・貯蔵・乾燥・調製を一貫して行う大型複合施設〕や家畜小屋からの塵、殺虫剤への曝露、洪水による穀物の腐敗は、俗称で「農夫肺（Farmer's Lung）」と言われるものを引き起こす。つまり、農場での曝露の中には有益だと見られるものがある一方、明らかにそうではないものがあるのだ。

そして、世帯規模、田舎暮らし、社会経済的地位が当初の仮説の理論で結びつけられているのであれば、世帯規模がより大きく、農村部の人口がより多く、社会経済的地位がより低い国々ではアレルギー性疾患の負担が少なそうなものだ。ところが、世界中で他国よりも1世帯あたりの人数が多く、農村部の住民の割合が高く、貧困ライン以下の暮らしを送る家族が多い場所でも、アレルギーは着実に増えている。近年のある研究では、ウガンダの首都カンパラに住む人々の半数が何らかのアレルギーを抱えていることが見出された。[27] この研究ではまた、ウガンダの農村部でもアレルギーが増加中であるものの、都市生活者のほうが喘息、鼻詰まり、皮膚の発疹といった症状を病院に申し出やすいことが示された。多くのウガンダ人は市販の抗ヒスタミン薬、ステロイド、抗生物質での自己療法をとっている。ウガンダのアレルギー専門家、ブルース・キレンガ博士は、責めるべきは都市型の生活様式というよりも、むしろ大気汚染などの環境面での圧力のほうではないかと思うと述べた。

これら全ての知見を合わせて示唆されるのは、農場効果や衛生仮説は私たちが探し求めている「煙の出ている銃」ではないかもしれないということだ。衛生仮説は直感的には筋が通っているものの、農村生活、そしてその「汚い」（微生物豊富な）環境が私たちをアレルギー性疾患から完全に守ってくれるといえるほどの科学的根拠を私たちは単純に持ち合わせていないのだ。それでも、身の回りの微生物の世界との相互作用に伴う**何か**が、私たちの生活様式と日々の習慣の結果として変化してしまったという基本概念にはなお説得力がある。それなら、衛生仮説はおそらく**部分的に**正しいのだろう。私たちの習慣の一部（とりわけ、食生活や食物生産との関係性における習慣）が、近年のアレルギー――特に、食物アレルギー――の増加の背景にあるとする証拠が積み上がってきている。

微生物叢と食物アレルギー

私たちの近代的な生活様式——特に食品製造法、食生活、抗生物質の使い方、出産の慣行に関するもの——が、いかにしてアレルギーに関する最大の問題に関与している可能性があるのか。それを更に知りたければ、小柄で、実に聡明で、共感的な、キャスリン・ネイグラーという金髪の女性と同じテーブルを挟んで向かい合うことになる。学生たちからはネイグラー先生、友人や仕事仲間たちからはキャシーと呼ばれているその人だ。私はアレルギーの専門家への取材に出向くたびに、「食物アレルギー」という言葉と同じ文の中で彼女の名前が発せられるのを耳にした。私はすぐに、それはネイグラーが世界最高の免疫学者の1人だからだと知った。彼女の研究は主に、腸内細菌叢が子供の食物アレルギー発症に果たす役割に着目したものだ。彼女はこの研究を20年続けており、1980年代後半に食物アレルギーの有病率が最初に高まりはじめた時のことも覚えている。

「私はこの目でじかに見ていましたよ」とネイグラーは言いながら、私のほうに傾けたコンピュータ画面上にいくつかのグラフを引っ張り出す。私たちはシカゴ大学にある彼女の研究室で話し合っていた。よく晴れた春の午後のことだった。「私には23歳と27歳の子供がいますので、この件はリアルタイムで追っていました。子供たちが学校に通いはじめて卒業するまでの間に、教室からカップケーキが排除されたんですから。ちょうど80年代終盤から90年代初頭の頃、食物アレルギーの割合が高まりはじめた時に、米国小児科学会が妊娠中の母親、授乳中の母親、そしてアレルギーのリスクのある子供には4歳になるまでの間、ピーナッツとアレルゲン性の食べ物を与えないようにと言ったんです。まさに間違った勧告の仕方で、これが却って〔アレルギーの〕増加を引き起こしました。今は、取り組みの全ては〔予防的除去ではなく〕早期啓発のために行われています」。

ネイグラーが間接的に言及しているのは、今では有名になったLEAP（Learning Early About Peanuts Allergy〔ピーナッツアレルギーについて早期に知る〕）スタディという研究のことだ。この研究はキングス・カレッジ・ロンドンのギデオン・ラック医師の主導で英国と米国の研究者たちによって実施され、2015年に医学論文誌『ニューイングランド・ジャーナル・オブ・メディシン（NEJM：*The New England Journal of Medicine*）』に掲載された。[28] 研究からは、3歳未満の子供にピーナッツを含むものを一切与えないよう伝える誤った勧告が、ピーナッツアレルギーの発生率と重篤度の大幅な上昇につながったことが見出された。このLEAPスタディでは、研究対象として登録された乳児（月齢4ヶ月から11ヶ月）が無作為に2つの群へと割り振られた。一方の群に割り振られた子供の親はピーナッツを避ける勧告に従いつづけることとされ〔回避群〕、もう一方の群に割り振られた子供の親はすぐに子供にピーナッツを与えはじめるようにと教えられた〔摂食群〕。両群の乳児たちは皮膚プリックテストでピーナッツへの感受性を調べられた。

〔研究開始時点で〕ピーナッツへの感受性が陰性だった子供たちの場合、月齢60ヶ月〔5歳0

ヶ月〕時点でのピーナッツアレルギーの有病率は、ピーナッツ回避群では13・7%となったのに対し、ピーナッツ摂食群ではたったの1・9%だった。研究開始時点でピーナッツへの感受性が陽性だった子供たちの場合も、月齢60ヶ月〔5歳0ヶ月〕時点でのピーナッツアレルギーの有病率は、回避群では35・3%、摂食群では10・6%だった。オーストラリアのメルボルンで実施された近年の研究では、第一期のLEAPスタディの成功を受けて2016年にピーナッツについての食生活上の勧告が変更されたことに伴い、乳幼児のピーナッツアレルギーが16%減少したことが見出された。[29] ピーナッツを乳幼児に取り入れさせることで身を守る効果があるのはすっかり明白だ。

それでも、保護者がアレルゲンを早いうちから食事に導入することをためらいかねない理由もネイグラーは理解する。結局のところ、わずか数年前には自分たちに間違った勧告をしてきたのと同じ人々の話を誰が信用するだろう？　それに、ネイグラーは早期の導入が良いことだといえる決定的証拠があるとは考えていない。

「初めて固形物を食べさせる前からすでに感作が起きていることもありえますからね」と彼女は説明する。「子供たちのアレルギー反応は生まれて最初の1ヶ月でも起こります。それはつまり、母乳や肌を通じて感作が起きたかもしれないということなんです。そんなふうに〔すでに感作が起きている〕子供に〔食事へのアレルゲンの〕早期導入をしたら、その子は〔食物〕アレルギー反応を起こしてしまいますね。ですから、早期導入には危険があります。ただ、今は与えないままにしておくのも良くないとわかっているわけです」。

いったいこの件はどこに落ち着くのだろう？　ネイグラーはむしろ、そもそも私たちの免疫系が最初に感作されるしくみについて心配している。人体はどのようにして、一部の食品に対して寛容になることを覚え、他のものに対しては負の反応をしはじめるのだろう？　ネイグラーは、食物アレルギーは世代交代の一部をなす現象だと確信している。

「人々が、自分の家系にはこんな病歴はなかったと言ってくるようになるでしょうね」と彼女は語る。「アレルギーは今や、生涯のどの時点でも起こりえます。昔は2歳から5歳の間に現れるものでした。今では大人になってから発症するアレルギーが増えています。かつては牛乳、卵、小麦のアレルギーは大きくなるにつれて落ち着くものでした。今では大人になるまで残ります」。

つまり、いろいろな事情が変わってしまったということだ。大きく変わってしまった。しかも、良くないほうに。各種の食物アレルギーは、より大きな問題の存在を示す1つの徴候なのだ。

ネイグラーがそのさまざまな変化を表したスライドを私に見せ、私はできる限りの速さで事実を書き留めていく。彼女はとても早口で話すが、その理由の1つは、私に伝えるべきことがあまりに多いからだ。衛生仮説など、アレルギーの原因についてのさまざまな理論を手早く説明した後、免疫系の不調に寄与している可能性のある全ての物事──食生活、帝王切開、食品製造工程の変化、母乳育児──をまとめた1枚のスライドで彼女は手を止める。

「要するに、近代の工業化された生活様式の要素が、片利共生細菌の移行の引き金を引いてしまったという話です」とネイグラーは話す。「片利共生細菌」というのは、私たちの体の周りや内側や表面に存在する、いわゆる無害な細菌たちをひっくるめての凝った呼び方だ。「過敏性腸症候群、アレルギー、肥満、自閉症――あらゆる非感染性の慢性疾患が、これまでに微生物叢と結びつけられてきました」。

さあここで、アレルギーが増えているのはなぜかという極めて重要な疑問に対するネイグラーの答えが示される。その答えは、私たちの抱える微生物叢――私たちの胃腸の中に暮らし、食べ物を細胞のエネルギー源として使える形に加工する手助けをしてくれている全ての細菌やウイルス〔や真菌、酵母〕――の構成に生じた変化が、免疫機能の変化を駆り立てているから、だ。

近年の複数の研究により、アレルギーの発症における食生活、抗生物質の使用、腸内細菌の間の結びつきが強調されてきた。2019年に発表されたある研究では、健康な乳幼児の胃腸には、牛乳アレルギーの乳幼児の体内には見つからない、アレルギーからの保護作用を持つ特定の綱《こう》〔生物の分類階級の1つ〕の細菌が棲み着いていることが示された。[30] これに引き続き、ボストンのブリガム・アンド・ウィメンズ病院で行われたある研究でも、乳幼児の腸内細菌のうち5株ないしは6株に食物アレルギー発症からの保護作用がありそうだということが発見された。こちらの研究を率いた研究者の1人、リン・ブライ医師は、私たちの生活様式が、良いほうにも悪いほうにも「免疫系を再設定する」可能性があると推測する。[31]

別のある研究では、食生活の中でチーズを多く消費することにより偶発的にアレルギー症状が悪化する可能性があると見出された。それは、一部の種類のチーズの中にいる細菌がヒスタミン——効果的な免疫反応を引き起こす手助けとなる、天然に存在する例の化合物——を産生するためだという。[32] カリフォルニア大学サンフランシスコ校（UCSF）の研究者たちは、3種の腸内細菌と、12,13-diHOMEという脂質分子の産生の間に関連があることを発見した。[33] この特殊な分子は私たちの胃腸の中の調節性T細胞（Treg）の数を減らす。すでに見てきたように、調節性T細胞は炎症を食い止める上で欠かせない細胞だ。先述の研究者たちは、これら3種の細菌の量が多い赤ん坊ではアレルギーと喘息のリスクが高かったことを見出した。

ネイグラーは次のように説明する。「胃腸の中には、それはそれはたくさんの免疫細胞がいます。胃腸は微生物叢の大本部のようですね。〔微生物の〕多様性が最も高く、もちろん数も一番多いです。特に結腸では数兆個にも達します」。

突き詰めると、21世紀に生きる私たちの大部分は自らの微生物叢の構成を変えてしまったといえる。ネイグラーによれば、私たちの食生活こそが真犯人だという。たくさんの食物繊維を含む食事をしていた私たちが、砂糖と脂肪をたっぷり含んだ高加工食品を摂取するようになると、胃腸にいる有益な細菌を飢えさせることになってしまう。善玉菌に必要な食べ物を与えていないのだ。

「私たちは自らの抱える微生物と共進化してきたのです」とネイグラーは言う。「私たちは今や、彼ら〔共生微生物〕の食べ物を失いつつあります。彼らは食べ物なしでは生きられません」。

また、レンサ球菌咽喉炎や副鼻腔炎を引き起こす細菌を退治するだけでなく、腸内細菌まで殺してしまう抗生物質も使用されている。更に私たちは、太らせるために低用量の抗生物質を与えられた動物の肉も食べている。ネイグラーの推測では、これら全てが私たち自身の微生物叢に大きな影響を与えていそうだという。私たちは自分たち自身に有害な影響を与える実験をしているのだと、彼女は言う。

ネイグラーは「バリア調節仮説」と称する新理論を打ち立てた。かいつまんでいえば、何を体内に入れることを許し、何を入れないままにしておくかを私たちの胃腸と皮膚の微生物叢が調節しており、皮膚と胃腸の片利共生細菌はバリア機能の維持に不可欠だとする理論だ。ネイグラーは、たった一層の上皮細胞が私たちと周囲のあらゆるものの間を隔てる唯一の壁となっており、体内に入ってくるもの全てが、呼吸で吸い込まれるか口から摂取されるかの経路以外を通ることがないようにしていると説明する。

実際に、近年、腸内ではたらく抗ウイルス性のタンパク質の設計図を記したある遺伝子と、腸内微生物叢の変化、そして腸の透過性と重篤なアレルギー性皮膚反応の間の関連がマウスで見出されている。[34] 腸内微生物叢は異なる種の細菌、ウイルス、真菌の複雑なバランスの上に成り立つ。先述の抗ウイルス性タンパク質遺伝子を持たないマウスの微生物叢は変化していた（一般人の言葉でいえば、細菌とウイルスの種類と量が大きく変わった）。このことからは、腸内の微生物たちとうまくつきあい、物事の均衡を保つ方法を私たちの免疫系が生み出してきたことが示唆される。この腸内微生物叢の構成要素が変われば、免疫系の構成要素によるさまざまな反応も変わり、その過程で私たち自身はますます悲惨な目に遭う。この研究結果は、遺伝要因

（この例では特定の遺伝子）と環境要因（この例では腸内細菌叢の変化）が相互作用してアレルギーを生み出すことの証拠だが、腸内微生物叢の変化がアレルギーに直接の影響を及ぼしうるという、ネイグラーのもっと大きな主張も裏付けている。

オーガストによる、ヒトの免疫細胞は体内のキュレーターだという説明を覚えているだろうか？　ネイグラーのバリア調節仮説は、私たちの免疫系は体——微生物叢も含めた総体——の一部になることができるものとできないものを選別するキュレーターだとする概念とよく合致する。バリアとしてはたらく細胞たちが調節を行わなければ、あらゆるタンパク質が私たちの皮膚や胃腸を通過して血流に入り込めるようになり、そこで免疫細胞と出合うことになる。アレルギー持ちの人々の免疫系は全く正常な機能を果たしている——ただひたすら本来の仕事をしているだけだ。根本的な問題は（少なくともネイグラーの観点から見た場合）、免疫系が当初に訓練を受けたのとは違う仕事をこなすよう求められている点だ。つまり、この観点から見ればアレルギー性疾患はバリアの問題であり、必ずしも免疫系の問題ではない。

あらゆる生き物は——無脊椎動物でさえも——その身に微生物叢を抱えていて、それが必須の生理機能を果たすのだとネイグラーは説明する。微生物叢がなくなれば、命は全く続かないだろうという。ヒトの胃腸は1年につき100兆個（100,000,000,000,000個）の片利共生微生物由来の抗原と30キログラムの食物由来タンパク質に向き合う。胃腸のバリアを構成する細胞たちは、どれが有害な抗原で（外来の有害な細菌やウィルスなどの病原体）、どれが無害な抗原かを区別しなければならない。ネイグラーと、学生時代に彼女の指導を受けたオニィニェ・イウェアラ医師（ノースカロライナ大学医学部の免疫学者）は、ヒトの微生物叢の食物アレルギーとの関係をまとめた最近の総説論文で次のように論じている。「自然免疫細胞と定住微生物との密接な相互作用に携わる上皮バリアが経口寛容の成立と維持に極めて重要であることは、ますます明白になってきている」[35]。平たくいえば、食物に対する健全な免疫反応は、私たちの上皮細胞、私たちの中に棲む無害な細菌、そして私たちが摂取する食物の種類の間の複雑なバランスの上に成り立っているということだ。この釣り合いのどの部分が変わっても大きな災難を招きかねないことは、本章の冒頭に挙げたエリザベスの子供たちの事例で見た通りだ。

ネイグラーの観点から見ると、自分の子供たちの食物アレルギーは抗生物質のせいだとするエリザベスの理論はさほど飛躍したものではないのかもしれない。乳幼児や子供の腸内細菌叢の変化は、歳を重ねる中でのアレルギー反応の発症リスク上昇につながりうる。そして、まるで子供たちを取り囲む最も初期の環境が最も重要であるかのように思われる。

子供の微生物叢は3歳になるまでに信じられないほど固定化することが示されてきた。その歳になるまでの変化が、アレルギーを発症するか否かに決定的な影響を及ぼすように見受けられる。フランスのパスツール研究所で行われたある研究では、マウスモデル〔ヒトの病気や生育条件などを模した実験用マウス〕で、早期の健全な免疫系の発達における腸内微生物叢の役割を示す証拠が見出された。〔ヒトでいうと〕わずか生後3ヶ月から6ヶ月というその時期〔実際に研究に用いられたマウスでは生後3週前後〕は、大部分の人間の赤ん坊が離乳食を始める発育段階に相当する。〔研究で用いられたマウスの〕腸内の細菌数は、離乳食を始めた後に10倍から

100倍増加した。[36] 微生物叢が急速に増大・発達するこの段階（論文を執筆した研究者たちは「病原刷り込み（pathogenic imprinting）」と呼んでいる）が、成人期のアレルギーや自己免疫疾患といった炎症性疾患へのかかりやすさを規定しているようだ。理論上、抗生物質はこの発達段階を中断させる可能性があり、あらゆるアレルギー性疾患のリスクを高めうる。

これまでのところ、科学的な証拠もこの仮説を裏付けているようだ。[37] ラトガース大学（米国ニュージャージー州）とメイヨー・クリニックの研究者たちによって実施された研究では、2歳未満で抗生物質を投与された子供たちは喘息、呼吸器アレルギー、湿疹、セリアック病、肥満、ADHDのリスクが高いことを見出した。この研究では2003年から2011年の間にミネソタ州オルムステッド郡で生まれた子供たち1万4572人を調査対象とした。[38] 抗生物質が生後6ヶ月の間に投与された場合、発症リスクは劇的に高まった。研究者たちは、調査対象とした子供たちの70％が生後48ヶ月のうちに少なくとも1回は抗生物質を処方されていたことを見出した（概ね呼吸器または耳の感染症）。別の近年の研究では、抗生物質がヒトの腸内で非病原性の真菌の増殖を許し（抗生物質は主に細菌に対して作用し、真菌には効かないものが多い）、それが呼吸器アレルギーの重篤度を高めるかもしれないことが見出された。[39] 最後に、赤ん坊を対象としたフィンランドとニューヨークでの調査では、帝王切開と抗生物質の両方が、乳幼児期の腸内微生物叢の変化とアレルギーリスク上昇と相関していることが見出された。[40]

これらの発見はネイグラーにとって驚くものではない。複数回の取材の中で、彼女は経膣分娩によっていわゆる「始祖細菌（founder bacteria）」が乳児に与えられることを強調した。赤ん坊が膣管を通り抜ける時には母親の持つ無害な細菌に曝露される。そして、乳房からの授乳により、他にも役に立つ細菌が乳児の胃腸へと送り込まれる。

「共生細菌は、順序だった生態学的遷移〔生態遷移。生物群集の構成が次第に移り変わる現象〕を示しながら定着していきます」とネイグラーは説明する。「まずはラクターゼ〔乳糖分解酵素〕を産生する細菌が入ってきます。次に来る細菌は、母乳によって広がっていく細菌です。もしこの2つの過程を両方飛ばしてしまうと――それは多くの人がすでにしてしまっていることなのですが――、微生物叢に不調をもたらしたことになります。生後最初の1000日から1000日が、免疫系の発達には絶対的に重要です」。

研究では、帝王切開で生まれた赤ん坊たちが、本来曝露されるべき膣管由来の無害な始祖細菌にさらされていない一方、有害な可能性のある院内細菌に曝露されたことが示されてきた。近年のある研究では、ラクトバチルス（ラクトバシラス）属（*Lactobacillus*）の細菌――母乳に含まれるのと同じ桿菌――を含むプロバイオティクス製品が、中程度から重度のアトピー性皮膚炎（アトピー性湿疹）を抱えていた3歳未満の子供のSCORAD（SCORing Atopic Dermatitis〔アトピー性皮膚炎の点数評価〕）スコアを低下させることが見出された（ただし、軽度の湿疹に対しては測定可能なほどの恩恵はなかった）。

また、生後最初の3ヶ月の母乳育児は呼吸器アレルギーと喘息のリスク軽減とも関連が見出されている。1177組の母子における調査では、母乳で育てられた子供は6歳時点でアレルギーのリスクが23％低く、喘息のリスクは34％低かった（ただし、これは喘息の家族歴がない場合に限られた）[41]。母乳育児は単独で行わなければ〔完全母乳育児でなければ〕リスクを引き下げる効果はなかった。もし母親が母乳の不足分を人工ミルクで補った場合、保護作用はほとんど消えてしまった（重要な余談——これを読んでいるあなたが母親で、今まさにちょっとしたパニックを起こしているとしたら、どうか落ち着いてほしい。帝王切開を受けたり、母乳よりも人工ミルクを選んだりするのには数々の妥当な理由がある。少し後でまた取り上げるが、この件には複雑な側面がいろいろとあり、これらの相互作用についてもまだ不明な部分も多い）。

ネイグラーは私に、畜産業界では牛を太らせて商品価値を上げるために何年も低用量の抗生物質を与えてきたことを再確認させる。また、私たちは食物繊維に乏しく加工の度合いが高い食品を食べてもおり[42]、そこには各種の糖分と脂肪分が添加されている[43]。それはつまり、私たちが自らの腸内に送り込む食物は先祖たちが何千年にもわたって食べてきた食物とは違っているということだ。そしてそれはもちろん、私たちの中で繁茂することのできる細菌の種類にも影響するだろう。

寝床のシーツを変えるようなごく単純なことでさえ、私たちの微生物叢を変えてしまう可能性がある（この次の節では化学物質が果たす役割について詳しく見ていく）。コペンハーゲン大学生物学部とデンマーク小児喘息センターの研究者たちは乳幼児577人のベッドから採取したサンプルを調べた上で、そのサンプルを、同じ乳幼児のうち542人から生後6ヶ月の時点で採取した呼吸器由来サンプルと比較した[44]。研究者たちは930種類の細菌と真菌を発見した。ベッドの塵と、そのベッドを使っている子供から採取された細菌の間に相関が見出された。それら2つの細菌集団は全くの同一ではなかったのだが、互いに直接の影響を及ぼし合っているように見受けられた。呼吸器の細菌の増加や減少は、その子のベッドの細菌の増加や減少を反映していた。この研究は、ベッドリネンの交換頻度の低さが、私たちの鼻や気道の微生物叢の健康に有益であるかもしれないことを示唆している。

端的にいえば、私たちの体の内外により多様な細菌がいることは、全体として免疫系の機能にとって好ましいことだといえる。私は多くのインタビューにおいて、簡素で今よりテクノロジーに振り回されない暮らしに立ち返ることへの研究者の側からの切望を耳にした。その声のほとんどは私たちが消費する食物、そしてその生産方法のことに集中していた。ある最高峰のアレルギー専門医は、私たちの近代的な生活様式と習慣が免疫系に負の影響を与えていることを証明する、究極の対照実験の実施を夢見ている。

「想像してみてください」と彼は言った。「もし人々を集めて、ずっと昔の暮らし方に回帰させることができたらどうなるか。殺虫剤なしで育てられた食べ物を食べる。無添加食品と幅広い種類を食べる。食器洗浄機や洗剤を使わない。何が起こるかわかりますか？　もうアレルギーなんてなくなりますよ。それを証明できればと願うばかりです」。

私たちの食生活と栄養についての短文

ここまで来て、あなたは腸内の微生物叢、ひいては免疫系の均衡を整える助けとしてどのように食生活を変えることができるか、更に情報がほしくて仕方がなくなっているかもしれない。そして、私はこの願望を理解しつつ、またしてもあなたを失望させることになる。単に、食生活の何らかの変化が有効であることを裏付ける科学的に妥当な根拠がまだ充分に得られていないからだ。しかしながら、今わかっていることに基づいて2、3の点を伝えることならできる。

（1）地元で生産された蜂蜜を食べても免疫系の助けにはならない。地元の花粉を含む蜂蜜の消費が呼吸器アレルギーを和らげることを裏付ける証拠は全く存在しない。とはいえ、地元で作られた蜂蜜は美味しいものだ。甘い物への欲望を蜂蜜でたっぷり満たしたところで特に害はない。

（2）プロバイオティクスも実は大して効果がない。プロバイオティクス栄養補助食品の摂取によって何らかのアレルギー疾患が和らぐことを裏付ける充分な証拠がそもそもないのだ。また、プロバイオティクスは腸内微生物叢を整える助けにもならない。私が取材した専門家の多くは、読者のあなたが汗水垂らして稼いだお金をプロバイオティクスのサプリメントに使うことを潔くやめるよう願っていた。

（3）遺伝子組み換え生物（GMO：Genetically Modified Organism）を使った食物は私たちの不調に寄与していない。パメラ・ゲレリオはGMO食品を食物アレルギーの発症と関連づけるデータは一切ないと私に告げた。彼女の理論的根拠は確かなものだ。食物アレルギーは長年、何世紀にもわたって存在しており、それは20世紀中盤に遺伝子〔の情報を収めたDNA分子〕の二重螺旋構造が発見されるよりはるかに昔からのことだった。もし遺伝子組み換え生物が何かのアレルギーを引き起こすことがありえたとすれば、それは遺伝子組み換え生物によって免疫系に新たなタンパク質が持ち込まれるためだ――だが、その場合に生まれるのは新たなアレルギーのはずだとゲレリオは論じる。そして、実際には「新たな」食物アレルギーは一切生じていない。昔からある食物アレルギーが増えただけだ。[45]

朗報といえば、ネイグラーのような科学者たちが実直に研究を重ね、どの微生物が健全な免疫機能に必須なのか解き明かそうとしている――そして、いくつか有望な候補を見つけている――ことだ。しかし現時点では、私たちの免疫機能を助ける特定の方向へ微生物叢を変えられるような具体的な技術は皆無であるのが実情だ。現時点での最良の助言はやはり、たっぷりと無添加食品を使ったバランスの良い食事を口にすることだ。この件に関して科学が進展するまで、私たちにできることはそれが全てである。

人工化学物質と科学の発展の負の側面

「人類の進歩は問題を生み出す」と書いたのはサミュエル・ファインバーグ医師だ。先進的なアレルギー専門医で、米国アレルギー・喘息・免疫学会の初代会長を務めたファインバーグは、1950年代に作られたアレルギーについての小冊子にそう記した。[46] ファインバーグは、人間の創意工夫が先進諸国で増加するアレルギーの重要な一因であると非難した。私たちの使うさまざまな人工染料、合成繊維に新たなプラスチック素材、乳液にアイライナーに口紅にシャンプー、それら全てがヒトの免疫系をめちゃくちゃにしはじめていた。

私が話を聞かせてもらった何人かの専門家は、悪化しつつある私たちのアレルギーの背後にある主要因の1つとして人工化学物質に言及していた。とりわけ、それらが皮膚バリアに与えているかもしれない影響についてだ。

免疫学者で、コロラド州デンバーの国立ユダヤ医療研究センターで小児アレルギー・臨床免疫学部門長を務めるドナルド・リャン医師は、世界第一線のアトピー性皮膚炎研究者の1人だ。皮膚アレルギーと湿疹の原因について私たちが交わした会話の中で、リャンは私たちが石鹸、洗剤、アルコール含有製品を皮膚に対して使いすぎていると主張した。私たちはただの水と石鹸を使う代わりに、日頃からきつい抗菌製品を手洗いや家の掃除に使っている。家と自分たち自身を衛生的にしようとする努力は、新型コロナウイルス感染症のパンデミックの間ずっと高まっていた。殺菌用のウェットティッシュが何ヶ月もすっかり売り切れていたあの頃だ。これらは全て私たちの皮膚バリアに悪影響を及ぼしうることで、私たちがアレルギーを発症する可能性を高めてしまう。

ノースウエスタン大学ファインバーグ医学部（サミュエル・ファインバーグ医師にちなんだ名前だ）では、免疫学研究者のセルゲイス・ベルニコフス博士が、アレルギーの発症を説明するための「統一バリア仮説」を提唱した。彼の考えは、性器から目まで、私たちの全身のバリアが多様なホルモンによって調節されているというものだ。もしそれらのホルモンの量がある箇所で変わると、そこでの上皮バリアが弱められ、アレルギー反応のリスク増大につながる。同じくノースウェスタン大学ファインバーグ医学部に所属するエイミー・パラー医師は、このバリアの問題をアトピー性皮膚炎との関係の中で説明した。[47] 彼女が指揮した研究では、マウスの皮膚に粘着テープを貼りつけてから剝がして皮膚バリアを奪い、そこにアレルゲンを塗布すると、アトピー性皮膚炎が生じた。パラーの言葉によれば、このバリアの傷によって「マウスは抗原に対して極めてむき出しにされ」たのだった。

これに関連して、食物アレルギーの二重抗原曝露仮説〔アレルゲンが皮膚から体内に入り込むとアレルギー感作が起こるが、それよりも前の適切なタイミングで口から摂取すればむしろアレルギーを起こしにくいとする仮説〕はバリア仮説を更に拡張する。弱った皮膚バリアを通じて食品由来のタンパク質に曝露されると共に、早期から食品由来のタンパク質を多量に経口摂取すると、本格的な食物アレルギーになりうるという主張だ。[48] これはつまり、次のようなことである。あなたがピーナッツバターサンドウィッチを作り、その手を洗わないまま自分の赤ん坊を抱え上げれば、少量のピーナッツタンパク質がその子の肌に残るかもしれない。その子の皮膚が「守りのゆるい」状態（リーキー・スキン）なら、付着したピーナッツタンパク質は肌の奥へと染み込んでいくだろう。もしその子が続いてピーナッツを食べれば、それがピーナッツアレルギーを引き起こしうる。

「私たちが自分の皮膚につけているあらゆるもの、あるいは、私たちが自分たちの赤ちゃんのお尻につけているあらゆるものは、おそらく皮膚バリアにとっては良くないでしょう」。ロバート・シュライマー博士は、シカゴにある研究室で私とアレルギーについて話し合っている時にこう言った。シュライマーはノースウェスタン大学ファインバーグ医学部の元アレルギー・免疫学部門長で、同学部のキャンパスで行われている最先端の研究を監督する。「〔皮膚に塗る製品には〕ありとあらゆる化合物が入っています。グリセロール〔いわゆるグリセリン〕を元にしたものもそれ以外のものも。中には電荷を帯びた酸性の化合物もありますし、多くはアルコールの仲間で、おそらくどれもが皮膚のバリアを乱して崩壊させているのでしょう」。

シュライマーは続いて私に1960年代の話をした。彼が初めてした仕事は、ティディー・ディディー・ダイアパー・サーヴィスという会社に時給1・70ドルで雇われてのものだった。彼の仕事は、使用済みの綿の布おむつを全て回収しては洗濯施設に持ち帰ることだった。きれいになった布おむつはまた包装されて配達に出される。シュライマーはバリア仮説を検討しながら、綿が天然素材の布地であることを指摘した。今の私たちは抗菌機能のあるプラスチック製のおむつを使い、その素材によるかぶれを防ぐために赤ん坊のお尻にクリームを塗る。そして、それは私たちが自らの子供を更なる刺激物に曝露させることになっているかもしれない数々の変化のたった**1つ**に過ぎないのだ。

「いろんなものをばらばらにしてしまう強い化学物質で作られた、とてもきつい洗剤がありますよね」。スタンフォード大学ショーン・N・パーカー・アレルギー・喘息研究センター長であるケアリー・ナドー医師は私にこう話した。「それも当初はよいものだと思われていました。でも、それから人々はこんな風に捉えるようになったのです——ちょっと待って、こういう洗剤を作る工場で働いている人たちはみんな、呼吸のトラブルを抱えている、と。人がプロテアーゼ（タンパク質を分解する酵素のこと）を洗剤に入れているという事実、そうした洗剤が布や肌、髪や皿をきれいにするものとされている事実……実はそれらが、私たちの体に害を与える可能性があったのです」。

私たちの議論の間、ナドーは近代的な暮らしの負の側面についての主張を断固として譲らなかった。とりわけ、私たちが自分たち自身――そして子供たち――を日々曝露させているあらゆる化学物質のことについては。彼女は重篤な湿疹が近年増加していることを指摘した。1940年代、50年代には、先述のような新型の洗剤を作っていたのと同じ会社（例えばダウ・ケミカルなど）によって「キュキュッと音が鳴るほどぴかぴか」の家庭のイメージが喧伝されていた。

「これが実は問題のあるイメージだったのです」とナドーは言った。「結局、私の祖母が農場で送っていたような暮らしが、おそらくは正しいやり方だったのです。たくさんの洗剤を使わない、毎日は入浴しない、ちょっとばかりの土埃に必ず触れる、野外に身をさらすようにする」。

近年のある研究では、カナダのサイモン・フレーザー大学の研究者たちが、家庭用洗剤をより頻繁に使う家に暮らす低月齢の乳児（生後0ヶ月から3ヶ月）は3歳になるまでに喘鳴と喘息を発症する割合がはるかに高くなることを見出した。[49] 研究者たちは、こうした乳児の大部分は80％から90％の時間を室内で過ごしていた――洗剤への曝露を大幅に高めていた――と記している。この論文の著者の1人、ティム・タカロ医師が言及しているように、子供は大人よりも呼吸の頻度が高く、また、大人とは違ってほとんどの呼吸を口で行う。天然の濾過機構を通して行う鼻呼吸とは違い、口呼吸はむしろ空中のあらゆるものが肺のより奥深くまで入り込むことを許してしまう。論文の著者たちの仮説は、家庭用洗剤から生じる蒸気が気管に炎症を起こし、それによって赤ん坊の自然免疫系を活性化させるというものだ。ある種の家庭用製品——芳香剤、消臭剤、手指用抗菌消毒剤、オーブンレンジ用洗剤、埃拭き用洗剤——の頻繁な使用は特に危険であるように見受けられた。

出生前の不適切な化学物質への曝露も、免疫系の発達に対して同じく危険になりうる。フランスで706人の妊婦を対象に行われた長期研究では、出生時に臍帯（へその緒）に高濃度のカドミウムが含まれていた赤ん坊は喘息と食物アレルギーを発症する割合が高かった（喘息は24％高く、食物アレルギーは44％高かった）[50]。カドミウムは規制を受けている重金属の1つだが、電池、色素、タバコ製品、金属用のコーティング剤によく使われている。同じ研究ではまた、マンガン（ステンレス鋼製品にしばしば使われている）の濃度の高さが子供の発達過程での湿疹のリスク上昇と関連づけられた。

別の研究では、可塑剤——材料を軟らかくしなやかに（「可塑的」に）するために加える溶剤——の濃度が高いほどアレルギーの発症リスクが高いことが見出された[51]。研究者たちは、妊娠中と出産直後の女性たちを対象に、ポリ塩化ビニル（PVC、ビニールという通称のほうがよく知られる）の製造に使われる一般的な可塑剤、フタル酸ブチルベンジル（BBP）の尿中濃度を測定した。彼らは、〔母親の〕妊娠中と授乳中のフタル酸ブチルベンジルへの曝露が、炎症の発生を司る2型ヘルパーT細胞（Th2）〔の発達〕を抑える特定のリプレッサー遺伝子群にエピジェネティックな変化をもたらしていたことを〔子供たちから採取した細胞において〕見出した。こうしたフタル酸エステル類は毒性物質に分類されており、皮膚、食品、あるいは肺を通じて私たちの体内に入り込んでしまう。そして、DNAのメチル化（私たちの体が胚発生の間によく用いる、生物としての一般的なツールだ）を介して遺伝子のスイッチをオフにすることができてしまうようだ。つまり、私たちが取り囲まれて暮らすこれらの人工物質は、試験管の中で調べた限りでは、私たち自身の免疫系の機能だけでなく、私たちの子孫の発達中の免疫系にも影響を与えるのだ。

天然物質は私たちのアレルギーに対する万能薬ではないものの（また、例えばカドミウムやポイズンアイビーなどのように、天然物質も有害なものとなりうるが）、手始めとして、家の中のものや皮膚に対して使っている製品について考え直してみるのはよいだろう。私たちの免疫系は明らかに休息をとりたがっている。

ビタミンDと、屋内で座りっぱなしの生活様式

近年のアレルギーの増加には、私たちの労働および休暇の習慣に加わった種々の変化も寄与しているかもしれない。私がアレルギーの専門家たちに話を聞きに行くたびによく話に出る理論の1つが、屋内に長時間留まる現代の傾向についてのものだ。特に小児アレルギー専門医た

ちほど、今日の子供たちの日々の生活様式が過去50年から100年の間にどれほど変化してきたかに言及する傾向がある。

私が米国国立衛生研究所（NIH）でパメラ・ゲレリオ医師と話し合っていると、彼女はすかさず、私たちがたくさんの覆いに遮られた人生を送っていることに言及した。皮膚に受ける太陽の紫外線（細胞がビタミンDを産生するのに必要）が不足することは、ビタミンDの産生量が減ることを意味する。そして、ビタミンDの量の少なさは、全体的なアレルギーの発生にも多少の役割を果たしている可能性がある。ビタミンDはアレルギーに対してある程度の保護作用を持つことが見出されてきており（ただし、その根拠については議論が交わされている）、屋内への移行が思わぬ形で私たちに害を及ぼしていることを示唆している。

ニューヨーク市のマウント・サイナイ・アイカーン医科大学でエリオット&ロスリン・ジャッフェ食物アレルギー研究所所長を務めるスコット・シッシャラー医師は、私が本書の取材のために最初にインタビューした人物であり、ビタミンDがアレルギーの発症において果たしているかもしれない役割に注意を向けるよう、私に最初に警告した人物でもある。彼は私に、自己免疫疾患とアレルギー性疾患は両方とも、人が赤道から離れた場所に住むほど発症率が高くなるのだと伝えた。まさにその事実により、免疫学者たちはビタミンDが免疫疾患に関わる可能性について考えるようになった。緯度の高いところほど人々の日光への曝露量が少ないためだ。

「でも、それが話の全てでしょうかね?」。机の上で両手を広げながら、シッシャラーは私に問いかけた。「そうした緯度の高いところでは、農耕生活様式に携わる人々が少なくなるのかもしれません。地球上の違った地域では、違った物事に対して違った度合いで曝露されるのかもしれません。あまりにも複雑なので、私たちにはまずわかりません」。

シッシャラーの研究仲間であるゲレリオもこの点に同意した。彼女は、世界各地の人々は食生活も明確に異なると述べ、その事実が、日光の少なさと相まって、免疫系に複合的な作用を及ぼしているのかもしれないと言った。彼女は私に、アレルギーの原因にはいくつかの因子――屋内に留まりがちな私たちの生活様式を含む――が関わっていそうだと語り、免疫系の機能に対する影響を覆すにはいくつかの介入が必要になりそうだと言った。

アレルギーという炭鉱のカナリア

私が思うに、私たちが送る21世紀型の生活様式と、人間によってもたらされた環境の変化とがアレルギーの増加に拍車をかけてきたという概念の裏付けとして最も説得力があるのは次の根拠だ。何千年も私たちヒトと共に暮らしてきた伴侶動物種――犬、猫、鳥、馬――はどれも、しばしばアレルギーになる[52]。他の動物種――私たちの家の中で暮らすことも、私たちのそばで暮らすこともない動物たち――はそうではない。

ペットのアレルギーの症状は私たちのものとよく似ている。猫の場合は、くしゃみ、いびき、喘息、嘔吐、過剰な毛繕い。犬の場合は、皮膚の発疹、しつこい掻きむしりと毛繕い。馬の場合は、咳と喘鳴。そしておそらく、この動物たちは私たちと同じ理由でアレルギーを抱えている。結局のところ、伴侶動物たちの免疫系も同じ一団の天然・人工の物質群に曝露されているのだ。犬のアレルゲンの第1位は何か？　それは室内塵ダニだ。馬のアレルゲン第1位は？　人間が製造・包装した飼料だ。猫はしばしば草木の花粉に対してアレルギーを起こす。また、猫と犬はヒトの鱗屑に対してもアレルギーを起こすことがある。私たちからも古い皮膚が剝がれ落ちるからだ。どれも聞き覚えのある話ではないか？

かつてないほどに、世界中の人々は自分たちのペットにできる限り最良の世話をしてやりたがっている。それゆえに、多数の飼い主が自分たちの伴侶動物のアレルギー症状を一掃しようとして多くの時間と資金を使う。その方法はヒトに対するものと同じだ。抗ヒスタミン薬とステロイドを摂取するか、免疫療法の注射を受ける。ここで課題となるのは、私たちはヒトの場合とは違い、ペットのアレルギーやその発生率についての充分なデータを持ち合わせていないために、この問題が一体どれほど大きいのかわかっていないことだ。ペットに各種のアレルギーが起こることは知っているが、その割合が高まっているのか、それとも獣医や飼い主がアレルギーの徴候に気づきやすくなっているだけなのかを、私たちは知らない。

各種のアレルギーがどのように、そしてなぜ私たちのペットに影響を及ぼすのかをよりよく理解するため、私はニューヨーク州イサカへと車を走らせ、コーネル大学獣医学部でこの問題に取り組む専門家たちを訪ねた。イサカの緑生い茂る丘陵に包まれたエリア・テイト・ウォニヨ博士の研究室で、私は彼女と腰を据えて語り合った。ここではまるで自分が農場にいるような心地がするが、それはある部分では事実通りだ。というのも、この学部はキャンパス内にたくさんの研究動物と獣医の患者である動物たちを抱えているからだ。テイト・ウォニョ博士の研究室は広く、明るく、整っている。私たちは机を挟んで相対して座り、午後の日差しの最後の名残にたっぷりと浸っている。

テイト・ウォニョ博士のキャリアは寄生虫と免疫反応の研究から始まった。彼女は、ヒトと犬の両方で、寄生虫に対する免疫反応はアレルギー反応の間の免疫反応と似ていると説明する（もちろん、寄生虫が相手の場合はそうした反応が身を守り、アレルギーの場合は悲惨な症状を引き起こすものとなる）。犬における蠕虫（寄生虫の一種）への免疫反応を研究することで、私たちはアレルギーに関与する基礎的な免疫機能についても多くを知ることができるのだという。

犬を対象とする研究では、アレルギーがマウスモデル以外でどのようにはたらくかを観察することができる。何十年にもわたり、マウスは免疫学の分野で主要な研究用生物でありつづけてきた。だが、本書ですでに見てきたように、マウスはヒトではなく、人体の中で何が起こるかを予測する上ではマウスモデルが常に最適というわけではない。だからこそ、アレルギー研究者の間ではこの疾患を調べるためにマウスモデルの先へ進もうとする機運が高まっているのだ。マウスよりも大型の動物の中には、猫や犬など自然にアレルギー疾患を抱えるものもいる。そのため、こうした動物はひょっとすると、種を越えた基礎的な免疫機構について知ると共に、アレルギーに対する薬を試す上でも良いモデルになるかもしれない。

「人間をよく見れば犬について何かしら知ることができますし、犬をよく見れば人間について何かしら知ることができますよ」とテイト・ウォニョ博士は話す。「とてもよく似た環境で自然に起こっている疾患のことを調べているわけですから。うちの犬たちは私のベッドで眠ります――私たちは、よく似た環境刺激にいくつも曝露されています」。

一方、マウスは実験室に閉じ込められ、非常に管理の行き届いた環境で暮らしている。また、実験用マウスは通常、遺伝学的に管理された近交系〔きょうだい間での人為交配を重ね、集団内で遺伝的背景がほぼ均質になっている系統〕である。テイト・ウォニョが扱う犬たちは皆それぞれに違いがあり、昔ながらのやり方で生まれてきた。実は、彼女はブリーダーたちと連携して犬たちを研究に参加させている。彼女は共感を込めて、自分の研究に参加している犬たちはペットのように扱われている、なぜなら実際にペットであるからだと強調する。この犬たちは実験動物ではない。家で飼い主と一緒に暮らしているのだ。研究者たちはこの重要な気配りによって、共有され、実際に生活が行われている環境、習慣、医療行為の中のどの要素が伴侶動物種と私たちに影響を与えている可能性があるのかをじっくりと考えることができる。

ペットのアレルギーは、アレルギーの謎を解明する潜在的な手がかりを与えてくれる。もし動物たちの初期段階の免疫反応を理解することができれば、もしかすると、ヒトの基礎的な初期反応をよりよく理解できるようになるかもしれない。そして、免疫系が出合った相手に対してとる最初の反応と、その後の対応として行う一連の判断こそが、どの哺乳動物においてもまだよくわかっていないことの1つなのだ。

結局のところ、コーネル大学への訪問によって私はある1つのことを確信するに至った――

私たちのペットは、私たちと同じように、アレルギーという比喩的な意味での炭鉱においてまさに「炭鉱のカナリア」の立場に置かれている。私たちの親密な伴侶たちがアレルギーを抱えているという事実は、ヒトが行っている何らかの物事が皆の免疫系を掻き乱していることを告げるしるしなのだ。

アルファガルアレルギーの謎の増加

ここまで見てきたように、過去2世紀にわたるアレルギーの増加にそれ1つで完全に説明をつけられる因子はないが、工業化――そしてその後の環境および文化生活様式の変化――は重要な役割を果たしているようだ。本稿を書いている段階では、喘息の有病率が最も高いのは英語圏とラテンアメリカの国々で、最も低いのは東欧、中東、アフリカの農村部、中国だ。比較的豊かではない国々からの移民が豊かな国に移り住んだ後、アレルギーを発症するまでには2年から5年がかかる。自己免疫疾患などの別の免疫疾患も並行増加を示す傾向がある。経済が強化されるにつれ、私たちの免疫系はより高い割合で機能不全を起こす。

NIHのアルキス・トワイアス医師はこのつながりを強調する。「社会が発展するにつれて、実にたくさんのことが変わります。私たちが目の当たりにしているものに、環境曝露が、そして生活様式が関係していることには、疑問の余地がありません」。

スコット・シッシャラー医師はそのことをこう表現した。「アレルギーに向ける目をさらに凝らすと見えてくるのは、そのしくみの中であれこれのものが絡み合い、その交点から出てくるネットワークや回路の数々が、それぞれ違った形で互いに作用しあう姿です。そういう遺伝的、環境的な経路でどんな影響が起こっているかを解きほぐそうとするには、スーパーコンピュータが要るでしょう。つまりね……複雑なんですよ」。

この全てが**複雑**なのは、私たちの生態そのものが**並外れて複雑**だから――そして古いから――だ。すでに見てきたように、問題の一端は、私たちの環境と生活様式が、私たちの歩みの遅い進化機構が追いつくにはあまりに大きく、そしてあまりに速い変化を続けていることにある。

もう1つ、こうした一切の複雑な変化に追いつこうと必死に前へ進んでいるのは……科学者その人たちだ。アレルギーの原因の研究は困難で費用がかかる。

「人々はアレルギーの研究を始めて以来、アレルギーの起源について何かしらの意見を持ちつづけていたんです」と、スタンフォード大学のスティーヴ・ギャリ医師は私に改めて思い出させた。「そして、ずっと間違えつづけてきたんですね――例えば、ピーナッツの摂取を差し控えることについて。私たちがアレルギーについて知るほどに、アレルギーの原因についての理論は変わり、その時点で知られていることを反映するようになります。ですから私は、煙の出ている銃〔決定的な証拠〕がない限り、誰がその引き金を引いているか確信することはできないと言っておきましょう」。

単独の「煙の出ている銃」を私たちは押さえていない。だが、複数の銃は確かにあり、それら全てが今も同時に砲火を放っている。私の比喩を織り交ぜると、私たちの元にあるのは複数の小さな野火によって巨大な煙幕が張られた大きな森だ――その煙幕が私たちの前に立ちはだかり、アレルギーという火を消す妨げになっている。アレルギーの生起機構が一体どれほど複雑なものでありうるのかを示すため、今まさに現れたばかりの新顔をまな板の上に載せてみよう――通称「肉アレルギー」だ。

私が肉アレルギーのことを初めて聞いたのは、同僚たちとの夕食の席だった。その時、私たちは学科で新たに採用する教員候補者の面接を進めており、昔からの慣習として、その日の候補者を招いて夕食の席を設けていた。私たちがメニューに目を通していると、農業における水汚染の問題を研究する人類学者であり、私たちがぜひこの職に就いてほしいと切望していた素晴らしい女性が、自分は一切の赤身の肉を食べられないのだと口にした。

「何年か前の夏にダニに咬まれて、赤身の肉全部に対するアレルギーを発症したんですよ」と彼女は言い、鶏肉を注文した。「おおごとにはなりませんし、アナフィラキシーまでは起こさないんですけれどね。ただ、すごく、すごく具合が悪くなって、わっと全身に蕁麻疹が出るんです」。

当時、私は本書のための下調べの途中で、この話に惹きつけられた。私はあらゆることを知りたがった。彼女はかつて大学院を卒業して仕事に就いた時、パートナーと共にテネシー州に移り住んだという。自然が大好きで、田舎の農場を研究していた彼女は、それまでにうんと長い時間を屋外で過ごし、川の分水嶺周辺を歩き回り、背の高い草が耕作地と接する農地の縁を歩いてきていた。別の言い方をすると、彼女は絶えずダニ天国にいたのだった。遠征の後、家に戻ってダニを1、2匹見つけるのは彼女にとって驚くことでもなかったが、近頃受けたアルファガル（α-gal〔「アルファ・ギャル」とも〕）アレルギー――「哺乳類肉アレルギー」の名でも知られる――の診断は青天の霹靂だった。

アルファガルアレルギーは21世紀のアレルギーだ。呼吸器アレルギー、皮膚アレルギー、食物アレルギーとは違い、アルファガルアレルギーが初めて見つかったのは２０００年代初頭で、アレルギーの原因が私たちの免疫反応、気候変動、人間による自然環境に対する生態学的変化の混ぜ合わせであることを示す例として完璧なアレルギーとなっている。その後、ある新しい抗がん剤に対する奇妙な免疫反応を調べていた科学者たちのチームの存在により、アルファガルアレルギーの謎の一部が解かれることになる。

ここで、トーマス・プラッツ＝ミルズ医師が登場する。

プラッツ＝ミルズはヴァージニア大学医学部のアレルギー・臨床免疫学部門長だ。私たちは電話で1時間以上話をした。新型コロナウイルス感染症のパンデミック第2波の最中のことだった。彼は英国人で、社交的で、気さくで、しばしば話を止めてジョークか親戚の話を挟んだ（この親戚たちというのが、かなり率直に言って、驚くほどすごい人々なのだった）。彼は電話取材の手始めとして、人々がアレルギーを「疫病（epidemic）」と称するのを自分は好まないと言った。「疫病」という言葉を使われると、彼にとってはまるで花粉症、喘息、湿疹、そして食物アレルギーの有病率が同時に揃って急上昇したかのように思われるという。それより興味深く、かつ事実に則した話をすれば、最初に高まったのは花粉症の有病率で、続いて1960年代と1970年代に喘息が急増しはじめ、それから1980年代と1990年代に湿疹と食物アレルギーの有病率が醜い鎌首をもたげはじめた。より近年では、IgE抗体の反応を介さないという点で、他のアレルギーとは違ったアレルギーも見られはじめている。その1つが次の章で再度取り上げる好酸球性食道炎（EoE）で、もう1つがアルファガルアレルギーだ。

アルファガルアレルギーは厳密には食物アレルギーに分類されるが、これは何らかのタンパク質に対するアレルギー（より典型的な食物アレルギー）ではなく、大部分の哺乳類に見られる糖分子（ガラクトース-α-1,3-ガラクトース、略称α-gal）への免疫反応だ。アルファガルアレルギーはダニに咬まれることで誘発される。その過程は、皮膚バリアを通り抜けて入り込んできたピーナッツタンパク質に免疫系が感作されてしまうしくみと似ている。

ダニが私たちを咬むと、その唾液が私たちの皮膚バリアを通過して浸透する。ダニの唾液そのものも私たちの細胞に炎症を起こし、概して咬み跡の周りに痒みを引き起こすが、実はこの唾液には微量のアルファガルも含まれている可能性がある。特に、そのダニが最後に血を吸ったのがアルファガルを産生する鹿などの哺乳類だった場合はそうだ。一旦そうしたダニに咬まれると、私たちの細胞はアルファガル（無害な糖分子）とダニ（有害な寄生虫）を結びつけて記憶するようになってしまう。一部の人たちにおいては、その組み合わせから新たなアレルギーが生じ、同じ糖を含む肉を口から摂取することによりアレルギーの引き金が引かれるようになってしまう。

現在、アルファガルアレルギーは米国で広がっている。発症の最初の原因となるローンスターダニ〔lone star tick：背の斑紋を1つ星（lone star）に見立てた名。マダニ科キララマダニ属のダニの一種、*Amblyomma americanum*〕が、ヒアリ（ダニの捕食者）の生息地拡大、気候変動、その他のさまざまな生態学的変動により北へと追いやられているからだ。ローンスターダニは実に、コネチカット州南西部、ケープ・コッド〔コッド岬。マサチューセッツ州の北東部に突き出した半島〕、カナダといった北の地域でもすでに見つかっている——通常の生息範囲よりもはるかに北だ（とはいえ、近年の気候変動の連鎖的作用から考えると、何が「通常」かというのは難しいが）。

アルファガルアレルギー発見の物語は長く入り組んでいる。それはまるで、トム〔トーマス〕・プラッツ゠ミルズを捜査トップに据えた犯罪ミステリーのようだ。この物語で、トムは主任刑事として事件を解決する。

「さて、全ての始まりはセツキシマブでしてね」とトムは言った。「セツキシマブというのは、がんの治療に使われるモノクローナル抗体〔特定の抗原にのみ結合する単一種類の抗体〕です。そして、このモノクローナル抗体がヴァージニア州でたくさんの〔アレルギー〕反応を引き起こしていたことがわかっていました。一般向けの市場に出回り始める丸2年も前のことです」。

実は、セツキシマブ〔商品名：アービタックス〕に関しては興味深い余談がある。この薬の研究は、マーサ・スチュワートがイムクローン（ImClone：セツキシマブを開発した企業）の株価急落の前日に持ち株4000株を売却したかど〔インサイダー取引〕で禁固刑を言い渡された後、突如中断された。株価の急落は、米国食品医薬品局（ＦＤＡ）がセツキシマブの発売不承認を決定したというニュースを受けてのものだった。以後、人々は長期間にわたってこの薬への関心を失っていた。

その後、徐々にではあるが、研究は再開された。アーカンソー州のとあるがん診療所が、セツキシマブの初めての投与後に患者がアナフィラキシーで死亡した事例を報告したのはこの再注目期のことだった。他にも〔同じく治験に参加していた〕何人かの患者が、この薬に対する負の免疫反応があったことを申告した。つまり、このがん患者たちはセツキシマブに対して**新たに**アレルギーになったわけではなく、この薬を初めて投与される**前からすでに**アレルギー感作を起こしていたことになる。では、一体どのように？

免疫学に精通していたトムはその調査への協力を求められた。彼は治験に参加していた患者たちの血清、特にこの治験薬を投与される前に採取された血液を使わせてもらうことはできないかと尋ねた。治験を管理していた企業、ブリストル マイヤーズ スクイブは問題の原因究明を切に願っており、トムがテネシー州のヴァンダービルト大学のがん研究者たちと連携するのを手助けした。トムは最終的に、およそ40人の患者と、諸条件が同等である40人の対照群（どちらもテネシー州在住）からの血清を受け取った。彼の研究チームは各サンプルの抗体反応を測定し、セツキシマブに対してまずい反応を示した患者たちではこの薬の分子に対するIgE抗体反応があったことを見出した。アレルギー反応が起きていたしるしだ。抗体反応がなかった患者は、この薬に対して悪い反応は起こしていなかった。

関心をそそられ、また、新たなアレルギー性免疫反応の追跡に躍起になった研究チームの面々は、テキサス州の別の患者群に対しても検査を行った。今度はたった1人の患者だけに抗体反応があった。その結果に戸惑ったトムと研究チームは、ボストンでの治験に参加した患者たちのサンプルを検査した。結果はゼロだった。トムが気づいたのはこの時だった――彼らが研究室で目にしていたものは、患者たちががんを患っていたこと、あるいは薬そのものとは無関係で、全てテネシー州中部に住んでいたことに関わっているのだった。

「この患者さんたちには、ガラクトース-α-1,3-ガラクトース〔アルファガル〕に対するIgE抗体反応がありました。これ〔アルファガル〕は哺乳類のオリゴ糖ですが、ヒトにはないものです」。トムはそう説明する。「ですから、私たちヒトにはこの糖に対する抗体はあっても、この糖そのものはありません」。

彼の研究チームは発見内容を論文にまとめて『ニューイングランド・ジャーナル・オブ・メディシン』誌上で発表した。[53] 続いて、トムと、この原著論文の第2著者であるベルー・ミラークルが、グリコシル化（分子を安定化させる化学反応）を担当する生化学者と会うためにイムクローン社を訪れた。セツキシマブとして使われるモノクローナル抗体は、実験室で細胞を使って作られる。トムが説明するように、「モノクローナル抗体の90％は、チャイニーズハムスターの卵巣細胞系列を使って作られます。この細胞系列はアルファガルを産生しません」。つまり、大部分のモノクローナル抗体医薬品は、たとえ患者がたまたまアルファガルに対するアレルギーを抱えていたとしても、全く安全に使うことができる。

一方、セツキシマブは異なる種類の細胞を使って製造されていた――それはアルファガルの糖分子を**作る**細胞種だった。トムとその研究チームは今や、「煙の出ている銃」と、アルファガルを検出するアッセイ（分析法）の両方を手にしていた。発奮したトムは、アルファガルがこの件での免疫反応を引き起こしていたという決定的な裏付けをとりたいと考えた。

「チームの皆に言ったんですよ。院内にぼんやり突っ立っているのがいたら誰彼かまわず血を採ってこい、それで誰がこの抗体を持っているか知らせろ！　とね」。このひらめきの瞬間を思い出してククッと笑いを漏らしながら、トムは振り返った。

さて、誰も彼もを調べてみると、トムは自身が担当する患者の中にもアルファガル抗体反応性が陽性と出た人々がいることに気づいた。

「その人たちは皆、豚肉を食べると4時間後に蕁麻疹が出るなんていう、馬鹿げた話をしていたんですよ」。最初はこの患者たちの話に取り合わなかったことを思い出しながら、トムはそう言った。一見すると、彼らの話は極めて不合理だった。大部分の食物アレルギーは即時的で、食材の摂取からおよそ20分で症状が現れるためである。「ピーナッツアレルギーの子供がマクドナルドで偶然ピーナッツを食べてしまったら、店を出るまでの間にもうそのことがわかるでしょう」とトムは言った。

トムはまた、まずもってありえないものがアレルギー反応を引き起こしていると考える患者の話を耳にするのは、食物アレルギー専門医にとっては珍しいことではないとも語った。そうした患者の例ではしばしばノセボ効果がはたらいている。つまり、ある食品が負の反応を引き起こすと思い込んでいる人は、実はその物質が原因ではなかったとしても、摂取した後によく負の反応を経験することになる。[54] アルファガルに対する反応が実験室で発見される前は、赤身肉を食べた患者に遅延型の反応が出るなどということはとてもありそうにないと考えられていた。だが、トムは自身の研究チームの最初の発見以来、患者たちが本物のアレルギー反応を自己申告していた可能性が高いと気がついた。その反応をこれまで誰も見たことがなかっただけだったのだ。

今や、トムと彼の研究チームには解くべき新たな謎があった。そもそも人々が最初にアルファガルへの感作を受けたのはどんな経緯だったのだろう？　全ての症例の共通点はどんなものだろうか？

まず、アルファガルへの反応性の証拠を示した各人の所在地は、たった7つの州に限られていた。ヴァージニア州、ノースカロライナ州、テネシー州、ケンタッキー州、アーカンソー州、オクラホマ州、ミズーリ州南部。地図上に記した症例の報告地点を眺めていると、米国を横断する長い帯のように見えた〔米国南東部から中部にかけての地域にあたる〕。トムは研究室の技術職員の1人を、症例が出たのと同じ位置に重なるものを見つけ出す任務に割り当てた。

何日かグーグル検索を続けた後、この技術職員はトムの元に戻ってきて、研究室のデータと合致するものとして自分が見つけられたのは、米国疾病予防管理センター（CDC）が発表したロッキー山紅斑熱――ダニによる感染症――の地図だけだったと言った。これが、トムがアルファガルアレルギーもダニ由来なのではないかと考える最初の手がかりとなった。彼はアルファガルへの反応性が陽性だった患者たち全員の情報に立ち返り、全員が1つの共通点を持っていることを発見した。この患者たちは並外れて長い時間を屋外で過ごしていたのだ。「ガーデニングをしたり、ハイキングをしたり、乗馬をしたり、狩猟をしたり、ありとあらゆることをしていましたよ」とトムは言った。

ここから、アルファガルアレルギーの話は気候変動の観点から見て実に面白くなっていく。世界最高峰の免疫学者であり、そしてアレルギーという専門分野の歴史家として尊敬を集めるトムは、私たちが過去にアルファガルアレルギーを目にしてこなかった理由の1つは、私たちがここ数十年にわたって生態系を改変してきたからだと主張する。

ここで、コネチカット州の感染症媒介生物学・人獣共通感染症センターの主任研究員であり、州職員の昆虫学者である博士、カービー・スタフォード3世に登場してもらおう。

スタフォードはダニの集団を追跡調査する経験を30年以上積んでいる。私が彼と話した2021年11月下旬のある日は、その年初めて本格的な寒さを迎えた時期だったものの、日々の平均気温はまだ35°F〔およそ1℃〕をほんの少し下回るばかりだった。私は厳しさが減っている冬の天気などの気候変動と、侵略的外来種の急増などの生態学的変化が、ダニ――とりわけアルファガルアレルギーをもたらすダニ――の習性にどのように影響を与えているかを知りたかった。

米国において、肉アレルギーを最も高頻度で誘発するダニは先述のローンスターダニである。ローンスターダニは食べ物をあまり選り好みしない。鹿や野生の七面鳥の体表で見つかることが多いものの、中型哺乳類（アライグマなど）や他の鳥類からも血を吸う。だが、ライム病を伝播させるダニ（クロアシマダニ）とは違い、ローンスターダニは野ネズミやシマリスなどの小型哺乳類から血を吸うことはあまりない。ローンスターダニの通常の生息域は、ごく近年までは、米国南部に限られていた。いくつかの生物学的・社会的要因がその生息範囲を新たに北方まで拡大させており、また、通常の生息地の内部でも個体数爆発が起きてきた。

「米国に今いるオジロジカは、おそらく、かつて入植者たちがこの鹿の個体群を一掃しはじめる前にいた数よりも多いでしょう」とスタフォードは言った。

ダニと鹿は植民地時代のアメリカにはありふれていた。1770年代中盤、ペール・カルムというフィンランド人博物学者が、自らの北米への旅について1冊の本を出版した。その本で、彼は現地のローンスターダニがいかにひどいかに触れ、ダニによじ登られることなく腰を下ろすことなど到底できなかったと不満を述べた。だがその僅か1世紀後、カルムがダニだらけだと報告していたのと同じ地域にダニが見当たらないことを、ニューヨークの昆虫学者コー・フィンチ・オースティンが著書に記している。理由は？　おそらくは先述した鹿の個体群の規模縮小と、農地と燃料のための森林伐採だろう。

スタフォードは話す。「1896年、コネチカット州では、州全体でたった12頭しか鹿がいなかったと見積もられています。州はその時点で、この生息数の乏しさを理由に、個体群回復のための狩猟規制を始めました」。

ニューイングランド地方の他の州の中には、問題に対処しようとして他の場所から鹿を持ち込むところまであった。野生の七面鳥や豚についても同じことが行われたとスタフォードは言った。だが今日、コネチカットのような州は当時と逆の問題を抱えている――オジロジカが多すぎるのだ。ハンターは減り、残ったハンターたちも私有地に立ち入りにくくなり、狼や熊などの自然の捕食者はおらず、群れを間引きするという案には社会的な反発があった中で、オジロジカの個体数は急増した。

「私たちは鹿に理想的な郊外の生息地も提供していますしね」とスタフォードは言った。「鹿さん方に素敵なサラダバーを提供してしまっているんです」。

それはつまり、オジロジカを宿主とするダニ――ローンスターダニもその1つだ――も急増しているということだ。スタフォードはコネチカット州のダニ検査機関にますます多くのローンスターダニが提出されるのを目の当たりにしている。ローンスターダニの割合はクロアシマダニの割合に比べるとまだずっと少ない（2020年に検査のため持ち込まれたダニのうち、ローンスターダニは僅か4％未満だった）ものの、個体数は顕著に増加している。

「というわけで、いまだに大集団がいるとの話にはなっていませんが、そうなるのも時間の問題です」とスタフォードは言う。彼の言葉にも潜む小さなダニの1匹を、あなたは見つけただろうか〔原著では「the clock is ticking」の中に「ｔｉｃｋ（ダニ）」が隠れている〕。

駄洒落はさておき、トム・プラッツ＝ミルズはローンスターダニが増えるとローンスターダニによる刺咬例も増えることを知っている。そして、ローンスターダニの咬み跡にはちょっとした特徴がある――痒くなりやすいことだ。ライム病を媒介するダニの咬み跡は通常、痒くならない。別の言い方をすると、ローンスターダニに咬まれると、顕著な免疫反応が誘導されるのだ。

「つまり、このダニの唾液の中には、抗アルファガル抗体をすでに持っている患者から得られたIgE抗体の分化〔発達して形態・機能が定まっていくこと〕を誘導する何かが含まれているんです」とトムは説明した。「私たちヒトはこの糖を体内に自然には持っていません。ですから、この糖に対する抗体を腸で作っても平気なのです」。

肉アレルギーがなくても、肉を摂取した時に抗アルファガル抗体を産生する人はいる。だが――この「**だが**」の意味は大きい――誰もがローンスターダニに咬まれたからといってアルファガルに対する抗体を産生するわけではない。そして、この抗体を産生する場合も、それが負の免疫反応を引き起こすとは限らない。負の免疫反応を起こす人もいれば起こさない人もいる。トムは、全人口のうちアルファガルに対する抗体を保有する人の割合は約5分の1だと推定する。だが、アルファガルアレルギーという疾患はそのうちの一部にしか起こらない。

「それが解せないのですよ」とトムは言った。

やはり人々がアルファガルアレルギーを患うオーストラリアでは、アルファガルアレルギーを起こすのと同じダニがアナフィラキシーを引き起こすこともある。だが、ここ米国でローンスターダニがアナフィラキシー反応を引き起こすことはない。トムは、その理由を解く鍵はダニの唾液の組成そのものを理解することにあると考える。アレルギー反応のトリガーは多分、ダニとその唾液の**組み合わせ**だ。つまり、赤身の肉を摂取する前に、ダニによる虫刺されで下味をつけておくことが、肉アレルギーを作り出す魔法の隠し味になる。

アルファガルアレルギーに何らかの遺伝的要素はあるのかと私が尋ねると、トムは他の人よりもダニに咬まれやすい人々がいることを教えてくれた。

「ブルーリッジ山脈の上に4人の人を立たせたとしましょう」と彼は言った。「そのうち2人はダニまみれになり、他の2人はそうはなりません。なぜか？　それは、においが違うからかもしれません。リピトール［よく使われるコレステロール低下薬］を飲んでいると皮膚のにおいが変わるでしょうか？　肌を洗ったらにおいは変わるでしょうか？」。

ひょっとすると、こうした微小な違いもローンスターダニの味覚には大きく関わることがあるかもしれない――そして、それは私たちには完全には解き明かせない類のことだ。そこには遺伝的要素が関わるだろうか？　もちろん。だが、その日たっぷりと吹きつけたデオドラント剤や、シャワーで使ったボディウォッシュのせいだということも同じく容易にありうるだろう。あるいは、あなたが自分の体調に合わせて服用している薬もそうだ。その健康状態もまた、部分的にはあなたの遺伝的特徴によって引き起こされている。

トムは、アルファガルアレルギーが腸内微生物叢を構成する細菌の種類や比率の変化にも関係しているかもしれないと仮定する（ネイグラーの研究を思い出せ――全てがつながっている！）。アルファガルアレルギー発症に対する保護作用があり、たとえローンスターダニに咬まれて抗アルファガル抗体ができたとしても身を守ってくれる細菌が、一部の人々の腸内に棲みついているのかもしれない。研究ではまた、血液型がBマイナス型の場合にはダニが媒介するこの新型肉アレルギーを発症する確率が高くなることが示されているが、それがなぜかは誰も知らない。[55] 最後に、アルファガルアレルギーを抱える人々のうち、半数は花粉やチリダニなどに対するアレルギー持ちだが、半数は〔アルファガル以外には〕何のアレルギーもない。

「〔『アルファガルアレルギーの人々』という集団は、〕花粉症の人々、あるいは食物アレルギーの人々と同じ遺伝的集団ではありません」と言ったトムは、長い説明の寄り道を経て、ようやく私の当初の質問に戻ってこようとしていた。「ですから、私にはこれが遺伝的なのかどうか、はっきりとはわかりません」。

アルファガル以前に登場していたアレルギー反応の大部分もそうであるように、アルファガルアレルギーについても、私たちは知れば知るほど原因について更に多くの謎を抱えてしまう。2009年には24件のアルファガルアレルギーの症例が報告されていたが、2020年には5000件を超える症例が報告された。[56] しかし、全人口における真の発生率は不明のままだ。アルファガルアレルギー発症のリスクについても同様となる。本稿の執筆時点で、科学者たちはダニに咬まれた後で誰がこの病気を発症するかどうか、それどころか、どのダニがこの病気を引き起こしうるかさえも予測できない。

「より良い暮らし」とは——子を持つ親たちと未来の親たちに向けた余談

私たちはここまで、近代的な生活様式と日々の習慣がアレルギーの災いに寄与しているかもしれないしくみに踏み込んできた。この小さな旅の終わりに少しだけ時間をとって、再びエリザベスとその子供たちのことを一緒に考えたいと思う。自分が子供たちの重篤な食物アレルギーの間接的な原因なのだという、エリザベスの見当違いの罪悪感は、子供たちに可能な限り最良のケアを提供したいという彼女の願望と密接に結びついている。子供たちの苦しみは彼女の苦しみを引き起こす。本書を読む保護者や介護者なら誰でもきっと感情移入できる苦しみだ。とても具合の悪かった赤ん坊たちが、ひどい感染症から何とか逃れようと救急救命室で苦しむ中、抗生物質による治療を認めるというエリザベスの決断はほぼ間違いなく正しいものだった。感染症はもし治療せずに放置すれば更に危険な結果をもたらしうる。そのことを考えれば尚更だ。それでも、後悔の感覚は何年も彼女につきまとった。多くのアレルギー患者の保護者や介護者たちと話をした後で、私はこれがエリザベスだけのことではないと確信している。

自分の子供に可能な限り最良の人生を送らせようとする努力は、子供の幼少期を通じて私たちがしなければならない無数の小さな選択に対する不安を引き起こしうる——そして、しばしば実際に引き起こす。多くの親にとって、この落ち着かない感覚は更に前、妊娠期間中から、負の成り行き〔例えば重篤なアレルギー〕をそもそもどうすれば最もよく予防できるのか調べている中で始まる。私が本書にこうして集めたエビデンス〔科学的・医学的な裏付け〕全てに目を通している読者の中には、必要に迫られて帝王切開を受けたこと、あるいは、筋の通った理由に基づいて乳房からの直接授乳をしない選択〔搾乳、混合栄養、完全ミルク栄養など〕をしたことでひどい自己嫌悪に陥ってしまった人もいるかもしれない——たとえ、当時の状況を考えればそうした判断が断然正しかったとしても。

情報の時代において、私たちは自分と子供たちの健康と幸せを保つために何をすべきであり、何をすべきでないかについて、種々の情報源（根拠に基づいた正当な医学ウェブサイトから、疑わしいYouTube動画まで）からの助言の砲撃にさらされている。この1冊の本もまた、ある意味では、それらと変わりない。ここに出ている情報のどれか1つを読み、それを使って、いわば「免疫系の裏技利用」を試みることもできなくはないだろうが、私はそれを勧めない。あなたにできる最良のことは、新しく、変化を止めない環境に対して私たちの免疫系が反応し、対応するしくみについて免疫学者たちが更に調べている間、利用可能な最良の医学的助言に従うことだ。

別の言い方をすれば――アレルギー患者と親たちよ、待ち望まれていた休息を自分たちに与えよ。私たちの中の誰も、自分たち自身のアレルギーの原因になれるほどの力は持っていない。現実はそれよりもはるかに込み入っているのだ。

アレルギーの原因に対する簡単な答えはない、難しい問いがあるだけだ

過去2世紀にわたるアレルギーの劇的増加の背景にありうる原因をここまで探究してきて、私たちは何を学んだだろう？　私たちは、免疫系の機能には遺伝的特徴が重大な役割を果たすものの、誰がアレルギー性疾患を発症するかを遺伝によって充分に説明できるわけでもなければ、予測できるわけでもないことを知った。私たちは、自分たちが暮らす環境――私たちを取

り囲む天然・人工の世界――がこの問題に最も確実に寄与しているものの、これもまた唯一の原因ではないことを見てきた。

そして、私たちの習慣と行動は全体的な健康と免疫機能に大きく関わってくるが、これらもやはり、免疫系に起きている出来事を完全に説明してはくれない。私たちに起きているのは、過去200年にわたって私たちがやり方を変えてきた一切の物事と、それらが環境と私たち自身の生態に及ぼしてきた作用とによる1つの結果だ。ただそれだけの単純な話であり、それほどの複雑な話でもある。

シカゴにいる湿疹の専門家、ピーター・リオは、人々に自分の病気や体調の根本原因を探し求めるのを止めてもらえたらと感じている。それは問おうとするには間違った問いであると彼は主張する。おそらくは単純な根本原因がないのだから尚更だ。だがしばしば、リオの患者たちは真実を耳に入れようとしない――彼らの症状の原因は、どの理論1つが示唆しうるものに比べてもずっと複雑なのだが。それでも、リオは彼らに対してともかく率直であろうとする。

「患者さんたちには、とにかくごちゃついた話なんだと伝えています」とリオは言った。「皮膚バリアのこともありますし、免疫系もそうですし、神経終末のことも何かしら関わっていて、それから行動面だって……」。

食物アレルギー専門医のパメラ・ゲレリオは、私にこう強調してほしいと求めていた――突き詰めれば、研究者たちにとっては唯一の原因を探し求めること自体が間違いだ。唯一の原因を探すという姿勢は、「問題を解き明かしさえすればいい、そうすれば一切のことを解決できるだろう」という不正確なメッセージを発してしまうのだと彼女は主張する。もし一般の人々がアレルギーは単純な問題だと考えてしまうと、単純明快な解決策が出ないままに何十年もの月日が経つ中でますますフラストレーションが高まっていくだろう。そして、治療について語る第3部で見ていくように、私たちが持ち合わせているアレルギーの治療法の大部分はどんなに贔屓目に言っても不完全なものだ。

「私から伝えるメッセージがあるとすれば『単一の原因などない』でしょうね」とゲレリオは言った。「それに、おそらくは遺伝的感受性が関わっていて、その上に加わる形で環境曝露が起きていることを理解しなければならないという点も。それから、ある集団では確かにアレルギー増加の原因になっているものが、別の集団ではそうなっていないかもしれません。環境因子にあまりにたくさんの違いがありますから」。

シンシナティ小児病院では、喘息に対する汚染の影響について話し合っていた中で、ネール・ウ・クーラナ・ハーシー医師がこのことを見事にまとめてくれた。

「〔原因は〕1つでは済まないんです。もし1つで済む話だったら、私たちはとっくにそれを見つけて、とっくに解決していたことでしょう。〔原因は〕いろいろな物事の組み合わせで、地域の違い、人々の遺伝的背景の違いによって変わってきます。自分たちがどんなことをしていて、この問題にどう寄与しているかをじっと冷静に見てみるよりも、何かのせいにしてしまうほうが楽なこともあります。なぜかといえば、誰もがこの問題に寄与しているからです。私たちは、よりよく行動すべき社会として何をしているのでしょう？　そして、それに寄与する一個人として私は何をしているのでしょう？　簡単な質問や答えはありません。どれも難しい問題です」。

第3部

治療

1819年の枯草熱の発見以来、医師もアレルギー患者も等しく、アレルギーの諸症状を和らげる、もしくはアレルギーを根本から完治させる医学療法を探しつづけてきた。だが、これまで見てきた通り、この病の諸原因が単に生物学的なものにとどまらないのであれば、私たちの探し求める救いの治療法は基礎薬学的な解決策を超えたものとなりそうだ。第3部では、急増するアレルギーの問題に対処するために私たちが――過去と現在に――行ってきたあらゆる取り組みを検証していく。アレルギー薬の巨大市場から、拡大する一連の環境問題への対処を促すために制定された政府の施策に至るまで、私たちの苛立ち、ひりつきに対する解決策は、その原因とまさに同様に複雑であることを見ていく。

第7章

苛立ちにつける薬——過去、現在、そして未来のアレルギー治療

誰にも止められないエミリー・ブラウンの冒険譚——食物除去の旅

「食物アレルギーのことなんて、前は大して気にしたこともなかったんですけどね」。エミリー・ブラウンは私にそう話す。

小さい頃、彼女には花粉症と喘息があったが、それだけだった。彼女は今も環境刺激からくるアレルギーを抱えているし、夫もそうだ。だが、夫婦の親族の中で、何らかの食物アレルギーを抱えていた人はかつて誰1人もいなかった。

「自分の子供ができる前は、私は幼稚園で教えていて。担当する組の中に2、3人、実際に食物アレルギー持ちの子もいました」とエミリーは言う。「でも、私が食物アレルギーに触れた機会といえば、もう本当にそれだけで。子供を持つまで、私生活の中に出てくることはなかったんです」。

2011年、エミリーの長女が生まれた。彼女は生まれた時からひどい湿疹持ちだった。

「よく眠れない子でしたね」とエミリーは説明する。「それに、お腹が張って夜泣きがひどくて。辛そうな赤ちゃんでした」。

新しく親となったエミリーと夫は、娘の不快感になんとか対処しようと試みていた。そんな中、娘が生後6ヶ月の時に血便をした。エミリーは娘を小児科に連れていった。しばらく様子を見ましょう――医師がそう言ったのを彼女は思い出す。

2011年当時、妊娠中の女性と新たに子供を迎えた親たちへのガイドラインは現在のものとは違っていた。2016年以前の〔米国の〕親たちは、ピーナッツや苺といったよくあるアレルゲンを乳幼児の食べ物に入れるのを避けるよう勧告されていた。エミリーは妊娠期間中と母乳育児中にもそれらの食材を摂取していたが、医学的な勧告に従って、長女にピーナッツを食べさせはじめるのは生後丸1年経ってからにしようと決めた。

「私が初めてピーナッツバターをあげると、彼女の顔がたちまち腫れてきたんです」とエミリーは振り返る。「蕁麻疹が出てました。すごく怖かったです。どうしたらいいのかわかりませんでした」。

エミリーがすぐにかかりつけの小児科医に電話をかけると、ベナドリルを飲ませるようにと言われた。娘がアレルギー検査を受けると、ピーナッツ、牛乳、卵、小麦、大豆に感受性があることがわかった。エピペンの処方を受け、これらの食材全てを避けるように言われたことをエミリーは覚えている。避けるべき物がこれほど多い中では簡単なことではない。

「診察室を出ながら考えていたのを覚えています――えっと、私たち今から何を食べるんだろう？　どうやって料理をしよう？　って」

エミリーの母親もまた当惑した。エミリーの一番の友人もそうだった。この友人は産婦人科の研修医として3年目に入っていたが、医学部での学生時代、アレルギーの話題については1時間の講義があったのみだった。自分で何とかしなければならないとすぐに気づいたエミリーは、インターネットで調べ物を始めた。まず、彼女は台所を大掃除し、すでに持っていた食材のラベル全てを読み込んで、娘にとってのアレルゲンを含むものは全部捨てていった。なくなった物を買い直す足しにと、エミリーの母親がホールフーズ〔自然食品を多く扱うスーパーマーケット〕のギフトカードをくれた。

生まれたばかりの娘のそばで過ごすために、エミリーは1年間の育休をとっていた。絆を深め、母親であるとはどういうことかを知っていくあの特別な経験をするためだった。その後は仕事に復帰するというのが当初からの計画だったが、食物アレルギーの診断によって不可能になった。エミリーが働いていた幼稚園は、彼女が娘を園に連れてくることを許可しようとしなかった。アレルギーが「多すぎる」ためだった。そして、娘を職場に連れてこられないとなると、エミリーには仕事に復帰するための託児料を支払う余裕はない〔米国では保育料の公的補助は稀〕。幼稚園の教員が自分の娘を引き受けてくれる園を探さなければならないという皮肉は、私にもよくわかる。重篤なアレルギーを抱える子供の親たちと話していると、アレルギーの診断が家族の共同生活に与える影響に対処するための財源や手段を彼らはどうやって見つけるのだろう、と思わされることがしばしばだった。

「人にはいつも、これはもう、ほんとに嵐みたいだったんだって話してます」とエミリーは話す。「うちの出費は大幅に増えました。食費の請求が一晩で4倍になって。私はこうして目に見えて収入が減って。この時はまだ〔育休中で〕私の収入はありませんでしたけど、私たちはそのお金がまた入ってくるつもりでやってきてたんです。夫はソーシャルワーカーで、6年間昇給なしでした。だからいろんなことがカツカツで、でも私たちは何とかやりくりしようとしてました。それはもう、ほんとに、本当にきつかったですね」。

エミリーは話を止めて1つ息を吸った。

「それからその春、母が亡くなったんです」。彼女の声は先ほどよりも静かだが、先ほどよりも揺るぎない。「このことは、人前であんまり話してこなかったんですけどね。この話を持ち出した唯一の理由は、こう思うことが時々あるからですよ。誰かが大変な状況に置かれていると、人は『ああ、家族か誰か助けてくれる人が出てくるでしょう』って決めつけてくる――ですよね？　でも、そういう助けは必ずしもあるものじゃないんです。私の母は亡くなって、それが私にとっては、親しい人からの助けの大部分をなくしてしまったってことだったんです」。

エミリーが第2子を妊娠しているとわかった時、彼女と家族にとって事態はいっそう複雑になった。その時、夫は連邦政府の女性・乳児・小児（WIC《ウィック》：Women, Infants, and Children）プログラム〔食品クーポンの配布、栄養教育など、栄養面の支援を行う〕に登録することを提案した。子供が1人増えれば、彼の給与だけで全員を食べさせていくのは厳しくなるだろうからだ。エミリーはずっと中級家庭で育ってきた。親戚の誰も、政府からどんな形の補助も受けたことはなかった。だが、彼女は自分の夫が、ソーシャルワーカーとしての仕事の中でクライアントたちにいつもWICへの申し込みを助言してきたことも知っていた。

エミリーは夫がこう言ってくれたのを覚えている。「僕たちもこの制度にお金を払ってきたんだから。登録しよう。きっと一時的なことで済むよ」。

こうして、エミリーは登録した。

私たちの会話の中で、エミリーは自分がいかにWICからの支援に感謝していたか、これがなんと素晴らしいプログラムかを強調する。だが同時に、どのブランドのどのサイズの食料品が対象になるかという制約が、アレルギーの子供のために食材を見つけるエミリーの身動きを封じてしまった。この政府の補助プログラムは、重篤な食物アレルギーの診断に立ち向かう家族に対応するようには全くできていなかった。そうした家族にとっての事実上の治療の選択肢は、害になるアレルゲンを回避することだけだったのに。

「私たちは、このプログラムが支援することになっていた、それこそポスターに出ている子たちみたいな典型的な親子でしたけど、全面的にはそのしくみには乗っかれなくて。だって、自分たちに必要な食べ物がそこになかったんですから」とエミリーは説明する。「たくさん壁がありましたよ。〔このプログラムの補助では、〕トルティーヤだったら32オンス入りしか買えなかったんです。で、お店では何かの理由で、対象ブランドのトルティーヤは16オンス入りしか置いてないかもしれませんよね。そういう場合は、買えないんです。何が何でも棚に戻さなきゃならない。代わりの品物は一切なしです」。

エミリーの場合、彼女の娘は小麦を含む製品は一切食べられなかったが、WICプログラムで承認された標準のパンは全粒小麦パンだった。もちろんそれだけではない。エミリーが即座に指摘してみせたように、小麦というものは、食料品売り場で買えるほとんど全ての加工食品に含まれている。

私にはこの状況は完全なる悪夢のように聞こえた。実際はそれよりも更に悪かったとエミリーは教えてくれた。この食料支援プログラムの補助を受けている時には、自分の住んでいる郡の中でしか食料を買えないという制限がある。もし隣の郡にあるスーパーマーケットには必要なものが売られていても、それを買うことはできないのだ。全く同じチェーンの店でも、どの郡で買い物をするかによって品揃えはすっかり違うかもしれない。

「私はたまたま、一番貧乏な郡に住んでいたんです」とエミリーは説明する。「しかも、私たちが住んでいたところのすぐ隣は、一番お金持ちの郡で。だから、私が食べ物へのアクセスの話をする時って、ほんとにいろんなレベルの話が重なってるんです」。

エミリーがWICの州事務所に電話をかけて事情を説明すると、彼女の娘に特別なミルクを与えるためには医者から指示書をもらうようにと言われた。ところが、彼女がかかりつけの小児科医に電話をすると、医師からは、この子の歳ではミルクではなくもう離乳食を食べているべきだと説明されるのだった。エミリーがWICの事務所に電話をかけ直し、医師に言われたことを先方に伝えると、WICは助けになれないので地元のフードバンクに電話するようにと言った。だが、彼女がフードバンクに電話をしたところ、そこでも同じことを告げられた。なぜなら、そのフードバンクでとっていた食品の梱包の仕方では、あらゆるものが小麦粉の塵（〔アレルゲンの1つである〕小麦グルテンが含まれる）に曝露されてしまうからだった。この大型フードバンクからは、地域で運営されるもっと小規模のフードパントリー〔食品の無料配布倉庫〕を勧められた。地域運営型のフードパントリーは、ホールフーズなどの食料品店から食品をレスキュー〔廃棄前回収〕することがよくあるからだ。最終的に、エミリーは午前1時に配布を始めるフードパントリーを見つけた。彼女は30分前に現地に着いたが、行列はすでに建物をぐるりと取り囲む長さになっていた。人々は配られる食べ物の中から最良の品揃えのものを手に入れるため、3時間も前から列に並ぶこともしばしばだということをエミリーは知った。この初めての日、彼女は列に4時間並びつづけた。

「その間、〔食べ物を載せた〕カートが通り過ぎていくのを見ているわけでしょう。お腹が空いている時って、何か自分たちに食べられるものがそこにあるんだっていう期待がほんとにすごいんですよね」と彼女は言う。その日のことをまざまざと思い返す声には、あのお馴染みの失望と幻滅がこもっているのが明らかだった。「でも、私が中に入る番が来たときに選べたのは、ジャガイモたった2つと、サルサソースの瓶1個。そのパントリーに残っていた中で、私の家族にとって安全な食べ物はもうそれだけだったんです」。

エミリーは、問題の一端は米国の社会保障制度と医療制度に内在する力の不均衡だと言った。「それに、物乞いは選り好みするもんじゃない、っていう考えもしぶとくあるでしょう？　そこに尊厳なんてものはないいんですよ」。

エミリーにとって、アレルゲンの含まれていない食品が手に入るということは、**あらゆる人々**にとってのセーフティーネットの提供に関わってくる。彼女の親族はそれまでに補助を受けたことは全くなく、補助が必要になったのはひとえに彼女の子供についた診断のためであり、一家はその補助も一時的であってほしいと願っていた。だが、セーフティーネットは彼女、あるいはその家族のためには全く存在していなかった。そこで、エミリーはこの問題を改善する非営利団体を立ち上げた。このフード・イクォリティ〔食物の平等〕・イニシアティヴはミズーリ州カンザスシティのおよそ150世帯を助けるが、エミリーは他の地域にも支援を拡大させたいと願う。彼女は、非営利団体を立ち上げた動機は、この問題に取り組んでいるのは自分だけであるはずがないという知識だったという。

「私は他にもそういう家族がいるって知ってたんです。でも、その人たちは何かしらの理由で声を上げることができないんだってわかってました。だってこの経験全体が、誰にとってもいい気持ちはしないことじゃないですか」。

支援過程の1つ1つのステップに、あまりにも大きな恥がつきものになっているとエミリーは語る。彼女はそれを変えたかった。そして、自分は調べ物をすることと、人のために立ち上がることが得意だと知っていた。だから彼女は逆境の中でこの仕事に着手したのだ。自分とアレルギーを抱える我が子たちだけでなく、その子たちに似た誰も彼もを助けるのだと、彼女は決意を固めていった。そうして2015年、エミリーは500ドルを借りて、食物アレルギーを抱える人々のためのフードパントリーを始めた。それは米国全土でも初めての、アレルギーの人に優しく、グルテンを持ち込まないフードパントリーだった。

「このパントリーは私の3番目の子供なんだって、いつも人に冗談を言ってるんです」と、笑いながら彼女は言う。「だって、思いついてから実際にオープンさせるまで9ヶ月かかったんですから」。

彼女はいくつものフードパントリーと協力関係を結んで棚の一部を使わせてもらえるよう交渉した後、それらの棚に自ら食品を並べ、地域のフードパントリーの職員やボランティアに食物アレルギーの家族の食品選びの手伝い方を教え込んだ。エミリーの試算では、彼女の地域にはこのサービスを受ける資格を持つであろう人々が8000人から1万5000人いるが、彼女が支援の手を回せるのは150世帯——推定されるニーズの1%——だけだ。主な問題は資金だが、エミリーはこの団体が量よりも価値に主眼を置けるようにもしたがっている。少人数の人々に尽くすことで、その人々への支援によりよく集中できるのであればそれでいいと彼女は考えている。

「私たちはもっとたくさんの人を支援したい一方で」と彼女は言う。「提供しているサービスが意味あるものになるようにもしたいんです。価値を高めるもの、そして、尊厳を与える形で行われるものにしておきたい」。

エミリーは、フード・イクォリティ・イニシアティヴでは誰も列に並ぶことなどないと請け合った。彼女のサービスは予約が基本となっているため、支援を受ける家族が食べ物を手に入れるために時間——職探しや他のことをするために使える時間——を無駄にする必要はない。

エミリーは、アレルギーの診断と治療における、人種の境界線、経済的境界線に沿って歴然と存在する格差のことをとても声高に語る。黒人とヒスパニックの子供たちは食物アレルギーの診断をはるかに受けにくく、アナフィラキシーで救急救命室に運び込まれる傾向がはるかに高い。また、良い医療や、ピーナッツアレルギーに対する経口免疫療法などの新たな治療法（第9章で詳述）へのアクセスも得にくい傾向にある。

「私にとってびっくりなのは、食物アレルギーが贅沢病、すごく白人らしい病気だと本気で思われていたことですね」とエミリーは言う。「そして、アレルギーの専門医たちにこう言われるんです。『そうですか、私は有色人種の患者さんを全く診ないものですから』。こういうところから、私たちは暗黙のバイアスの役割に気づくんだと思います。その先生が何か悪意のあることをしているわけじゃなくても、黒人の患者、あるいはプエルトリコ人の患者が来ると、問診で的確な質問をしていない。診断に間違いなく不均衡が起きてるんです」。

アレルギー持ちの子の母親、そして食物アレルギーの非営利団体の責任者として、エミリーは救急救命室の患者たちにより良い情報とより良いフォローアップケアを提供する必要があると論じる。

「こういうコミュニティーの中では、こんなにも知識が足りていないところがあって。それは人々に能力がないとか、従う気がないとかいう理由じゃないんです。そういう人たちは、ただただ〔情報や資源への〕アクセスがないだけでそうなっているんです。これはもう、本当に大きな壁なんです」。

アレルギー治療にも同じ悩みがついてまわる。エミリーはアレルギーのさまざまな新薬と治療法にわくわくしているものの、その研究に彼女が目を向けてみると、治験の参加者の圧倒的多数が白人だと知って心配になる。彼女は具体的な例として、米国食品医薬品局（FDA）に新たに承認されたピーナッツアレルギー治療薬、パルフォルツィアを挙げた。この薬の治験参加者は90％が白人だった。

「有色人種の患者さんに経口免疫療法の話をすると、みんなそんなもの聞いたこともないんです。私の目には、経口免疫療法は有色人種の人が求めもしなかった治療、知らない治療、開発の対象に入っていなかった治療みたいに見えるんです――すっかり排除されてたみたいに。お金持ちのための解決策みたいな感じがしますね」。

彼女は白人の患者だけが経口免疫療法を受けるようになり、その一方、黒人の患者（やその他の人々）は唯一の治療の選択肢として食物除去だけを与えられたまま取り残されることを心配している。かなり妥当なことである。白人や富裕層の患者だけでなく、**一人一人**の患者のニーズに基づいた解決法を私たちが構想するようになるのは、もし実現することがあるとすればいつの日かと、彼女は思いを巡らせる。エミリーは今、自分の人生全体をアレルギーの分野における健康の平等を一心に追求する旅だとみなしている。実体験を経てきた彼女は、有色人種と貧しい患者たちにとって治療を受けるのがいかに難しいことになりうるかを知っている。

エミリーの夫は、娘がアレルギーと診断されてからさほど経たないうちにソーシャルワーカーの仕事からレイオフされた。彼は増えていく家族を支えるためコールセンターでの職を見つけたが、その仕事には医療保険がついていなかった。エミリー一家はメディケイド〔医療保険に入るのが困難な人々への医療費援助制度〕に頼らなければならなかった――そして、アレルギー専門医へのアクセスも失った。

「私たちの地域の民間のアレルギー専門医は、誰もメディケイド〔による診療〕を受け入れていませんでした」とエミリーは話す。「そういう時に行けるのは大学の研究センターだけですけど、ものすごい順番待ちなんです。どうにか入り込めないか試してみたことがあるんですけど、予約をとるのに6ヶ月かかりましたね」。

エミリーが非営利団体を立ち上げようとしていたのと同じ頃、次女の具合がとても悪くなった。1歳になるまでに、この子は発育不良と診断され、食餌療法を受けることになった。4歳ごろ、彼女は好酸球性食道炎（ＥｏＥ）という、珍しいタイプの食物アレルギーの診断を受けた。この病気を抱える人々では、食道の裏張りに好酸球〔白血球の一種〕が集積している。この細胞群が食物アレルゲンに負の反応を示し、それが痒み、痛み、食道の収縮を引き起こすことがある。そうなると、食べ物を飲み込むのが難しい。好酸球性食道炎は希少疾患〔日本では指定難病の1つとなっている〕で、およそ2000人に1人が罹患している。幸運にも、カンザスシティには好酸球性食道炎の専門クリニックがあり、エミリーの次女もそこで手当を受けた。まず診断をつける助けとして、クリニックの医師たちは順に試していく除去食群を処方した。まずは牛乳の除去、続いて4種類の食材の除去、それから8種類の食材の除去、その後には8種類の食材に加えて牛肉と鶏肉の除去。

2019年、エミリーはあるアレルギー学会に招待講演者として参加した（彼女曰く、それが参加費用を捻出できる唯一の方法だった）。会期中、彼女は好酸球性食道炎のトップ研究者と話をし、制限食に加えて経口ステロイド投薬法を取り入れた治療を試してみるよう勧められた。エミリーはそれを試し、娘は小康状態に落ち着いた。彼女は7歳になった今も寛解を保っているが、発症のトリガーが全てわかっているわけではない（これまで見てきた通り、物事が理想的に進んだ場合でも原因解明が不可能なことがある）。

このステロイドが使えなければ、次の選択肢は栄養補助ミルクになるはずだった。これはミズーリ州では医療保険の適用になっていない。もしこの選択肢が必要になっていた場合、エミリーと夫は保険がきく別の州へと引っ越すことを考えなければならなかっただろう。月に3000ドルという栄養補助ミルクの出費を避けるためだ。ステロイド剤は効いたが、その副作用は常に懸念の材料だ。ステロイドが次女の器官にダメージを与えている可能性に備え、コルチゾールなどのホルモンレベルを綿密に追跡しつづけなければならず、もし値が変われば服用量を調節しなければならないかもしれない。もしそうなれば、彼女は小康状態から転げ落ちてしまうかもしれない。通常、子供たちが成長するにつれて好酸球性食道炎が落ち着くことはない——これは一生ものの疾患だ。

＊　＊　＊

エミリー・ブラウンの〔子供たちとの〕アレルギー治療の物語は、独特でありながら、同時にあまりに馴染み深いものでもある。彼女の物語は、最初の診断後にアレルギー患者とその家族が経験していく数々の試練と苦難を示している。これまで私たちが見てきたように、アレルギーの診断の過程は複雑であり、アレルギーの治療の過程は更に複雑なものにもなりうる。一人一人の患者の症状群は異なる。一人一人の患者の生体反応が独自のものだからだ。それゆえに、アレルギーの治療は極めて難しいものになることがある。

そこに加えて、アレルギー治療は過去2世紀の大部分にわたって進歩してこなかったという事実がある。ごく近年まで、私たちは同じ治療の選択肢から抜け出せずにいた。いずれにも利点と難点があり、いずれも完全に、永続的に苦しみを取り除く治療ではなかった。本章の残りの部分では、アレルギー患者のための治療の歴史を概観する――19世紀のモルヒネと喘息用煙草から、今日のゾレア〔ノバルティス ファーマによる抗IgE抗体製剤〕とアイミューン・セラピューティクス社によるパルフォルツィアまで。私たちは、これまでに変わったこと、変わっていないこと、そしてアレルギー患者が最悪の症状を和らげる上での困難に目を向けていく。章の最後では、私たちの掻き乱された免疫系には簡単な「治癒法」などないことを見ていく。ただし、より良い予防法と緩和法を見出す望みが、彼方の地平線上にあるかもしれない。

多くが変われど、多くの治療は変わらぬまま
――アレルギー対応の過去と現在

有名な奴隷廃止論者であり聖職者であったヘンリー・ウォード・ビーチャーは、医師である友人、オリヴァー・ウェンデル・ホームズに宛てた1868年の手紙の中で、自らの枯草熱に効く薬を何も見つけられないことを嘆いた。ホームズはこう返事を書いた。「砂利は有効な薬だ。約8フィートの深さで採取したものを使うべし」。ビーチャーの絶望に対してホームズが親しみのこもった冗談で応じたのは、当時浸透していたアレルギーの治療法への深い苛立ちからだろう。ジョン・ボストックやチャールズ・ハリソン・ブラックレイら、自らもアレルギー持ちだったこの時代の医師たちさえ、何十年にもわたる自己実験と臨床経験をもってしてなお、自らの最悪の症状に対する適切な緩和治療を見つけられなかった。免疫系に対する科学的理解は過去1世紀にわたって大きく深まったものの、私たちの多くはビーチャーと同じ苦悩に慣れ親しんでいる。ごく近年になるまでアレルギーの治療は概ね同じままでありつづけてきたのだ。

アレルギーに対する医学的アプローチが過去2世紀をかけてどのように移り変わってきたか、その様子をよりわかりやすく示すため、特に一般的なアレルギー反応のうちいくつかに対してさまざまな治療を経験している、3人の典型的な患者の歩みを辿ってみよう。それぞれの事例はフィクションであり、私が取材したり、交流したり、歴史的文書で読んだり、臨床医たちか

ら聞いたりした全ての患者の話を基に合成されたものだ。私はこの架空の3人を、白人で、都市や郊外の地域に居住し、適用範囲が広めの医療保険に入っていてアレルギー専門医へのアクセスが比較的良い、中流から上位中流階級の人物として作り上げた。それというのも、少なくともこれまでの歴史についていえば、ほとんどの〔認知された〕アレルギー患者は白人で、裕福で、都市にいたからだ——そして、本稿の執筆時点でも、これらの属性の人口統計学的集団はなお、最良の治療に対する最良のアクセスを有している可能性が最も高い。アレルギーのケアに伴う深刻で根深い社会問題に対して、本章の後のほうで審問を続ける。

呼吸器アレルギーと喘息

ジェニファーは20代中盤から後半の若い女性で、子供の頃から季節性・環境性の呼吸器アレルギーを抱えてきたことを除けば健康だ。彼女は特に、オーク、牧草、ブタクサの花粉の影響を受ける。また、中程度から重度の喘息にも苦しんでいるが、花粉の飛散量があまりに多かったり、ジェニファー自身があまりに無理をしたり（特に夏の屋外での活動時）しない限りは、かなりよくコントロールできている。これまでの人生を通じてサッカーやソフトボールといったスポーツをしてきた人間として、屋外での活動を避けるのは現実的な選択肢ではなかった。ごく稀に、ジェニファーは特に重篤な発作を起こして病院へと送られてきた。

1800年代から1930年代にかけて

もし、ジェニファーのような人がこの時代に生きていたら、おそらく2、3の治療法の選択肢が得られたと思われるが、どれも特に効果的ではなかっただろう。彼女の家庭医は手始めとして、症状に寄与していることが疑われる、都市部の汚れた空気を避けてみるよう助言したことだろう。また、喘息の発作につながると思しき木、あるいは花、におい、塵などの物質も一切避けることを心がけるように言っただろう。要するに――「わかっているアレルゲン全てを彼女の近辺から除去しなさい」だ。呼吸器アレルギーの患者はしばしば、カーテンを閉め、床の敷物は剝がすようにと命じられた。徹底的に掃除をするために、絵画など、塵や埃を集めてしまうもの（「ダスト・キャッチャー」）は全て取り除く。あらゆる家具――ベッドスプリング〔マットレスを支える金属製スプリングを並べた枠〕までも――を、油をつけた布か濡れ布巾で拭く。床と暖房用ラジエーターを洗う。家から動物を追い出す。ジェニファーは更に、草木が育つ暖かい季節の間は、窓を全て目張りしてできる限り室内に閉じこもるようにと助言されていたかもしれない。

もしジェニファーの家庭がとりわけ裕福であれば、医師は彼女に、春夏の間は身の回りの物をまとめて山か海辺に身を潜めるよう勧めていたかもしれない。1800年代後半から、比較的豊かな患者は「避病地（health resort）」へ旅をすることが一般的になっていた。山地、もしくは砂漠に位置し、都市の空気と花粉から逃れられる場所だ。米国東部では、花粉症、喘息、気管支炎に苦しむ人々の要望に応えるべく、アディロンダック山地やホワイト山地に豪華なホテルが次々と登場した。米国西部では、コロラド州の山地とアリゾナ州の砂漠が人気の目的地となった。

「今の〔アリゾナ州〕ツーソンの喘息患者の割合は、国内の他の場所よりも高くなっています」と、歴史家のグレッグ・ミットマンが私に説明した。「それは、この喘息持ちの移住者たちの流入があったからです。彼らは集団における遺伝的負荷を高めただけでなく、砂漠を緑化するためにマルベリーやオリーブの木といった植物を持ち込んで、自分たちのアレルギーを悪化させる羽目にも陥りました」（こうした木々を植えることでもたらされる帰結については第10章で論じる）。

もしジェニファーの家庭に転地療法を行う経済的余裕がなく、その案に応じる気もなかった場合には、彼女は喘息発作を予防するため、または肺と鼻の炎症が起きている際の最悪の症状を抑えるために、当時処方されていた薬を自分で用いることができた。1934年に医療従事者向けに書かれた文書の中で、サミュエル・ファインバーグ医師は用いうる治療法として、喘息用粉末剤と喘息用煙草、モルヒネやアヘン誘導体〔アヘンの成分の分子構造の一部を改変したもの〕、ヨウ化物、エーテル、コカイン、アルコール飲料、カルシウムを勧めた。[1] アドレナリンも、喘息の急性発作が不意に起こった時のために処方されていた。

呼吸器アレルギーをコントロールする上でとられていた別の標準的な選択肢は、花粉抽出物の注射だった。当時「脱感作」と呼ばれたこの方法は、アレルゲンに対する「免疫を増進させ」、発作が起こる前にそれを抑えるために、ロンドンで1911年に初めて導入された。[2] この治療法を受ける候補者として、ジェニファーには3つの方法が選択肢として与えられたことだろう。

（1）担当医が皮膚につけた小さな掻き傷を通じて微量のアレルゲンを体内に送り込む。この方法は皮膚法（cutaneous method）と呼ばれた。（2）担当医がアレルゲンを注射で経皮投与することで、投与量を調節する。この場合、ジェニファーに病をもたらす地元のアレルゲンを含んだ注射液を、医師が自ら作り上げなければならない。（3）担当医が一定量のアレルゲンを含む溶液を1滴、ジェニファーの結膜嚢に滴下して、軽い眼反応を起こさせる。時間をかけ、作用が徐々に高まるように少量を繰り返し投与することで、ジェニファーの免疫系は不快なアレルゲンに寛容性を示すよう訓練されていくかもしれない。だが、脱感作は全ての症例でうまくいくわけではなかった（こうした過去の治療の成功率についてのデータは概して存在しない）。

もし、これらのさまざまな治療法がどれも効かなければ、ジェニファーはもっといかがわしい注射を受けたかもしれない。当時、医師たちが他の物質（例えば牛乳、カルシウム、硫黄、テレピン油、少量の結核菌）を使って患者の免疫系に予備刺激を与えようと試みるのは珍しいことではなかった。臨床医たちは、こうした物質の注射が免疫寛容を誘導して症状緩和の助けになるかもしれないと願っていた。患者たちはまた、自分自身の血清の溶液、自身の気道から採取された微生物の溶液、あるいは、最も一般的だったヒト寄生虫、*Ascaris lumbricoides*（ヒトカイチュウ）の「寄生虫抽出物」を注射されることもあった。[3]

過去のある著名なアレルギー専門医は、医師の中にはインフルエンザや腸チフスのワクチン、腸由来の細菌、蛇毒などの注射を実験的に行っている者もいると記した。彼はこれらアレルギ

306

ー治療での実験の多くに実証主義が欠如していると訴え、大部分は「無価値のがらくたの副産物」に過ぎないと論じた。[4]

もし何も効果がなければ、ジェニファーは気道の何らかの異常の矯正を試みる手術の対象者になっていたかもしれない。1930年代まで、呼吸器の問題を抱えた患者の口蓋扁桃と咽頭扁桃の切除手術は一般的な医療行為だった。ただし、それが効くという証拠は乏しかった。ジェニファーはまた、特別な呼吸の練習と、新しい姿勢（背筋を伸ばして肩を落とす）の組み合わせを教えられ、「動きのよい胸壁」の発達を促すため定期的にマッサージをされたかもしれない。[5]

1940年代から現在にかけて

数十年の時間がゆっくりと過ぎ、医療技術が進歩する中で、アレルギー専門医たちは防アレルギー室、空気濾過マスク、鼻腔に二酸化炭素を吹き付ける特別な装置を使った鼻洗浄[6]や、電気療法、放射線療法、紫外線療法などを使って実験を重ねた。どのような医師に担当されるかによっては、ジェニファーは季節性の発作を抑制する狙いでこれら不確かな療法のどれを施される可能性もありえた。

だが、呼吸器アレルギーと喘息の一般的な治療法はというと、この数十年にわたって実質的にほぼ同じまま変わっていない。2022年、外的アレルゲンによるアレルギー疾患を抱えた、ジェニファーのような患者への標準的な治療法は「回避」のままだ。抗原回避が望ましい治療なのは、患者の環境からアレルゲンを取り除くこと、あるいはアレルギーを起こす環境から患者を引き離すことが、免疫系が一切の誘発因子に曝露されず、そもそも反応を起こす必要がないことを意味するからだ。

例えば、もし厄介事を引き起こすアレルゲンが猫の鱗屑である場合には、抗原回避は実行可能かもしれない（とはいえ、気持ちの面では単純なことではないが）――猫を人に譲り、家の鱗屑をきれいに掃除し、その後は猫を避ける。だがこの方法は、草木の花粉やチリダニなど、もっとどこにでもあるようなものに対して感受性を持つ、ジェニファーのような人々にとっては実行可能ではないことが明らかだ。そうしたアレルゲンを家から一掃するのは、不可能とはいわないまでも、大変なことになるだろう。

アレルギー性疾患に対する防御の第二選択は――こちらもまた、19世紀から概して変わっていない――、念入りな掃除と、生活環境の再調整だ。例えば、もしある人が齧歯類、チリダニ、ゴキブリ、あるいはカビに対するアレルギーを抱えている場合、寝具を全て洗い、害となる生物の食糧源、飲料源、そして家への侵入源を取り除くことで、厄介なアレルゲンへの曝露を減らすことができる。エアコンと空気清浄機もよく患者に対して勧められる。こうした新技術で花粉など、アレルゲンの一部または大部分を空気から濾過除去することができるからだ。

ジェニファーのような季節性アレルギーの患者はまた、帰宅してすぐシャワーを浴びて皮膚や髪から花粉を洗い落とし、ただちに服を着替えるようにとも言われる。アレルゲンとの直接の接触を避けるために必要な努力の数々は、中程度から重度のアレルギーを抱える患者たちにとってうんざりするように感じられることもある。そして多くの場合、最善の努力をしているにもかかわらず、完全な回避は不可能なのだ。

ジェニファーの防御の第三選択は、医薬品を使って最悪の症状を抑えようと試みることだ。2020年代前半の現在、ジェニファーに処方されるであろう薬の多くは、1940年代（あるいは更に以前）のジェニファーにも馴染み深かったことだろう。

「私たちは1世紀も使われてきた薬をまだ使っています」と私に説明してくれたのは、ノースウェスタン大学のロバート・シュライマー博士だ。「ヒトはさほど変わっていませんからね。薬もさほど変わっていないんですよ。新バージョン、あるいは改良バージョンを追加しつづけているだけなんです」。

軽度から中程度の呼吸器アレルギーの治療の第一選択薬の1つ――1世紀近くそうありつづけているもの――が、抗ヒスタミン薬だ。アレルギー患者向けの最古の薬のカテゴリーであり、今も処方されている。抗ヒスタミン薬は1937年、モルモットを使った免疫機能の研究中に偶然発見された。1942年までに、抗ヒスタミン薬は一般的な用途に幅広く使えるようになり、**ある程度は**効果的な薬としてすぐに人気となった。抗ヒスタミン薬は免疫細胞のヒスタミン受容体に、本物のヒスタミンの代わりに結合することで効果を発揮する。ヒスタミン反応が進むのを防ぐのだ。本稿の執筆時点で、ジェニファーのような人が鼻水や目の痒みを抑えるために服用できるものとして、米国では第一世代・第二世代の抗ヒスタミン薬が10種類承認されている。これらは市販されているものもあれば、処方箋が必要なものもある。

シュライマーは、呼吸器アレルギーに対する現代の治療について私たちが話し合っていた際、ジルテックやアレグラなどの第二世代の抗ヒスタミン薬は、第一世代のものに比べて副作用が軽い傾向があると述べた。第一世代の抗ヒスタミン薬は今でも効き目があるものの、鎮静作用があり、精神的な集中や処理の妨げになりうる――そして、実際にそうなることが多い（ベナドリルを即席の入眠導入剤として代用したことがある人なら誰でもそのことを証言できるだろう）。それよりも新しい第二世代の抗ヒスタミン薬には鎮静作用がなく、第一世代の薬の最も好ましくない副作用のうち大部分を避けることができる。

では、なぜ第一世代の抗ヒスタミン薬の製造が続いているのだろう？　副作用がそれほど劇的なのであれば、なぜ今も処方や服用をしようとする人がいるのだろう？　端的な答えは、第一世代の薬のほうが水分の分泌をカラカラに抑える力があり、それゆえ、中程度から重度の呼吸器アレルギーにしばしばつきものとなる鼻詰まりと戦う上ではより効果的だからだ。第二世代の抗ヒスタミン薬は、ヒスタミン反応を抑える上では全く同じようによく効くが、鼻詰まりには何の役にも立たない。そのため、ジェニファーのような患者たちの中には、より古い、より効き目のきつい薬を花粉の時期の盛りに使うことをあえて選ぶ人がいるのだ。

ここでちょっと立ち止まり、ジェニファーのような患者たちが特定のブランドや種類の抗ヒスタミン薬に対してしばしば非常に強いこだわりと思い込みを抱くようになるという点に触れておきたい。私はアレルギーに苦しむ人たちへの取材の中で、服薬法の詳しい説明や、何年もよく効いていたある薬が突然効かなくなったという逸話、あるいは新型の抗ヒスタミン薬が誰かの人生を変えたとか、特定のブランドの抗ヒスタミン薬に耐性がついてしまったという話をよく耳にする。

こうした話が語られ、認知されているにもかかわらず、承認済みの10種類の抗ヒスタミン薬に対して患者が身体的耐性を実際につけてしまう可能性があること、もしくは実際につけてしまうことをこれまでに示した科学的研究はない。この件に取り組む研究者たちは、アレルギー患者たちが処方薬の服用をやめてしまったり、処方薬を変えたくなってしまったりする理由は、時間と共に薬の効果が事実として弱まってしまったからというよりは、その薬を服用している間も重篤な症状がしつこく残っているからだと考えている。また、花粉の飛散量やアレルゲンへの曝露量が増えたせいで患者の症状が悪化したということもありうる。時にそれらが実際に効いていないこともあるために、私たちは服用している薬を効いていないように感じてしまう。[7]

「現代の薬学は、アンメットニーズ〔unmet needs：満たされていない潜在的な需要〕と呼ばれるものにより焦点を当てています」とシュライマーは言った。「ここでの潜在的な需要は、一般的には効果のある薬がうまく効いていない、重篤な疾患を持つ人々全てです」。

彼は的確な例を1つ挙げてくれた。70年前、ジェニファーのようなたくさんの人々は喘息にひどく苦しめられ、死ぬことさえあった。多くの人々にとって、手に入る薬はこの病気を効果的に抑えてくれるものではなかった。その後、経口ステロイド薬が開発され、一般使用ができるよう承認された。だが、それらの経口ステロイド薬は、処方を受けた喘息患者たちにとっては危険が高いものだと判明した——ステロイドの使用が時間と共に体の組織に深刻な悪影響をもたらす可能性があったのだ。

「それでも、喘息で死ぬよりはましでした」。肩をすくめながらシュライマーは言った。「ちなみに、同じ薬は今も出回っていますよ。でも、喘息での死亡率はストンと落ちました。それは、そうした経口ステロイド薬の改良版として、吸入ステロイド薬が開発されたからです。吸入薬は局所的に作用します。経口ステロイド薬がもたらす悲惨な副作用のあれこれを引き起こすことはありません。ですから、同じ薬を使いつづけながら、それをより良いものにする、改良するということもあるわけです。抗ヒスタミン薬の場合、今では複数世代のものが出ています。その1つ1つが改良されています。ステロイドについても同じことです」。

喘息の治療は季節性アレルギーのそれとよく似ているが、より深刻な症状を抑えるために新しい薬が加わっていく。おそらくあなたも、呼吸を整えたり、発作を抑えたりするために吸入器を使っている人を見たことがあるのではないだろうか。こうした吸入器には、患者の必要とするものに応じてそれぞれ違った薬が入っている。

一般的に、喘息患者の呼吸器症状はベータ・アゴニスト（β2作動薬、β2刺激薬）と呼ばれるカテゴリーの医薬品でコントロールされている。β2作動薬は症状を抑える短期治療用の気管支拡張剤だ。米国内での使用には6種類が承認されている。アルブテロール（米国以外では「サルブタモール」）、レバルブテロール、ピルブテロールなどは短時間作用型の吸入薬として使われ、サルメテロール、ホルモテロール、ビランテロールなどはそれよりも長時間作用するタイプだ。要するに、こうした吸入薬は現代の私たちがエフェドリン――100年前、肺の呼吸量を改善させるために医師たちが処方していた薬——を小分けにして服用する代わりに使う手段なのだ。

長時間作用型の吸入薬は、慢性もしくは持続性の喘息をコントロールする目的に限って、毎日使用する形で処方される。医師たちは総じて、長時間作用型の吸入薬を常用することは勧めない。毎日の使用をわずか3週間続けた後でも、肺活量低下と肺での反応性上昇が見出されているためだ。[8] 短時間作用型の吸入薬は通常、症状の一時的なコントロールや、激しい運動——ジェニファーの場合ではサッカーの試合など——に伴う症状の予防のために処方される。β2作動薬の長期使用による副作用には、体〔手足など〕の震え〔振戦〕、動悸や睡眠障害、胃腸の不調などがある。

副腎皮質ステロイド〔コルチコステロイド、通称「ステロイド」〕の吸入薬は、持続性の喘息を抱え、β2作動薬に反応しない全ての患者にとっての第一選択の治療法だ。現在、米国内では8種類の副腎皮質ステロイド吸入薬の使用が承認されている。最悪の症状を抑えることができた後、ジェニファーのような患者はステロイドを可能な範囲内での最低量に戻され、疾患のコントロールを目指す。

糖質コルチコイド〔副腎皮質ホルモンの一種〕の経鼻薬はアレルギー性鼻炎に対して用いられ、標的を絞った局所的な処置ができることから、安全で効果的だと考えられている。フロネース〔日本では「フルナーゼ」〕、ナゾネックス、ネイザコート〔Nasacort〕〔日本では未発売〕などの商品名で販売されているこれら点鼻薬は、しばしば持続性および季節性のアレルギー性鼻炎に対する第一選択薬として推奨される。

喘息用に開発された新型の生物学的製剤（バイオ医薬品）としてモノクローナル抗体医薬品が存在するが、これらは高額である。（「モノクローナル抗体」の語に聞き覚えがあるとすれば、おそらく新型コロナウイルス感染症の患者の治療に用いられていたからだろう〔他にも、がん、自己免疫疾患、C型肝炎などの治療薬や、感染症や炎症の迅速診断キットにモノクローナル抗体が使用されている。本書第6章ではがんの治療薬セツキシマブの例が登場〕）。デュピルマブ（商品名デュピクセント）は、喘息と湿疹に対する新しくて効果の高い抗体治療薬だ。現時点でその費用は平均して年間3万6000ドルである。何らかの治療でアレルギーを完治させる、あるいは症状を完全に消し去ることが本当にできるのであれば、こうした価格にも釣り合う価値があるかもしれない。だが、シュライマーが私に念を押した通り、こうした新しいカテゴリーの薬には副作用もつきものだ。デュピルマブを使用した患者のおよそ25%が結膜炎を発症する。また、好酸球（体内の組織で見出される白血球の一種）の増加が起きることもある。そうした免疫細胞の増加は、私たちがエミリー・ブラウンの次女の例で見たように、好酸球性食道炎（EoE）などのより大きな問題をもたらす可能性がある。

「ですから、その薬は夢の万能薬にはなりません」とシュライマーは言った。「ただ、今のところ、私たちの手持ちの薬の中では最良のものです」。

NIHのアルキス・トワイアス医師は、私にこう話してきた。「考えてみてください。30年前、私たち医師に使えるのは基本的に抗ヒスタミン薬だけでした。しかも、それらがほんのわずかばかりしか効かないということが、私たち全員にとって非常に明白だったのです」。世に出ているアレルギー治療法について、私たちが彼の研究室で話し合っていた時のことだ。「抗ヒスタミン薬は、大して効きません。でも、当時私たちが薬物治療に使えたのはそれだけでした。最近まで、障壁は治療法の不足のほうにあったのです。今ではそれが前ほど問題ではなくなっています。かなり洗練された治療法がいくつかありますから。ただ、その中には年に3万ドルもかかるものがあるのです——それをどうやって大規模に実施できるというのでしょう？医師たちは全く新しい問題を抱えているのです。1人の医者としては、可能な限り最良の治療を施すこと以外を気にすべきではありません。でも、医師たちは費用対効果の砲撃にさらされているところなのです」。

全体をまとめると、ジェニファーの現在の治療の選択肢はかつてないほど良いものになっている。最終的には、彼女は症状をうまく抑えるためにあらゆる方法を少しずつとってみることになるだろう。草の花粉が特にひどい日にはサッカーをしないと決めるかもしれない。自分で空気清浄機を買って、毎年3月から10月の間は抗ヒスタミン薬を毎日服用するか、β2作動薬の吸入器を使うかするかもしれない。夏の期間、草の花粉の飛散量が多い時には、発作を避けるため、あるいは起きてしまった発作を抑えるために、もっと強いステロイドの吸入薬を持ってサッカー場に行くことがあるかもしれない。これら全てが相まって、ジェニファーは大部分の時間を前よりも楽に過ごせるようになっているかもしれない。

だが、彼女——そして彼女のような人々——はおそらく、一番ひどい症状を抑えるのには今も苦労していることだろう。そしてこれら全ては、もちろん、彼女の医療保険の適用範囲と、窓口での自己負担費用と、彼女に賄える予算の多寡によっても変わってくる。

食物アレルギー

デイヴィッドの両親が初めて問題に気づいたのは、生後6ヶ月で、彼に少量のピーナッツバターを与えてみた時のことだった。彼はみるみるうちに重篤な発疹に見舞われた。幼いデイヴィッドに検査を受けさせた両親は、彼にピーナッツ、木の実、卵に対するアレルギーがあることを知った。その後の数年間、デイヴィッドは不慮のアレルゲン曝露により幾度となく救急救命室に運び込まれ、そのことで本人も両親も怯えてしまった。今では10歳になった彼は、トリガーとなるアレルゲンをうっかり口にすることが一切ないように気をつけているが、友達の家族と遊びに出かけたり誕生日パーティーに参加したりする時には不安に感じることがある。

1800年代から1930年代にかけて

もし、デイヴィッドがこの年代の範囲に生まれていたら、そもそも食物アレルギーを発症する確率ははるかに低かったことだろう。それでも、食品に対する負の反応を実際に起こした子供たちは、皆が同じ治療法を施されていた。「栄養性アナフィラキシー（alimentary anaphylaxis）」、つまり消化管食物アレルギーについて書かれた過去のある医学書では、乳幼児に食べ物を過度に与えることはアナフィラキシーの直接の原因であり、ゆえに避けるべきだと専門医たちが警告していた。アレルギー反応を抑える助けとして、感作を起こす全ての食品を子供の食事に使うのをやめなければならないとされた。最後に、抗原回避だけでは不十分な重篤例では、ショック療法だけでなく、全ての食事を流動食とする食事療法と「樟脳油、エーテル、アドレナリンの注射」も推奨された[9]（意外でもないことだが、ショック療法は効果的ではなかった）。

しかしながら、1930年代までの間、デイヴィッドと同じアレルギーを抱えた人の治療法として標準的に推奨されていたのは除去食だろう。著名な食物アレルギー専門医だったアルバート・ロウ医師は、除去食の中に感受性のある食材を徐々に戻していくことで患者の脱感作が誘導されると（概して誤った内容だ）信じていた。ロウ医師はまた「タンパク質療法（protein therapy）」を用いた試みも行った。これは、患者に牛乳または結核菌（どちらも同様に呼吸器アレルギー患者の治療に用いられていた）を注射するものだったが、患者たちの結果は「失望する」ものだった。ロウ医師は乳幼児の食物アレルギー発症を予防することに目を向け、妊娠中の女性たちに次の助言を行った。（1）妊娠中に各種の食品を食べすぎない。（2）乳幼児期に食べ物を与えすぎない。（3）特定の食品を断続的に乳幼児に与えてはならない——子供の食生活は一貫したものでなくてはならない。（4）他の人々にとってアレルゲンとなることが知られている食品を早期から食べさせない（私たちがすでに見てきたように、この最後の助言は特に悲惨な結果をもたらすことが最終的に証明された[10]）。

アーサー・コカ医師は、アレルギーについての著作の中で、医師たちが患者の食物アレルギーの具体的な原因に基づいて個別の治療計画を立てることを勧めた。どの治療計画においても必ず「プロフィラキシー」（アレルギーの予防）が最初の一歩であるべきだとされた[11]。もし患者が発作を起こしたら、症状を鎮静化させるための第一選択はエピネフリン（アドレナリン）であるべきで、それに続くのはエフェドリンだった。他の治療法には、休息、下剤による排便（もしくは腸洗浄）、24時間から48時間の絶食、反対刺激療法（吸引カップか湿布薬を使って皮膚に炎症を起こす）、極端な温度や隙間風から患者を守ることがあった。

だが大部分において、アレルゲンとなる食品の回避を除いては、デイヴィッドとその親が使える治療法で効果のあるものはわずかだった。当時は食物アレルギーを発症する患者が比較的少なかったため、このアレルギーについてわかっていたことは少なかった。食物アレルギーの研究によって治療とケアが向上するまでには、それから何十年もの時間が必要だった。

1940年代から現在にかけて

世界中で患者数が増加しているにもかかわらず、今日の食物アレルギー専門医たちが提供できる治療法はまだ大いに限られている。抗原回避は今もなお標準的な治療プロトコル（規定の手順）である。その勧告には通常、アレルゲンを含む全ての食品を家からなくすこと、または、もし完璧な回避ができない場合は、調理器具、皿、鍋などによる交差接触に警戒することが含まれる。今日、デイヴィッドの両親はおそらく、自宅で料理した食べ物からデイヴィッドが卵やナッツにうっかり曝露されないようにするために、まずは自分たち自身の食習慣を変えるところから始めるだろう。外出時には、両親は彼が注文したり摂取したりする食べ物にアレルゲンが含まれることがないようにするだろう――これは想像よりも難しい場合が多い。特に社交的な集まりの場では厄介だ。特定のアレルゲンを避け、アナフィラキシー発作の発生を避けようとする苦労でへとへとになることもある。

「皆さん、必死です」と、NIHの食物アレルギー専門医であるパメラ・ゲレリオ医師は言った。「食物アレルギーに治療薬はありません。私にもエピペン以外には出せるものがないんです」。

両親は、デイヴィッドが彼にとっての全てのアレルゲンを回避するよう気を配るだけでなく、おそらく、彼が発作のトリガーになる物を誤って食べてしまった場合に投与するエピペンも持ち運ぶことだろう。エピペンはアドレナリンの自己注射器の中で最もよく知られたブランドだ。アドレナリンを即座に注射することで、アナフィラキシー――そして、重篤な場合には死――につながる生物学的プロセスを遅らせることができる。通常、アドレナリンを使用することで、デイヴィッドのような患者たちは病院に辿り着いて救命治療を受けるのに充分な時間の猶予を得ることができる。

それでも、近年のある研究調査では、命に関わるアレルギーを抱えた成人の52%がエピペン類を全く使わなかったことが見出されている[12]。自己注射薬を処方された人々の中で、実際にその薬を調剤薬局で受け取ったのは89%だけだった。調査参加者のうち、処方薬をそもそも受け取らなかった人々は、その理由として、注射器のコストの高さと、過去に重篤な反応を起こしていなかったことを挙げた。処方されたエピペンを実際に受け取った場合であっても、調査に応じた人々のうち21％ほどはエピペンの使い方を知らないと答えており、そうではなくても、45％は重篤な反応を起こした時に自己注射器を使える状態で持っていなかったと答えている。こうして、処方薬は事実上役に立たなくなっていたのだ。

アドレナリンの注射器は小さくはなく、また、特定の温度の範囲内で保管しなければならない（そのため、例えば真夏の暑い日に自動車のグローブボックスに入れておくという手近な置き方はできない）。多くのアレルギー患者が、自己注射器を常に持ち歩くのは必ずしも現実的なこと、あるいは好ましいことではないと私に打ち明けてきた。具体的には、ティーンエイジャーや成人したばかりの若者たちが、パーティーなどの集まりでも自己注射器を持っていなければならないのは、しばしば恥ずかしく不便でもあると主張していた。しかし、もっと幼いデイヴィッドのような子供を持つ親たちは、ほぼ必ずエピペンを持ち歩き、〔米国の〕大部分の学校でも緊急時に備えてエピペンをすぐ使える場所に置いている。

抗原回避、そして、不意の曝露時のアドレナリン自己注射を除くと、デイヴィッドのような食物アレルギー患者に使える唯一の治療法は免疫療法である。〔アレルギーの〕免疫療法は、免疫寛容を確立する目的で、時間をかけて少量のアレルゲンを患者に投与する方法と定義される。免疫療法が推奨されるのは、その人が重篤なアレルギーを抱えており、抗ヒスタミン薬や抗原回避といった他の治療法では最もひどい症状を有効にコントロールできていない場合に限られる。治療の過程には何年もかかることがあり、有効性は人によって大いに異なる（呼吸器アレルギーとの関連においては特にそうだ）。

免疫療法がなぜ効くのか、正確なところはわかっていない。ただ、この方法は確かに私たちのアレルギーの背景にある免疫機構に変化を与えうるものだ。食物アレルギーと呼吸器アレルギーの両方に対する治療法として、免疫療法は症状の予防だけでなく、デイヴィッドのような患者が生涯に経験するであろうアナフィラキシー発作数の減少においても望みがある。

アレルギーの免疫療法には3つの基本の種類がある。皮下免疫療法（ＳＣＩＴ：subcutaneous immunotherapy）、舌下免疫療法（ＳＬＩＴ：sublingual immunotherapy）、そして経口免疫療法（ＯＩＴ：oral immunotherapy）だ。皮下免疫療法と舌下免疫療法はジェニファーの例のような環境アレルギーに使われる。

経口免疫療法は食物アレルギーの治療に使われる。これら3種類の免疫療法のいずれについても、患者は通常、医療機関内で処置を受ける。直接目の届くところで免疫療法を受けるのは重要で、稀な例では患者が治療中に投与されたごく少量のアレルゲンに対して重篤な反応を起こしてしまうことがある。舌下免疫療法を受けるジェニファーのような患者は、滴下薬か錠剤を与えられる。錠剤は舌の下に置き、溶けはじめるまで数分間そのまま待ってから飲み込む。滴下薬は舌の下に垂らして規定の時間そのまま待ち、飲み込むか吐き出す。皮下免疫療法を受ける患者は、最初のうちは毎週、もしくは2週に1回の間隔で注射を打たれる。投与は3年間続き〔期間は投与量やアレルゲンの種類などにより異なる〕、その後は大部分の患者が治療を止めても安全に保護作用を維持できる。

免疫療法の有益な効果は、治療中止後も何年も持続することがある――だが、永遠には続かない。経口免疫療法を受けるデイヴィッドのような患者は、医療機関での監督の下、少量・定量の食物アレルゲンを口から摂取する。初回の治療の予約枠は数時間にまたがる。患者はアレルゲン摂取後の経過観察を受ける必要があるためだ。続いて、その後2週間、患者は規定量のアレルゲンを自宅で毎日摂取する。デイヴィッドは2週間ごとに小児アレルギークリニックに通って、決まった量ずつアレルゲンの摂取量を増やし、その後で何らかの反応が出ていないか経過観察を受ける。治療過程のこの部分は「用量増加（up-dosing）」期と呼ばれ、数ヶ月続く。用量増加期の終わりが来ると、デイヴィッドは続いて、脱感作の度合いを維持するために一定量のアレルゲンの摂取を続けなければならない（まだ経口療法がややこしく感じられるというあなたも心配はいらない。第9章で、新しい経口療法がなぜ効くのかについての核心により深く迫る予定だ）。

皮下免疫療法、舌下免疫療法、経口免疫療法で起こりうる副作用は、舌、口、あるいは喉の腫れ、口の痒みやイガイガ感、そして――稀な例では――アナフィラキシーだ。皮下免疫療法中、注射箇所の重篤な腫れは、稀ではあるものの、生じることがある。3種類の免疫療法全てが比較的安全な治療とみなされているが、有効性にはばらつきがある。[13] 近年まで、大部分のアレルギーに対する究極の基準となる治療法は皮下免疫療法だった。過去の研究では、舌下免疫療法のほうが安全性は高いと考えられたものの（端的に言えばアナフィラキシー発作が少なかった）、皮下免疫療法のほうが有効であることが見出されていた。症状を和らげる薬とは違い、皮下免疫療法、舌下免疫療法、経口免疫療法は患者の全体的な免疫機能のはたらき方を積極的に変え、免疫細胞がより多くの抗原に対して反応せずに寛容性をつけるのを助けるはたらきがある。

興味深いことに、そしてやや問題のあることに、〔米国で〕免疫療法に使われるアレルゲン抽出物のうち、FDAの規則を用いて標準化され、生物学的アレルゲン単位（BAU）と呼ばれる標準化されたアレルゲン力価に従って補正されたものは一部のみである。免疫療法に使われる他の抽出物は、抽出液に含まれる一定量のアレルゲンを測りとることで標準化されている（通常、抽出液の体積に対するアレルゲンの重量を基準に測定）。

つまり、私たちがこれまで何度も目にしてきた通り、ここでは世界標準の規格化は大して行われていない。それぞれの製造業者が、自社の抽出液を作る上でどの基準に従うかを独自に選んでいるのだ。その結果、最近になるまで、全ての免疫療法が同等ではないという状況にもなっていた。同じ都市圏で治療に取り組む2人のアレルギー専門医が、別々の製造業者によって作られた異なる抽出液を使っているかもしれない。治療に対する患者の反応性にも差が出るだろう。

そして、多くの人にとっては、免疫療法はまるで効果が出ない。患者が花粉症などの環境アレルギーを抱えている場合には特にそうだ（オーク、牧草、ブタクサのアレルギーを持つジェニファーの治療の選択肢の中に、私が皮下免疫療法と舌下免疫療法を挙げもしなかったのはそのためだ）。もし患者が免疫療法を丸1年受けた後で何の改善も見られなければ、治療を中止することが推奨されている。研究者たちは現在、患者が免疫療法を受ける前に、そもそも治療の効果がありそうか予測できるような簡易な血液検査の開発に取り組んでいる。[14] このようなスクリーニング検査は、こうした高額な治療法を受ける際にしばしば伴う、患者の時間、資金、不便、感情面での苦痛を省くものになるだろう。

重要なこととして、私が本書の下調べの過程で話を聞かせてもらったアレルギー患者のうち、免疫療法を試したことがあったのはほんの一握りであることを付記しておく。免疫療法を試した人々のうち、それが有用だったと感じたのは少数だ。大部分は、数ヶ月から1年の後に免疫療法を中断していた。彼らは、症状の緩和という意味では大した利点を感じられず、1週間か2週間に1回の間隔でアレルギー専門医のところへ出向くのに疲れてしまったと私に語っていた。私が話を聞いた成人の食物アレルギー患者の中で、自身のアレルギーに対する免疫療法を試した人はいなかった――中には、もっと多量に食べれば死ぬかもしれない食品そのものを摂取することへの恐怖に言及する人々もいた。

また、経口免疫療法は胃の不調、口のひりつきやチクチク感、発疹といった反応も引き起こす。一部の患者は、これほどまでの不快感を――少なくとも最初の数ヶ月は――引き起こすような治療を受けようとはしない。多くの小さな子供たちは経口免疫療法そのものが不安を駆り立てるものだと感じる。副反応の症状が過去に、つまり、アナフィラキシー発作の始まりの時に経験したものと似ているからだ。

ピーナッツアレルギーの経口免疫療法用に、FDAの承認を受けて標準化された新たな調合薬がある。〔米国で〕2020年1月から使用できるようになった、パルフォルツィアという薬だ。今日、ピーナッツへの偶発的な曝露に対する耐性を有意に高める治療薬として、デイヴィッドの両親にはパルフォルツィアを選ぶという選択肢が手に入る。この薬は信じられないほど有効であることが示されており、親たちは子供に重篤な免疫反応を起こすことなく数粒のピーナッツを摂食できる。デイヴィッドと両親にとって、これは不安を大幅に減らしてくれる話だろう。

だが、第9章で見ていくように、パルフォルツィアのような免疫療法薬は食物アレルギーの「根治療法」ではない。私が取材で話を聞いたある食物アレルギー専門医は、パルフォルツィアは役に立つものの、ピーナッツという単一のアレルゲンにのみ効果を発揮するものなのだと、私に対して一度ならず繰り返し警告した。アレルギーを抱えた子供の大部分は複数のアレルゲンに反応性を示す。

また、食物アレルギーの免疫療法は無期限に継続しなければならず、さもなければ、時が経つにつれ効果が薄れてしまう。つまり、免疫療法は食物アレルギーに対しては万能薬ではないのだ。ケアリー・ナドー医師は、専門医たちが自ら改善を目指して努力することの必要性を強調した。彼女は、たった1つのFDA承認薬では決して充分ではないと論じる。「今この時点で食物アレルギー用にどんな治療法があっても、これに甘んじて自分たちを褒め称えることはすべきではありません。まだ安全性の問題があるのですから」。

突き詰めると、デイヴィッドの親たちは従来の行動指針――食物除去に加え、緊急時に備えたアドレナリンの自己注射器——と、免疫療法のどちらをとるかの意思決定をしなければならないだろう。今のところ、これらのみが彼らにとっての選択肢だ。そして、いずれも完璧な方法ではない。

アトピー性皮膚炎（湿疹）

エマは6歳で、犬と猫が大好きだが、両者に対してひどいアレルギーがある。また、乳児期から重篤な湿疹も起こしていた。彼女の皮膚の炎症は数週間から数ヶ月続き、睡眠や学校での集中力を乱される。おおむね、頬、肘、膝、手の皮膚に炎症が起きる。エマの皮膚は痒くなり、真っ赤になる。掻き傷がただれることもしばしばだ。発疹があまりにひどく、手の皮膚の上に膿が出てくることもある。

1800年代から1930年代にかけて

歴史上、エマのような健康状態の人々は単に「皮膚に発疹の出る人」と分類されてきた。「eczema〔湿疹〕」という用語が考案されたのは1700年代中盤だが、これがアレルギー性の病気だとみなされるようになったのは、「atopic dermatitis〔アトピー性皮膚炎〕」という用語が初めて使われた1930年代になってからのことだ。現代になるまで、この病状に対する一般的な治療法はさまざまな湿布薬（天然の物質でできたペーストで、私たちが使う現代の美容液マスクに似ている）の貼付か、場合によっては瀉血だった。

免疫系の理解が進むにつれ、過去の時代の多くの医師たちが湿疹を患者の食生活に結びつけはじめた――特に、牛乳の摂取だ。発疹が出るのを抑えるための食餌制限は一般的なことだっただろう。だが、エマの家族にはそう多くの選択肢や効果的な治療法はなく、彼女は成長に伴って症状が落ち着くことを願いながら、この苦しみを自分で耐え抜かなければならなかったことだろう。

1940年代から現在にかけて

最近まで、湿疹に対する治療法の選択肢の大部分はひどいものだった。私の観点からは、何十人ものアレルギー専門医、そして、この病気を抱える多くの人々と話してきた上で、湿疹こそが全てのアレルギー性疾患の中で最も治療が難しいと感じられる。まず、ピーター・リオ医師が指摘してみせたことだが、アトピー性皮膚炎を抱える患者の大部分には、何が自分の発疹のトリガーとなるのか見当もつかない。環境アレルゲンかもしれないし、何か使っている物に入っている化学物質かもしれないし、暑さや運動といった単純なことかもしれない。きっかけがわからないとなると、その回避は通常、選択肢にはならない。

そして、アトピー性皮膚炎の症状は耐えがたい場合がある。何十年にもわたり、症状とどうにか付き合おうと試みてきた患者たちは、逃げ道のない状況に置かれてきた。

「自分の皮膚に出るものですから、誰もがいつでもそれを目にしてしまうのです」。ジェシー・フェルトン医師は、英国のブライトン大学・サセックス大学合同大学病院とロイヤル・アレクサンドラ小児病院で小児皮膚科医として働いてきた経験について語ってくれたZoom通話の中で、私にこう言った。「人目にさらされているのですね。特に、顔に出ている場合には。それが常に皮膚の不快感に影響して、文字通りあらゆる行動に影響を与えるのです。集中力に影響する。睡眠に影響する。しかもそれは、単にその子だけの睡眠不足というわけではなくて、家族全体のことなのです」。

私がエマのような患者のアトピー性皮膚炎の治療について尋ねると、フェルトンは彼女に似た患者である、重篤な湿疹を抱えた5歳の少女の話をしてくれた。この症例はあまりに苦痛に満ちたものだったため、その子は免疫抑制剤の投与を受けた。——最後の砦だ。

「その子はお母さんに、家の中の鏡を全部隠してほしいと頼んでいました。自分自身を見ることに耐えられないからと」。フェルトンはそう言った。「それも5歳の子が、です。彼女は自分の皮膚にそれほど苦しめられていたのですよ——真っ赤で、ボロボロで、乾燥して剝がれてくる肌に」。

一般的に、軽度の湿疹の症例ではまず日々のスキンケアの習慣によって治療を行う。患者たちは1日に数回、特別な保湿剤を患部に塗るよう求められるが、近年の研究では保湿に予防効果があるとする根拠は少ないことが示唆されている。

それよりも長引く、軽度か中程度の症例では、第一選択薬として副腎皮質ステロイドの局所薬が処方される。現在では、最も強力なもの（ベタメタゾンジプロピオン酸エステル）から最も弱いもの（ヒドロコルチゾン）まで、7つの群にランク分けされた局所ステロイド剤がある〔米国の場合。日本では5群、ヨーロッパでは4群で、強さのランク分けもそれぞれ異なる〕。また、湿疹を抱えた患者が細菌感染症を起こすことも珍しくないため、突発的な水疱などが皮膚に生じるのを抑える助けとして、抗生物質の軟膏と経口薬が併せて処方されることもある。患者が何らかの食物アレルギーや呼吸器アレルギーを抱えていれば、それらの管理も勧められるかもしれない。こうしたアレルギーが湿疹の再燃をもたらすかもしれないためだ。

第二選択の防御手段には、全身性ステロイド剤（経口または注射での投与）や免疫抑制剤などがある。より強烈な選択肢であるこれらの薬は確かに効くが、治療を中止した場合にはリバウンド現象も伴う。言い換えれば、湿疹をうまく治してくれる薬が実際には湿疹を悪化させてしまう場合もあるということだ。免疫抑制剤には他にも嫌な副作用がある――免疫抑制剤は全体的な免疫応答をある程度止めることで効果を発揮するため、実は感染症を発症するリスクを高めてしまうかもしれないのだ。

フェルトンは、治療が過酷で、かつ効かないことも多いためだけでなく、関係者全員にとっての精神的損失も大きいこともあって、エマのような患者にとって湿疹の治療は難しいものなのだと話した。「お母さんお父さん方は、クリームを塗る時にとても罪悪感を覚えるのです」とフェルトンは説明する。「お子さんにとってはとても不快なことですから。毎晩、喧嘩や闘いが起こります。親御さんとしては、治療法に従おうと頑張っている。でも同時に、こんなことしないでと子供に泣き叫ばれる。これは本当に、本当に辛いことなのです」。

治療が難しいのは、一人一人の患者が違うためでもある。そして大抵、フェルトンの診察室に辿り着く時までに、彼らはたくさんのことを乗り越えてボロボロになっている。

「私が診るまでの間に、患者さんたちはありとあらゆることを経験してきています」と彼女は言った。「おそらく自費で民間のアレルギー検査をすでに受けていることでしょう。外国にも行ったかもしれません。大金を費やしてしまうことになるかもしれない、どれも役に立たなくてひどく失望させられるかもしれない、そんなありとあらゆるクリームを、皆さんが買い求めています」。

フェルトン医師が最初にやるのは、目の前の個人に何が起きているかを見出そうとすることだ。彼女は、アトピー性皮膚炎の症例1つ1つが、すっかり絡まってほどけなくなった毛糸玉のようなものだと表現する。それを解きほぐすには忍耐が要る。

一方で彼女は、抗IgEモノクローナル抗体やヤヌスキナーゼ（JAK《ジャック》）阻害剤など、開発中のいくつかの新しい治療法にも希望を見出している（こうした薬については第9章で詳しく見ていく）。モノクローナル抗体薬であるデュピクセントは、初めて承認されたアトピー性皮膚炎用の生物学的製剤だ。フェルトンは、この薬は大変革をもたらすゲームチェンジャーであり、最も重篤な湿疹の症例に対して本当の見込みを示してくれる初の新型治療薬だが、英国の国民保健サービス（NHS）を通じて処方するための承認を得るにはまだありとあらゆる試練が待っていると主張する（私は、米国のいくつかの医療保険会社でデュピクセントの費用を保険適用とすることの難しさについて、同様の不満を耳にしたことがある）。

使用のための承認を得る上で苦労はあれど、フェルトンは新しい選択肢があることに興奮している。ステロイド薬を使う場合、定期的に血液検査を行って、薬が腎臓や肝臓の機能に悪影響を及ぼしていないか確認しなければならない。それでもフェルトンが皮膚疾患の治療にステロイド薬を使うのは、数ヶ月使う場合にはとても効果が高くなることがあるからだ（リバウンド現象を起こすことなく皮膚の調子を整えられることが多い）。

最もよく使われる経口ステロイド剤の1つ、プレドニゾン（肝臓で処理されて副腎皮質ホルモンであるプレドニゾロンに変化する）は、定期的な血液検査を必要とせず、患者たちの待ち望む症状緩和をもたらすことができるが、長期的な選択肢としては良いものではない（血圧上昇などの副作用があるため）。

局所ステロイド剤は炎症を減らすが、その一方で、血管新生を増加させ、皮膚を薄くさせ、免疫系の合併症を引き起こす可能性もある。局所カルシニューリン阻害剤（カルシニューリン阻害外用薬、TCIs）はステロイド剤よりも副作用が少なく、痒み、炎症、乾燥を減らすのに役立つが、長期的に使用するとがんのリスク上昇につながるかもしれない（動物での結果が研究により示されている）。開発中の新しい生物学的製剤[15]が使えれば、心配は減るだろう。そして、もし皮膚の反応を1年間抑えることができれば、エマのような子供たちの大部分は、治療を中止した後のリバウンドを起こさない。

「子供たちの免疫系には、本当に魔法のようなところがあるのです」とフェルトンは言った。「そして、大人ではそうはならないのです」。

だが、デュピクセントを投与していてもなお体調が悪化する患者もいる。マウント・サイナイ・アイカーン医科大学のエマ・ガットマン＝ヤスキー医師は、全米湿疹協会によって発表された記事の中で、これらの新薬のいずれもアトピー性皮膚炎を「完治させる」ものではないと警告した（そして、多くの子供たちが大人になると湿疹が「成長に伴って落ち着く」ことは事実だが、根底にあるアトピーは残っており、それが将来のある時点で再燃するかもしれない――例えば、免疫系の機能が加齢やストレスによって損なわれた時などに）。そして、以前からある治療法の場合と同じく、こうした新薬も数年間は皮膚の症状を消し去る効果が続くものの、もしかしたら免疫系が薬に慣れてしまうと効き目が失われてしまうかもしれない。その後は、ひょっとすると患者の発疹が再発して、またいろいろな変更が必要になるかもしれない。そうなれば、更に新しい、より良い薬物療法が必要となってくるだろう。

この「アンメットニーズ」のサイクルは、私たちが全てのアレルギー性免疫反応の根底にある生体機構について、そもそもの反応を予防するに足る知見を得るまで続くだろう。それまでの間、エマ、デイヴィッド、ジェニファーのような患者たちは、掻き乱された免疫系と、それを落ち着けるのに使える治療法の間で繰り広げられるいたちごっこの中から抜け出せない。アレルギーのしくみをもっと知ることで、その予防と治療がもっとうまくできるようになるだろう。

明日の治療法？　登場間近の新技術の有望性

アレルギー専門医とアレルギー患者の双方が同意する点の1つは、現在使用できる治療法はとても満足できるものではないということだ。確かに前に進んではきたが、私たちは今なお、100年（もしくはそれ以上）前に発見したものを大部分で使いつづけている。しかし、新たな科学技術の発展はアレルギー治療に転機をもたらす上で助けになっており、ひょっとすると、ここから前へと向かう新たな道が整うかもしれない。今後数十年で進行する全てのイノベーションに共通するのは、機械学習と新たな実験技術だろう。

今日、科学者たちが利用できるコンピュータの演算能力は信じられないほど高く、しかもそれは加速する一方だ。これが、免疫学者が数十年にわたって積み重ねてきた膨大な量の患者データを整理し、概観するのに役立つ、より洗練されたアルゴリズムの開発につながっていく。そうした取り組みの中には、すでに将来性を示しているものもある。

スウェーデンのある研究者たちはコンピュータのアルゴリズムを使い、皮膚科医たちが刺激性湿疹と接触皮膚炎（ポイズンアイビーや香水などの物質によって引き起こされる皮膚の炎症）を区別するのに役立つかもしれない2つの新規バイオマーカーを見出した（いくつかの遺伝子の組み合わせだ）[16]。刺激性湿疹と接触皮膚炎という2つの免疫反応は、目に見える症状だけを基に区別するのが非常に難しい場合があるため、誤診がよく起きる。また、湿疹にも2つの異なる種類がある。アレルギー性接触湿疹と、非アレルギー性の刺激性湿疹（化学物質や運動などによって起こる）だ。先述のバイオマーカーを使って開発される新たな診断検査がこれらの湿疹を区別する上でも助けになって、より良い治療につながるかもしれない。

バイオテクノロジー企業のアラージェニス（AllerGenis）は、アレルギーの診断と治療を目的とした新技術開発のために免疫学研究を使う。アラージェニスは、著名な食物アレルギー専門医であるヒュー・サンプソン医師によるアレルゲン性エピトープ（アレルゲンタンパク質に抗体が結合する部位）解析研究に対してライセンス許諾を行った会社だ。同社は現在、機械学習（人工知能の一領域）を使って牛乳アレルギーの免疫療法の治療成績を87％の精度で予測する。これは、現在世に出ているもっと一般的な血清検査での予測精度より高い。同社は免疫療法の有効性を予測するために、個々人の抗体反応を測定する免疫測定法（イムノアッセイ）のデータを用いる。

ビッグデータの力を利用すべく、アンセム・ブルークロス・ブルーシールド（米国最大手の医療保険会社の1つ）はハーバード大学の研究者たちとタッグを組み、人工知能がアレルギーを抱える患者の治療成績を向上させられないかを調べようとしている。[17] この革新的なコラボレーションは、保険会社の抱える患者データの宝庫を使い、どの治療法がより有効なのか――そして誰に対して有効なのか――を見出すことを期待するものだ。こうした研究により、もしかすると、より個別化された治療プロトコルを実現し、アレルギーケアの初期における試行錯誤を不要にできるかもしれない。治療法を探す過程で医療保険会社が負担する金額も、大幅に抑えられるのではないだろうか。

別の研究者たちは、新たな実験技術と免疫学における数十年の先行研究の力を、治療の標的となる新たな生体機構の発見に応用できないか試みている。デンマークのオーフス大学の研究者たちは近年、IgE抗体が細胞に結合するのを阻害してヒスタミン放出を防ぐかもしれない抗体を発見した。[18] ラホヤ免疫学研究所〔米国カリフォルニア州〕の科学者たちは、シグナルタンパク質〔細胞内や細胞間の信号伝達に使われるタンパク質〕群を阻害することで、喘息発作中に有害なT細胞が肺に集積するのを防ごうと試みている。[19]

そして、ノースウェスタン大学で行われた研究では、マスト細胞内で見つかったブルトン型チロシンキナーゼ（BTK）という酵素に対して阻害剤をはたらかせることで、アレルギー反応の悪化を遅らせることができ、もしかするとアナフィラキシーの発生を防げるかもしれないことが見出された。[20] この研究では3種類の異なるBTK阻害剤[21]を使い、試験管内で、マスト細胞がアレルギーの信号となるヒスタミンなどのシグナル物質を放出するのを防いだ。この発見が、命に関わるアレルギーを抱えた人々のアナフィラキシー反応を予防する薬の開発可能性を切り開くかもしれない。

他方では、米国国立衛生研究所（NIH）が学術機関、官公庁、産業界の研究室の総力を使い、未知のアレルギー経路と新たな治療のアプローチを発見しようとしている。国際的に評価を受けており、最近NIHを引退した免疫学者のマーシャル・プラウト医師は、未来のアレルギー治療との関係性において最も有望な研究の一部は、NIHが出資する共同研究事業「イミユーン・トレランス・ネットワーク〔Immune Tolerance Network：免疫寛容ネットワーク〕」の中で生まれていると私に語った。「そこでは、アレルゲン・プラス型の手法、つまり、耐性誘導を速める相乗効果分子との組み合わせの中でアレルゲンをとらえる研究手法を提唱するモデルを使っています」とプラウトは説明した。ここで彼が言っているのは、あるアレルゲンに対して耐性をつけるよう免疫系を訓練する過程を、別の分子を使って加速させるという話だ。用いるのは、免疫系がすでに認識しており、かつ、負の反応を示さない分子といったところだろうか。イミューン・トレランス・ネットワークの目標は、アレルギー性疾患を出現**前**に治療することだ。

同様に、多くの新たな科学研究が、アレルギーを和らげる上で免疫療法の各種技法〔いわばワクチン〕を活用することに焦点を当てている。牧草の花粉用のワクチンとして新たに開発中で、現在は〔米国で〕第Ⅱ相臨床試験〔数十人の患者を対象に薬の有効性を調べる〕の段階にあるBM32は、花粉による呼吸器アレルギーの症状を最大で25%減少させるかもしれない。[22] 必要な投与量は従来型の免疫療法に比べてはるかに少なく、副作用も少ない。

また、スイスで開発中のワクチン、ハイポキャット（HypoCat）は、猫アレルギーの主要アレルゲン（Fel d1《フェルディーワン》）に対する免疫を、猫自身につけさせることで効果を発揮する。このワクチンは、Fel d1に結合してその分泌を抑える抗体を〔猫自身に〕作らせる。つまり、このワクチンを受けた猫たちはアレルゲンの分泌量が減り、〔飼い主や周囲の人々の〕猫鱗屑アレルギーを軽減することになるのだ。

ハイポキャットの開発企業は、同様の原理に基づいて犬用ワクチンの開発にも取り組んでいる。オーストラリアのフリンダース大学では、免疫療法のスピードを劇的に上げるため、アジュバント〔ワクチンの効果を高める物質〕としてアドヴァックス（Advax：インフルエンザワクチンの効率向上用に使われるのと同じアジュバント）を用いた蜂毒ワクチンの試験を行っている。[23]それに対し、現行の蜂毒アレルギー用ワクチンは3年間かけて50回の注射が必要だ。また、従来型の免疫療法についての新たな研究では、湿疹をアレルギー用ワクチン（免疫療法ワクチン）の注射で治療できるかもしれないという新しい証拠が発掘されつつあり、アトピー性皮膚炎の患者に対する治療の選択肢が広がる可能性が出てきた。[24]

デューク大学〔米国ノースカロライナ州〕の研究者たちは、免疫療法の根底にある発想を新たな観点で捉え、ナノ粒子〔直径がナノメートル単位の微小粒子〕を使って免疫系に「記憶を保持」させ、食物アレルギーへの耐性をつけさせようとしている。[25]ここで用いられるナノ粒子にはサイトカイン（細胞間の信号伝達に使われる小分子のタンパク質群）と抗原が満載されており、その粒子を患者の皮膚の中へと送り込む。体内に入り込んだナノ粒子はリンパ節に達し、私たちの免疫細胞に穏便な方法で抗原を提示することでアナフィラキシーからの保護作用をもたらす。

これと似た原理に基づき、ノースウェスタン大学で行われている最先端の研究では、グルテンを内包したナノ粒子がセリアック病の患者の免疫系を訓練してグルテン耐性をつけさせるのに役立つことを示唆している[26]（重要な注記——セリアック病はアレルギーではない。小麦の摂取によって誘導される自己免疫反応である）。セリアック病患者のマクロファージ（他の細胞を包み込んで殺す大型の白血球）がナノ粒子を取り込み、免疫寛容を高めるような形で免疫系に提示する。ノースウェスタン大学のナノ粒子療法は、臨床試験でグルテンに曝露された患者の免疫系の炎症レベルを90％低下させる結果を示した。別の言い方をすれば、より高い耐性を誘導する新手法としてナノテクノロジーが大きな望みを示しているということだ。この治療法が充分に発展すれば、一定の遺伝的傾向のある人々のアレルギー性疾患の予防にも使えるかもしれない。

　アレルギー性疾患の「根治療法」のもう1つの候補は、古き良き（少なくとも、相対的には古いといえる）遺伝学の技術の中にあるかもしれない。細胞操作のための最新の遺伝学的技法を使って、クイーンズランド大学〔オーストラリア〕の研究者たちは動物のT細胞の記憶を消し去ることに成功し、免疫系が感作アレルゲンタンパク質に対して耐性をつけられるようにした。[27]この研究では喘息のアレルゲンを用いたが、科学者たちは同じ原理を他の分類のアレルゲン、例えば蜂毒や貝毒などにも応用できるかもしれないと考えている。こうした一連の科学的探究が目指す究極のゴールは、1回の注入で患者のT細胞の判断プロセスを改変し、いくつものアレルゲンに対する耐性を促進するような遺伝子療法の開発を可能にすることだ。

　反対の面からの取り組みとしては、遺伝学研究者たちが、大部分の食物アレルギーの発生に関わるタンパク質をそもそも含まない遺伝子組み換え生物を設計しようと試みている。アリゾナ大学〔現在は引退して名誉教授〕のエリオット・ハーマン博士は、大豆アレルギーの人々の免疫反応を誘発するタンパク質を作らない大豆の作出に取り組んでいる。[28]この大豆はより一般的な品種の大豆と交配され、〔アレルギー患者にとって〕害になるタンパク質の産生量はとても少ない。ハーマンは現在、大豆への感受性が高くなるよう交配された豚（私たちの中に大豆アレルギーの人がいるように、豚の中にも大豆への感受性が元から高い個体がいる）に対してこの遺伝子改変大豆を与える試験を行っている。その結果が出るまでに、私たちは食物アレルギーとの戦いにおける新たなツール、低抗原性食品を近く手に入れるかもしれない。

だが、これらの科学研究はどれも有望である反面、科学研究が新たな治療法につながるまでの過程は信じられないほど遅く、費用がかかり、苦労を伴うものだということを、私たちは覚えておかなければならない。

「私たちが免疫学の研究を応用して実際に患者さんたちを助けるには、50年ほどもかかってしまうのが現状です」と、シンシナティ小児病院のマーク・ローセンバーグ医師は言った。「そうして、私たちは今もアレルギーを完治させられずにいるわけです」。

とはいえローセンバーグは、今日実施されている研究が将来の根治療法への道筋作りに役立つのは確かだと感じているという。アレルギーの背後にある生体機構の原理を探る科学研究――しばしば「基礎科学」と呼ばれる――は、科学の進歩の鍵だ。本書の歴史に関する各節を通じて私たちが目にしてきた通り、免疫学の理解における革新の大部分は「偶然」に生み出されたもの、言い換えれば、賢い人々が自身の直観や自然な好奇心に従うことができた際に生まれたものだ。ローセンバーグは、自由で開かれた形で研究を共有することに賛成を唱える。それはアレルギーの根治療法という目標を推し進めるためであり、知識を単に絆創膏代わりの対症療法として使うことが目的ではない。実のところ、彼は自ら立ち上げたEGID Express (https://egidexpress.research.cchmc.org/) というウェブサイトを通じて自身のデータを公表してしまうことで悪名高い。

「お役所仕事が多すぎ、規制も多すぎなんですよ」とローセンバーグは説明した。「たとえ素晴らしいチームが揃っていても、私たちは時間の縛りを受け、お金の縛りを受けます。発見の時点から新薬がＦＤＡに承認されるまでに30年もかかるんですから。自分の子供がこういう病気に苦しんでいたら、その待ち時間は長いものですよ」。

私がアレルギーの研究に取り組む科学者のほぼ全員から聞いた話がある。それは、もっとお金が必要だということだ。そうすれば、もっと多くの人を雇い、もっと多くの技術を買い、もっと多くの研究をすることができる。免疫学の基礎科学研究により多くの投資をしなければ、アレルギーのより良い治療法と「根治療法」は数十年先の話のままとなる。

代替療法、プラセボ効果、緩和の追求についてのメモ

私はマンハッタンの中心部にある皮膚科の診察室で、年1回の〔皮膚〕がんのスクリーニング検査の結果を受け取っている。私が主治医に本書の話をしたのはこの時だ。彼女は誰かがエビデンスに基づく本を書いていることに安堵している。というのも、彼女は患者たちがしばしば独自の調査を——大抵はGoogleとWebMD〔医療ニュースサイト〕を通じて——行い、皮膚疾患の自己診断と自己治療を試みることを知っているからだ。そうした患者たちを治療する過

程では、彼らがインターネットや友人経由で見つけてくる、時に誤りや語弊のある情報とも戦わなければならない。その必要なしに治療を行うことだけでも充分に大変なのだと、主治医は私に語る。

しかし、彼女にとって最も歯痒いのは、彼女自身の義理の姉妹がその娘の湿疹について、自分の——長年の経験を持つ、正式な免許を与えられた皮膚科医の——話に耳を貸そうとしない現実だ。この義理の姉妹はYouTubeに出ている南アフリカ在住の誰かの話に耳を傾け、主治医の目には姪の役に立つ可能性がゼロだとわかっているサプリメントを購入したばかりだ。

「本当に、本当にもどかしいですね」。私の皮膚に散らばるそばかすやほくろをルーペで調べながら、この皮膚科医は言う。「彼女が自分の子供を助けたくてたまらないのは私もわかるんですよ。ただ、どうか私の話に、科学に耳を傾けてくれたらと思います」。

私は本書で代替療法のことをどう扱うか悩んだ。裏付けとなる科学的根拠がない理論にあまり活気を与えたくはない一方で、すでにそれらを試した人々には、自分たちが見過ごされている、あるいは辱められていると感じてほしくないからだ。私はまた、人は生物学的製剤が最も嫌な症状を和らげてくれなかった時にはあらゆるところに助けを探し求めることも理解している。アレルギーは、最悪の時には怖く、悲惨で、疲れ果てるものとなる。治療法には何といっても科学が必要だが、それと同じだけ希望と信頼も必要だ。プラセボ効果は実在する——もし何かが効くと信じれば、目に見えてわかるほど、測定値に現れるほどの作用があなたの体調にもたらされるかもしれない。だとすると、患者が何らかの救いを得ている場合、私たちは大麻や鍼治療や岩塩洞窟療法には効果がないと言っていいのだろうか？

「皆さん、助けになるものは何でも探し求めます」。ＮＩＨへ話を聞きに来た私に、パメラ・ゲレリオはこう語った。「漢方薬だろうと何だろうと」。

私が話をしたアレルギー専門医や研究科学者のうち誰一人として、自らの問題への解決法を見つけ出そうとする患者を非難しなかった。だが、彼らのほぼ全員が、私の皮膚科の主治医と同じ焦燥感を表明してもいた。専門家たちはまた、全ての代替療法や補完療法が同じようにできているわけではないことも強調した。漢方薬[29]、ホメオパシー、鍼療法は、実際のベネフィット〔治療による利点や有用性。ただし心理的作用も含む〕があるかもしれないとされる少数の例であり、マウント・サイナイ病院（ニューヨーク市）などの場所で臨床試験による研究が現在行われている。プロバイオティクス製品[30]、レイキのマッサージ、カイロプラクティック療法、地元で生産された蜂蜜の摂取は、各種の対照研究でベネフィットが小さい、またはないことが示されている。

本書のためのインタビューに応じてくれたアレルギー患者の多くは、これまでに1つ以上の代替療法を試したことがあると言及していた。症状が改善したと申告した人々もいた。他の治療と同様、代替療法もしばらくの間は効いたかのように思われたが、期待はその後裏切られたと語った人々もいた。大部分の患者たちは、治療の判断を行う上で、かかりつけの一般医、アレルギー専門医、薬剤師、似たアレルギーを抱えた友人、家族、時にはインターネット上の支援グループに参加している見知らぬ他人など、複数の情報源の組み合わせを使っていた。

医療人類学者として、私は代替療法がアレルギーの治療において（理想的には生物学的製剤との併用によって）役割を果たしうるし、実際に果たすであろうし、そしておそらく果たしてしかるべきだと主張したい。代替療法は患者に苦痛の緩和を（実際に効果のある活性物質によってでも、プラセボ効果によってでも）もたらす可能性があるだけでなく、おそらくはもっと重要なものである希望をももたらすからだ。

私が話をさせてもらった専門家たちの多くによれば、最良のアプローチは統合療法——アレルギー患者の世話をするための複数の手法と治療法の組み合わせを用いること——だと言う。インドのチャンディガール医学教育研究大学院のミーヌ・シン医師は、ヨガが自分の患者たちに役立つと信じており、従来型の生物医学的治療法に加えてヨガを処方することも多いという。ヨガの習慣をつけていくことで、彼女の患者たちはしばしば呼吸のコントロールを——そして、それを通じて喘息のよりよいコントロール法を——身につける。

シンは私に、新たな生物学的治療法の開発は、彼女の診る貧しい患者たちには何の違いももたらさないと語った。新型の治療法は、安くて古い治療法に比べて10倍も費用がかかる。だが、そうした安価な治療法（吸入薬など）にも課題はある。シンの患者たちの父母や祖父母はいつも、子供たちが吸入薬やステロイドの依存症になるのではないかと心配している。その子たちが良くなりはじめると、保護者たちはその薬を使わせるのをやめはじめる。

彼女はまた、アレルギーの診断検査が高額であることにも言及した。胸部X線検査とCT検査もだ。アレルギーの検査は一式で1万ルピーも費用がかかり、一般医は検査のオーダーは出すものの、その解釈の仕方は知らない。シン曰く、アレルギーの既往歴を充分に聞き出すにはおよそ1時間かかり、大部分の医師はその時間を費やしたがらない——もしくは、勤務する医療機関が患者でいっぱいで、とてもそんな時間を割くことができない。患者の話に耳を傾けることこそが、最良の治療を行う何よりの方法なのだとシンは示唆した。

「もし何度も話せば、彼らは楽になります」とシンは私に語った。「そして、後になってからはこちらの言うことにも耳を傾けてくれます。子供の健康についてこちらを信用してくれますから、私たちは本当に彼らの話に耳を傾けなければならないのです」。

そして、最終的にはこれがアレルギーの最も有効な代替療法なのかもしれない——単にきちんと患者の話を聞く時間をとって、彼らの体調の実体験を見届けること。人々をそもそも補完療法やその施術者に引き寄せるものの正体もそれなのかもしれない。シカゴで湿疹の統合療法センターを運営するピーター・リオは、患者とできる限り長い時間を過ごすよう試み、患者と一緒になってさまざまな治療法や治療薬を試していると私に語った。シンとリオは、患者たちがアレルギーの緩和を追い求める旅において本当に欲しているのは話を聞いてもらうことだと、根本のところで知っているのだ。

民族性、社会階層、地理、質の高いケアへのアクセスについて

エミリー・ブラウンの娘が最初に食物アレルギーの診断を受けた時、エミリーはインターネ

ットで情報と支援グループを探し回った。最終的に、彼女はカンザス州カンザスシティの郊外で集まる地元の互助グループを見つけ出した。集まりに出るために、彼女は月に1回、45分かけて車を運転していった。会場は大抵、ショッピングモールにあるパネラ・ブレッド〔チェーンのベーカリーカフェ〕だった。

「私はとても食べ物を注文できる余裕なんてなくて」とエミリーは説明した。「当時は私たちも苦労している最中でしたし、行き帰りのガソリン代もかさみましたし。私にとってはそれが唯一の外出だったんですよ。そこに行くのが1ヶ月で一番の出来事って感じでしたね」。

その支援グループにいた他の母親たちはさまざまな年齢の子供たちを抱えていたため、エミリーは自分が今まさに体験していることをすでに経験し終えた人々の助言を聞けるのはとても助けになると感じた。

「すごく価値があるように感じたんですけど、それでもやっぱり気まずくてきつかったです。私はそのグループで唯ひとり有色人種で、間違いなく一番貧乏で。私、そこに来てた人たちがみんな、かかりつけのアレルギー専門医の話をしてたのを覚えてるんですよね」とエミリーは振り返る。「私はアレルギー専門医のところに行ってなかったんです。私たちが行ってたのは小児科の先生のところです。その時は医療保険に入れてましたけど、専門医にかかるための自己負担額を払う余裕はなくて。小児科の先生だったら25ドルで済むんですけど、アレルギー専門医だと50ドルかかるんです。それに、食べ物を買う余裕もない時には、出ていくお金がそれこそ1セントごとに気になるものでしょう」。

基本的なアレルギーのケアと支援グループは、多くの人が思い込んでいるほど容易に手の届くものではない。医療保険制度と手頃な費用の治療法へのアクセスは、少なくとも米国では、患者の肌の色、地理的な居住地、経済状況など、数々の要素によって変わる。診断を受け、その後は治療を受ければよいという簡単な話ではないのだ。

「これ〔アレルギー〕って、有色人種の患者たちが過剰に影響を受ける疾患なんです」とエミリーは言った。「でも、患者の権利擁護界隈を見てみると、有色人種の患者が見当たらないんですよね。そういうのって必ず、何かがおかしいしるしなんです」。

エミリーは、低所得の食物アレルギー患者家族が置かれる苦境は大部分が目に見えないままでありつづけてきたと論じる。それはFARE（Food Allergy Research & Education〔食物アレルギー研究・教育〕）など、食物アレルギーの教育と支援に焦点を当てた非営利組織にとってさえもそうだった。そして私からは、同じことが低所得の喘息患者家族、湿疹患者家族にも言えるのは間違いないと請け合おう。アレルギー治療へのアクセスを得る上での共通因子は、手取りの収入と医療保険だ。

娘が食物アレルギーの診断を受けてから、エミリーの一家は9ヶ月の食糧支援と、1年半のメディケイドの支援に頼った。彼女は私に、誰もがつまづきには弱いものであり、誰もまさか自分に公的支援サービスが必要となるとは考えもしないのだと思い出させてくれる。エミリーは、そうしたサービスをできる限り頑強で万人の需要に対応できるものとすることが、私たち全員の利益になると主張する。彼女はまた、個人による寄付が自身の非営利団体のようなプログラムに投じられることなく、全て科学研究の資金へと回ってしまうことも心配している。「もし全部のお金が治療法の研究に向かってしまったら、困っている家庭1つ1つにとっての良い成果は得られなくなりますから」とエミリーは言った。

歴史家のグレッグ・ミットマンも、エミリーの主張と重なることを私との会話の中で述べていた。彼は、自分たちの環境に関わる取り組みをすることよりも、より良い薬の開発を重視するという、私たちの長年の着眼点に疑問を投げかけた。言うなれば、私たちには1000万ドルをかけて都心部に暮らす子供たちが早期から吸入ステロイド薬を使えるように試みるか、同じ額を健康の環境面に着目した介入法（例えば、バスの停車場ではディーゼルガスの排出量が多くなるが、それらを低所得者住宅との関係においてどこに配置するか）の構築に投資するかを決める自由があるのだ。グレッグとエミリーが真に問うているのは次のことだ――全ての家族がヘルスケア制度、早期診断、健全な環境に対して平等なアクセスを有しているのだろうか？

「私たちのお金を最良の形で費やすならここだ、と言うのは難しいのです」とグレッグは主張した。「なぜかというと、そのような比較研究をしたことがないからです。インフラへの変化は医薬品へのアクセスを提供することよりも費用がかさむと誰もが思い込んでいるのです」。

だが、アレルギーのケアに対する私たちのアプローチ法が間違っているとしたら？　もし、究極的にはアレルギーの予防が治療よりもずっと安上がりだとしたら？　そして、更に直接的な話をすれば、たとえ私たちがデュピクセントのような奇跡の薬をもっと開発できたとして、それらに手が届くのは誰なのか？　貧しい人々や、社会的階級の低い人々や、白人ではない人々や、アレルギー専門医のいない田舎に住む人々や、発展途上国の国民たちは、そうした新しい、より効果的な治療法にアクセスできるだろうか？

アルキス・トワイアスは、アレルギーの治療とケアについて私と話し合う中で、ヘルスケア制度の利用コストの疑問に立ち返る。彼は、医師たちは自らが提供するケアの費用を心配するという重荷を背負うべきではないと論じる。医師はどの治療法が最も有効かという点のみに悩まされるべきだ、というのが彼の主張だ。だが、全世界共通の医療保険制度・医薬品コスト助成制度が存在しない以上、それは現実的ではない。

「臨床医たちは制度に、医療保険会社に、そしてこのしくみに伴うあらゆる物事にひどく苦しめられています。そこから大きな葛藤が生まれるのですね」とトワイアスは言う。「私にとっては、それもまたアレルギーのケアの大きな障壁なのですよ」。

アレルギーの有病率が悪化し、私たちの免疫系がますます掻き乱される中、アレルギー治療の市場は拡大を続ける。実のところ、過去1世紀のアレルギー罹患率の上昇は、アレルギー患者の需要に対応する事業に果てしない利益をもたらしてきた。次章では、アレルギー性疾患の治療においてカネが世界各地で現在果たしている複雑な役割を見ていこう。

第8章

急成長するアレルギー療法ビジネス

他のあらゆる慢性疾患と同様、アレルギーはとても大きなビジネスだ。すでに驚くべき規模に達し、なお順調に増えつづける世界のアレルギー患者数は、製薬会社から食品製造業者に化粧品企業までの多様な産業が、新規もしくは改良型の診断ツール、アレルギー用の錠剤、吸入薬、エピネフリン自己注射器、アレルゲンフリー〔特定のアレルゲンの含有量が検出基準未満の〕製品群、アレルゲンフリー食品など、世界中の何百万人ものアレルギー患者の要望に応える製品・サービスの創出から莫大な利益を得られそうな状況を生み出してきた。医療歴史学者のマーク・ジャクソンの言葉を引用すれば、「２０００年代の到来において、アレルギーはカネを意味する」。どれだけのカネか？　巨額だ。最新の見積もりをざっと挙げて説明しよう。

- 全世界でのアレルギー診断（検査）と治療を合わせた販売額は、２０２６年までに５２０億米ドルに達すると見込まれている。これはタンザニアの年間の国内総生産（ＧＤＰ）に相当する。
- 中国では２０２７年までに87億米ドルをアレルギーのケアに費やすと見込まれている。

●2020年、新型コロナウイルス感染症による危機の最中、抗アレルギー薬の世界市場は年間248億米ドルと推定された。このうち、米国で費やされた額だけで67億米ドル。市場アナリストらは2027年までに世界市場規模は350億米ドルから390億米ドルに増加すると予測する――年間6・8％前後の成長率だ。

●アレルゲンフリー食品の市場は2030年までに年間1兆80億米ドルに達すると見込まれている。

いずれも圧倒されるほど大きな数値だ。本章ではこれから、生物医科学とビジネスの多難な関係性について、3つのストーリーを順に紹介していく。いずれも、カネ――具体的には、資本主義的なヘルスケア制度における利益の追求――がアレルギー治療の開発とアクセスにどのように影響を与えるかを検証する話だ。1つめの話では、2016年に起こったエピペンの価格スキャンダルに目を向け、最悪のシナリオの一例を追体験していく。続いて、2つめの話では最良のシナリオの一例に移る。取り上げるのは、最近FDAから承認された生物学的製剤、デュピルマブの事例だ。3つめの話では、革新的なアレルギー診断・治療を生み出しそうなバイオテクノロジー新事業への多様なベンチャーキャピタル投資を活性化させる源となる、アレルギーの基本原理についての学術研究に対し、政府の資金がどのように発展のきっかけをもたらすかを知っていく。

物語その1――エピペン・スキャンダル

エピペンが何なのか知らないあなたは、自分は幸運だと思ってほしい。エピペンは何百万人ものアレルギー患者の暮らしに深く浸透した存在だ。特に、中程度から重度の食物アレルギーを抱えた人や、抗原への偶発的な曝露の結果としてアナフィラキシーを起こす可能性のある人にとっては生活から切り離せない。これは特許取得済み、長さ6インチ〔約15センチメートル〕の自己注射装置で、エピネフリン（アドレナリン）の液が充填されている。他のブランドのエピネフリン自己注射器も流通してはいるが、緊急用の処方薬としては今もエピペンが定番だ。

1987年の上市以来、「エピペン」は「命を救うアドレナリン注射」の同義語になっていた。アレルギー患者たちは処方された自己注射薬の話を私にしてくる時、「ティッシュ」の代わりに「クリネックス」の名を使うのとほぼ似たような調子で、自分の「エピ」あるいは「エピペン」のことをはっきりと口にする。米国では、アドレナリン注射が必要な時に人が声を上げて求めるのは「エピペン」だ。それは主に、エピペンが最初の自己注射器であって、使いやすいとの評判を今も集めつづけているからだ。この数十年で、アレルギーを抱える人々は最悪の事態――アナフィラキシーによる死――に備えた防御としてエピペンに頼るようになった。この注射器が頼りになるため、そして多くの命を救ってきたために、医師と患者はエピペンのブランドを信用している。

だが、この信頼には別の要因もはたらいている――エピペンは大いに宣伝されてきたのだ。2007年にマイラン・ファーマシューティカルズがエピペンの製造会社を買収した際、正真正銘の脅威であり、かつ増加しつつあったアナフィラキシーの危険性についての啓発キャンペーンで、自社の新製品となったエピペンを盛んに宣伝しはじめた。当時、食物アレルギーの有病率は急増中で、ピーナッツを含むクッキーを食べてしまったり、卵を含むものをうっかり与えられてしまったりした乳幼児やティーンエイジャーが早すぎる死を迎えたという悲話でニュースは溢れていた。アナフィラキシー事象の増加が、命を救う自社製品を宣伝する機会をマイラン社に与えた。この巧妙な宣伝キャンペーンのほんの1例として、マイラン社は2014年にウォルト・ディズニー・パークス&リゾーツと提携して、重篤なアレルギーを抱えた家族に向けたウェブサイトと数冊の絵本を作り上げた。

エピペンの広告宣伝予算の増強に加え、マイラン社は大勢のロビイストを雇いはじめた。センター・フォー・パブリック・インテグリティ〔米国の非営利報道組織〕によると、2006年から2016年までの10年間でマイラン社は米国のどの企業よりも多くのロビイストを雇い入れたという（ワシントンDCでは現在、〔米国でのロビー活動に必要な〕身分登録を行った製薬業界ロビイストが1587人活動している）。これらの取り組みは報われた。FDAはエピペンの適応範囲を変更し、すでにアナフィラキシー発作を経験した人々だけではなく、単にアナフィラキシーの「リスクがある」だけの人々も含めることにした。

マイラン社の取り組みには、2010年から2015年までの間に36州で行ったロビー活動も含まれていた。すでにＦＤＡが〔連邦レベルで〕話を聞き入れているのに、なぜ州レベルの立法者たちのご機嫌取りに大金を使うのだろう？　マイラン社の狙いは何だったのか？　その答えは――全ての公立学校にエピネフリンを常備させるのに必要な州の規則だ。

学校での自己注射器へのアクセスを求める法制定が切実に求められていたのは確かだ。迅速に1回、もしくは2回のエピネフリン投与を行えば、重篤なアレルギー反応の発生時に誰かの命を助けられるからだ。しかし、そうした法律は、投与のための器具を製造するマイラン社のような製薬会社にとっては潜在的にとても大きな儲け話にもなる。そのような法律を制定した各州では、突如として何千もの学校で自己注射器が必要となった。２０１２年、マイラン社は「エピペン・フォー・スクールズ〔EpiPen4Schools：学校にエピペンを〕」プログラムを立ち上げ、参加した学校にスターターキット（自己注射器４本）の無償提供と、その後のエピペン購入の割引を行った。[1]　このプログラムで寄贈されたエピペンは税控除の対象となり、エピペンのブランド知名度を向上させる大きな後押しにもなった。

マイラン社のマーケティングおよびロビー活動は全てが非常に効果的だった。倫理的にはきな臭いものであったとしてもだ。緊急用アドレナリン自己注射器市場におけるマイラン社のシェアは、２００７年に90％だったものが２０１６年までに95％――ほぼ独占状態――となった。

興味深く、また、この件に密接に関連する余談がある。本書執筆のための下調べの中で、私は父の死についての新情報を知った。父のガールフレンドによると、父は自分の蜂毒アレルギーのことを知っていたという。ただ、１９９６年に亡くなるまでは、蜂刺されに対してアナフィラキシー反応の類を起こしたことは一切なかった。主治医は1990年代初頭にエピペンの処方箋を父に渡していた。父がそれ以前にアナフィラキシー反応を起こしたことはなかったため、この処方は「適応外」になったであろうにもかかわらずだ（当時は通常、少なくとも1回は重篤なアレルギー反応を起こした経験のある人々だけがエピペンの処方を受けるものだった）。

主治医は父に、蜂の飛ぶ季節には「念のために」エピペンを1本持ち歩くよう勧めた。だが、重篤なアレルギー反応の既往歴がなかったために、父の医療保険ではこの処方薬の費用が下りないことになった。とても現実的なニューイングランド人だった父は、自分なりの計算をして、エピペンの処方を自費で受けるコストと夏の時期にわざわざ自己注射器を持ち歩く不便さよりも、自分のリスクは低いと判断した。最終的に、彼はこの決断による損害を自分の命をもって支払うことになった。もし、彼が蜂毒アレルギーの診断を受けたのがほんの10年後だったとしたら、彼に処方されたエピペンの費用は先述したＦＤＡによる適応範囲追加により保険の対象となっていただろう——それで彼の命は救われた可能性がある。

２０１６年夏、マイラン・ファーマシューティカルズはエピペンの価格を引き上げ、標準の2本組処方パックを６００米ドル少々とした。命を救う量のアドレナリンを正確に充塡した、この特許取得のペン型自己注射器は、米国で重篤または命に関わるアレルギーを抱えた約３６０万人の患者に毎年処方されていた。計算にまごつきそうなあなた、心配は無用だ。私が計算しよう——先に挙げた価格では、製造元はエピペンブランドの売り上げから年におよそ21・6億米ドルの儲けを上げることができる。

これだけでも衝撃的な値だが、この話には更に続きがある。マイラン社がエピペンの特許権を買い取った[2]直後の2008年に遡ると、アレルギー患者は**全く同じ処方内容**〔2016年には600米ドル強となった2本組パック〕に対してわずか103米ドルしか支払っていなかった。実質的な競合他社や信頼に足るジェネリック薬が存在しない中、マイラン社は自社の一番の人気銘柄である薬の価格をわずか6年の間に500％超も引き上げることができたのだ。その後も数年おきにマイラン社は200米ドルずつの値上げを行うことになるが、2016年の最終値上げまでは誰も不満の声を上げてこなかった。

その夏、アレルギー患者と重度アレルギー児の親たちはソーシャルメディア上で抗議活動を行った。医療保険に未加入の、もしくは加入していても保険の適用範囲が貧弱な重度のアレルギー患者は、一体どうしろというのか？　2016年の新価格は、米国のワーキング・ミドルクラス家庭と貧困家庭のほぼ全員にとって法外なものだった。連邦政府によって義務づけられた「学校での緊急エピネフリン使用権（School Access to Emergency Epinephrine）法」——2013年にオバマ大統領が法案に署名して成立した——の一環として、多くの学校ではアレルギー持ちの児童生徒のためにエピペンを常備しておくことが求められたため、マイラン社の価格設定はすでに余裕のなかった全米各地の教育予算にも負担となった。人々は小瓶に入ったエピネフリンを買って、エピペンに入っているのと同じ投与量を空のシリンジ〔一般的な注射器の筒〕に詰めることを始めた——医師や看護師らに、自分や子供への注射の手本を見せてくれるように頼みながら。エピペンやその他の自己注射器よりもうんと安く、しかしリスクも高い代替法だった。

全国から上がる怒りの叫びにもかかわらず、マイラン社はエピペンの価格を据え置いた。続いて2018年の夏、アレルギー患者たちはエピペンの供給不足と戦う羽目になった。多くのニュースで、パニックを起こした親たち（まだ処方価格を払うことのできた親たち）がエピペンの在庫を探し出そうとする様子が報じられた。この供給不足の間中、エピペンの処方価格は標準の2本組が600米ドル強のままだった――そもそもどこかで在庫を見つけられれば、の話だったが[3]。

このエピペンの話はあまりにありふれた道徳劇で、患者の権利擁護団体、医師やその他の医療団体、そして製薬会社の間で絶えず繰り広げられる闘争を浮き彫りにしている。だが、話がここで終わると思ったら間違いだ。この物語はますます混迷し、暗澹としていく。

2017年8月、マイラン社は4億6500万米ドル[4]の和解金を支払った。メディケイドプログラムにおけるエピペンの費用を連邦政府に過剰請求したかどで出された、司法省から同社への賠償請求を受けてのことだ。同じ年、競合製薬会社であるサノフィSAが、マイラン社を相手に競争阻害の申し立て[5]を行った。米国証券取引委員会（SEC）はマイラン社を価格の釣り上げの疑いで調査しはじめた。2019年、マイラン社はSECとの和解において更に3000万米ドルを支払うことに同意した[6]。

これら全てが起こる中、命を救う緊急用アドレナリンへのアクセスを改善するため、FDAが2018年8月にエピペンおよびエピペン ジュニアの初のジェネリック版を承認した。テバ・ファーマシューティカルによって製造されたこのジェネリック版のペン型自己注射器が効くしくみは、エピペンと大差がない。用量も有効性もエピペンと同じで、翌年には購入できるようになった。

ここで注記すべきは、テバ社のジェネリックは代替版のアドレナリン自己注射器として初めて上市されたものではないという点だ。アドレナクリック（Adrenaclick）〔米国・サイエル社〕とサノフィ社のオーヴィＱ（Auvi-Q）の２製品が何年も販売されている。オーヴィＱ〔小型の自己注射器に音声ガイド機能が付属する〕は良い医療保険に入っていなければ高額で、２本組の価格が実に５９８米ドルだ（私が数年前に本書の執筆を始めた頃の最高額、５０００米ドルに比べればはるかに手頃になった）。

アドレナクリックはそれよりも随分と安く、２本組で１０９米ドルだが、注射のしくみがエピペンとは異なる。それが多くの保護者と患者、更には一部の医師を怖気づかせる。アドレナリン注射の経験がある人々の大部分は、エピペンで訓練を受けているからだ。ある母親が説明した通り、「もし緊急の時だったら、この安いほうを自分の子供にどうやって投与するのか、その場で誰かに試行錯誤してみてほしいだなんて本気で思いますか？」。テバ社のジェネリック版はエピペンの注射機構を複製した初の製品だったため、オリジナル版よりもかなり売れ行きが良くなる見込みがあった。

少なくとも、その見込みはあったはずだ――マイラン社が自前のジェネリック版を発売してさえいなければ。

テバ社との競争を見越したマイラン社は、エピペンのノーブランド版を半額近くの安さで売り出した――2本組で320米ドルだ。市場で生き残れるジェネリックが少なくともあと1つ存在しないという状況下で、テバ社はマイラン社の新たなジェネリックとの競争力を維持するために価格を下げなければならなかった（2本組で現在約300米ドル）。2019年、アップジョンという製薬会社（ファイザー社のジェネリック部門）とマイラン社が合併してヴィアトリス社を設立したが、現在の価格設定は（少なくとも本稿執筆時点では）変わっていない――エピペンのブランド名付きの薬は650米ドルから700米ドル、ジェネリック版はおよそ350米ドルだ。価格スキャンダルが〔競合製品の登場という〕副産物をもたらしたとはいえ、エピペンは信頼できるブランドだとする長期のマーケティングの影響は、消えるにもまたある程度の時間がかかるだろう。

このエピペン・スキャンダルの略史が真に暴くのは、市場主導のヘルスケア制度の厳然たる弱みだ。短期間に1、2回の処方や治療を行うだけで済むかもしれない急性疾患とは違い、アレルギーや糖尿病といった慢性疾患には長期の管理とケアが必要となる。つまり、月単位、年単位、あるいは生涯という期間にまで及ぶ、複数の処方と治療が行われるということだ。食物アレルギーは生涯続くことが多い（ただし全てではない）が、自己注射薬は毎年有効期限が切れて交換しなければならない。また、59℉〔15℃〕未満や86℉〔30℃〕超の温度で保管することはできない。そうしてしまうと内部のエピネフリンが分解し、交換が必要になってしまう。これもまた、製造会社にとっての安定した良い収入源になっている。

エピネフリンは安価に製造できる薬だ（1ミリリットルを作るのに1米ドルもかからない）。自己注射器の製造コストはもっと高く（推定費用は2米ドルから4米ドルだが、正確なコストは知られていない）、薬剤の注入機構自体のどんな小さな「改良」も、価格引き上げを正当化する理由となる。こうして、企業は研究開発コストを取り戻す必要があるのだと主張することができてしまう。薬の発見、検証、製造にカネがかかるのは当然だが、私たちが自らに投げかけるべき、もっと大きな社会的問いはこうだ。アレルギー患者は命を救う薬のためにいくら払うべきなのか？　そのコストを誰が負担すべきか？　その答えは重大な影響を持つ。

例えば、チャンディガール医学教育研究大学院のミーヌ・シン医師は、インドにはエピペンがないと教えてくれた。単に価格が高すぎるからだ。重度のアレルギーを抱える患者はエピネフリンのバイアルを持ち歩き、食物アレルギーの発作が起きたら医師のところになんとか辿り着こうとする。その結果、インドでのアナフィラキシーによる死亡率は米国よりはるかに高い（インドでは推定1％から3％であるのに対し、米国では0・3％）。イリノイ州[7]は米国で初めて、子供が必要とするエピペンの費用を医療保険会社が全額負担することを命じた。しかし他の州では、親たちがそもそも保険に入っていたとしても、自己負担額がかかることがよくある。つまり、どの州に居住するかによって、自己注射器へのアクセスは異なる。それはすなわち、死のリスクも異なるということだ。単純にして恐ろしい相関関係である。

物語その2――デュピクセントの有望性（と価格）

本書のための調査にかかった5年の間、デュピクセント以上に会話に上ったアレルギー治療薬はなかった。デュピクセントは喘息と湿疹の治療に使われる注射薬だ。私が「いま出てきている新しい治療法で、あなたの心を躍らせるものは何ですか？」との問いを投げかけた際、誰も彼もの答えを独占したのがこの薬だった。返事の1つは決まってこうだった。「デュピルマブ〔商品名デュピクセント〕のような、いくつかの新しい生物学的製剤は素晴らしい見込みを示していますね」。一部の人々、特に皮膚科医たちは、デュピルマブの臨床試験により、代わり映えしなかった手元の武器庫に待望の新薬が加わる希望を与えられた。彼ら曰く、デュピルマブが皮膚症状をなくす作用は、まるで嘘ではないかと思うほど素晴らしかったという。彼らは特に、この薬を最もひどく根深い喘息やアトピー性皮膚炎の症例を抱えた患者に提案できることに興奮を覚えていた。

デュピルマブ――「デュピクセント」のブランド名で販売されている――は、リジェネロン・ファーマシューティカルズとサノフィ社の提携による製品だ。活性分子そのものを発見したのはリジェネロン社だが、サノフィ社から相当の出資を受けていた。私は両社とのメールのやり取りを数ヶ月重ねた末、2021年の晩秋に、リジェネロン社の副社長であり高精度医療部門長であるジェニファー・ハミルトン博士と、サノフィ社の国際発展・免疫学・炎症部門長であるネイミッシュ・パテル医師とのビデオ通話に急遽便乗し、彼らの革新的な薬の開発について話をさせてもらった。

想像されるであろう通り、大型製薬企業は部外者に話をすることにはしばしば慎重になる。特にジャーナリストや作家に対してはそうであり、また、マイラン社などのようなスキャンダル、あるいはより最近のオピオイド訴訟［がんの疼痛緩和などに使われるオピオイド系鎮痛剤、オキシコンチンの乱用・依存症が米国で問題となり、販売方法をめぐる数千件の訴訟が起こされた］の後ではなおさらだった。私は彼らのせいだとは言えない──製薬会社はしばしば、薬の価格を引き上げ、手頃な価格の医療を阻む強欲な敵として単純化された描かれ方をされてしまう。しかし、私がここで語ろうとすることは、それよりも微妙な色合いを帯びたものだ。これは、製薬企業内部で働く科学者たちが、営利を目的としない研究室で始まることの多い一連の生物医学研究にいかに頼り、かつ貢献するかについての物語である。

アレルギー経路についての基礎免疫学研究は、何十年にもわたってゆっくりと念入りに行われてきた。世界各地に散在し、国家政府の重点的な資金を受ける、学術機関および官庁の多種多様な研究室がその現場であり、米国でいえば国立衛生研究所（NIH）の研究室などがそこに含まれる。言い換えれば、アレルギー反応の基本メカニズムの研究に対する公的資金投入が、実用価値のある情報を生み出していることになる。続いて、その情報が科学論文誌やウェブサイトで公開され、広く利用できる状態になるが、この公開は基本原則に基づくものであり、かつ意図的なものである。NIHの総合的な使命とゴールの1つは、あらゆる場所での人類の健されている。

しかしながら、その公的資金による研究は、続いてリジェネロン社のような営利企業によって強化改変され、知的財産へと変身させられる。つまり、政府の資金は、免疫学のような対象への科学的理解を進展させる種蒔きのために使われる。企業の資金はその後、そうした進展を効果的で市場性のある治療法――そしてもちろん、大きな利益――へと変えるために使われる。そして今度は、より良い治療法へのアクセスを得ることにより、公共の人々は利益を得る――あるいは、現在の支配的な議論ではそう主張される。

もしここに悪者がいるのであれば、それはこの致命的な資金投入サイクルそのものだ。もしNIHの予算が削減されたり据え置かれたりすれば（実際、頻繁にそうなっている）、基礎科学の研究を進めるために使える資金が減る。私たちの元に残されるものは応用科学のほうが多くなる――それらは製品を製造するためだけに行われる科学研究で、一般的には投じられたイノベーションの量に応じて価格設定されたものだ。

これは何も、リジェネロンやサノフィのような会社が実施する研究と臨床試験は付加価値を生まない、という話ではない。それらは絶対に付加価値を生み出すものであり（これからその様子を見ていく）、その貢献に対する経済的な見返りもあってしかるべきだ。だが、私たちはいくつかの重要な批判を自問していく必要がある。基礎科学をデュピクセントのような大当たりの治療薬に変えたことにより、製薬企業は一体どれほどの利益を得るべきなのか？　そして、康を促進することだからだ。基礎科学――特に生物医学――はこのようなしくみで進むものと

収益性のある薬を追求することで、治療の最終目標はどのようにずれるのだろうか？

この物語は2000年代後半に始まる。ノースウェスタン大学のロバート・シュライマー博士が第7章で説明した通り、薬の開発の第一歩はアンメットニーズを探し、続いてそれを満たそうと試みることだ。リジェネロン社の研究者たちは、ノースウェスタンやマウント・サイナイなどにいる学術・臨床系の研究者仲間と話した後、アトピー性皮膚炎（湿疹）用の有効な治療法が不足していることを認識した。彼らはまた、アレルギーによる皮膚の不調が患者の生活の質（QOL）に深刻な影響を及ぼしており、現在の選択肢（ステロイドクリームと免疫抑制剤）よりも副作用の少ない新たな治療法が登場すれば、患者の総合的な健康福利を大いに改善するかもしれないことも知っていた。彼らがすでに発見していたある新たな分子を試す上で、湿疹はこの上なく適した疾患に思われた。その分子は、ある主要なアレルギー経路を遮る力を持つと見受けられていた。

さて、湿疹の治療にステロイドを使うことと、デュピルマブのようなモノクローナル抗体を使うことの違いを本当に理解するために、ここで私たちは少しだけ科学の話に寄り道をする必要がある。

純粋に専門的観点から話をすれば、デュピルマブ（IgGのサブクラスの1つに分類される）はT細胞とマスト細胞が産生するサイトカイン、インターロイキン4（IL-4）を標的としたモノクローナル抗体だ（サイトカインは免疫細胞によって作られ、他の細胞に作用するタンパク質である。他の細胞に特定の機能のオン・オフを指示する信号といえる）。IL-4は2型ヘルパーT細胞

型炎症反応（アレルギー性免疫反応）の主要なシグナル経路の一部である。デュピルマブは、免疫細胞表面のＩＬ－４受容体αサブユニット〔ＩＬ－４の信号を受け取る「ＩＬ－４受容体」を構成する２つの部品のうちの１つ〕に結合することにより〔ＩＬ－４受容体のはたらきを妨げ〕、ＩＬ－４経路とＩＬ－13〔ＩＬ－４とは別の主要なサイトカイン。一部のＩＬ－４受容体はＩＬ－13の信号も受け取る〕経路の双方に関連した２型炎症反応を阻害する。一般人の言葉で言えば、この薬には本格的なアレルギー反応につながる可能性を持つ細胞間の信号伝達を妨げるはたらきがあるということだ。ＩＬ－４経路は複数の――湿疹だけではない――アトピー性疾患の症状の発現に関わる。そのため、デュピルマブは他のアレルギー性疾患にもよく効くのだ（この重要な事実のことはすぐにまた取り上げる）。

アレルギー治療に広く使われている薬（ステロイドや免疫抑制剤など）は、モノクローナル抗体ほど特異性が高くない。これらの薬は細胞表面の複数の標的に結合する小分子でできており、一度に複数の経路に影響を及ぼすかもしれない。薬が体に与える影響が幅広いほど、深刻な副作用を起こす潜在的な可能性も高い。

パテルは、ステロイドは湿疹を抱える患者を煩わせる炎症を抑えることには秀でているかもしれないが、それと同時に、私たちの体が細菌、ウイルス、あるいは真菌に打ち勝つのを助けるタイプの炎症も抑え込んでしまうと説明した。ステロイドが標的とする生物学的経路群と同じものが、骨の成長や筋肉の維持といった物事にも重要になる。ステロイドを長期にわたって使ってはいけないのはそのためだ。ステロイドの長期使用により、骨が脆くなったり、折れたり、あるいは皮膚の感染症が起きやすくなったりする。医師と患者が局所ステロイド剤、経口ステロイド剤との間に愛憎渦巻く関係を結んでいる理由も、ここから容易に見てとれる。ステロイド剤は助けにもなり、害にもなるのだ。デュピルマブのようなより新しい抗体治療薬は、パテル曰く、引き起こす付随的損害がはるかに少ない場合が多いからこそ、心を躍らせるのだという。

「私たちは特異性のあるものを求めているのです」とハミルトンは言った。「なぜなら、副作用を求めていないからです。ゴールが免疫抑制剤であってはいけなかった。免疫系の中の、アレルギー性疾患の駆動力となっている部分を、特異的に狙い撃ちすることがゴールでした」。デュピルマブは実験室内で、マウスモデルにおける有望性をすでに示してはいたが、本当の審判の場はヒトでの臨床試験だった。

最初の結果が届きはじめるやいなや、ハミルトンは自分たちがとても特別なものを手中に抱えていたことを知った。

「私たちが圧倒されたのは痒みのデータでした」。そうハミルトンは振り返る。

症状の軽減作用は劇的で、研究チームが当初予測していたよりもはるかに早く起こっていた。彼らは、皮膚の病変部を縮小させ、患者が抱えていた痒みのレベルに顕著な変化を起こすには数週間から数ヶ月かかると考えていた。それは間違っていた。大部分の患者はたった1週間後に症状の緩和を味わったのだった。しかも、この抗体薬の標的が絞られているために、湿疹用の他の治療薬ほど副作用が多くないようだった。例えば、臨床試験の期間中に皮膚感染症の発生率上昇は起きなかった。それどころか、この新薬は皮膚の微生物叢を良い方向に変えるようにさえ見受けられた。

「デュピルマブでの治療後、黄色ブドウ球菌〔皮膚表面で生息できる細菌の1種〔感染症や食中毒を引き起こしやすい〕〕のレベルは低くなります。それに、皮膚の微生物叢がより多様になります。より正常な状態です」。

デュピルマブでの治療は次のように効果を発揮する。事前に処方された充填済み注射器により、デュピクセントが2週間に1回ずつ注入される。大部分の患者では、最初の注射を行って12週から16週頃に治療の効果が出はじめ、効果を保つには治療を無期限に継続しなければならない。それゆえ、この治療は「長期」治療とみなされる。使用期間は長く、持続するということだ。

その後の臨床試験のデータに基づき、２０１７年3月、ＦＤＡは湿疹患者における用途でデュピクセントを承認した。2年後、ＦＤＡはデュピクセントの青少年の中程度から重度のアトピー性湿疹における使用も承認し、この薬の適応を大幅に広げた。２０２０年5月、デュピクセントの適応は更に変わり、6歳から11歳までの小児にも使用できることとなった。２０２２年6月、ＦＤＡは中程度から重度のアトピー性皮膚炎を抱えた生後6ヶ月から5歳までの小児に対し、処方に基づく局所療法では疾患コントロールが不充分であるか、そうした治療法が勧められない場合のデュピルマブの使用を承認した。これらの承認により、幅広い患者層に使用の可能性が開かれた。

アトピー性皮膚炎・湿疹を治療する医薬品の市場は、デュピクセントの一般向け使用が承認される以前からすでに巨大だった。２０１７年、世界全体のアトピー性皮膚炎薬市場は年間60億米ドルと見積もられていた。最大のシェアは副腎皮質ステロイドが占めていたが、デュピクセントのような生物学的製剤は、皮膚医学市場における最大の収益源であったステロイドの地位を揺らがせる可能性を秘めている。ＦＤＡによる最初の承認からわずか4年後、デュピクセントはすでに年間40億米ドルを売り上げる薬となっていた（世界全体の市場が年間60億米ドルほどだ）。デュピルマブの適応範囲がより幅広い年代と条件を含むものへと変更される中、このシェアは更に増えそうだ。２０２６年までに、アトピー性皮膚炎の世界市場は年間１３０億米ドル超へと拡大すると見込まれる。その市場を独占しようと試みる製薬会社には大きな利益がもたらされるだろう。リジェネロン社とサノフィ社は信じられないほど巨額の利益をかき集めそうだ。特に、両社の薬の特許が少なくともあと15年は続くものであり、もし薬そのものや投与方法に少し改変を加えると（そうするのはおそらく時間の問題だろう）更に期間が延びることを鑑みればば。すでに、２０２０年6月にはデュピクセントを自己注射するための充填済みペン型注射器をＦＤＡが承認している。薬そのものは変わらずとも、この新しい投与機構の登場により自己注射バージョンの特許期間が新たに設定されることだろう。

だが、デュピクセントの潜在的な顧客層はこれら全てを合わせたよりも更に大きい。喘息患者を対象とした臨床試験では、プラセボ群と比較して、肺機能の実質的な改善と、重度の喘息の発生率の有意な低下が示された。最初のデータに基づき、ＦＤＡは中程度から重度の喘息を抱える患者におけるこの新たな生物学的製剤の使用を2018年3月に承認した。2019年6月には更に、鼻ポリープ（鼻茸《はなたけ》とも）（副鼻腔の慢性的な炎症によって引き起こされる、鼻の奥の組織の肥大——とても不快な状況だ）ができている慢性鼻副鼻腔炎患者にもデュピクセントの使用が承認された。FDAは2年後の2021年10月、中程度から重度の好酸球性喘息、または、経口副腎皮質ステロイド依存性喘息を抱える6歳から11歳の患者に対する追加の維持療法としてデュピクセントの使用を承認した。2022年5月には、好酸球性食道炎（EoE）を抱える12歳以上の患者（体重40キログラム以上であることが条件）に対するデュピクセントの使用もFDAにより承認された。

本稿執筆時点で、デュピルマブは結節性痒疹（強い痒みを伴う皮膚のしこり・硬い膨らみが生じ、掻くことで更に悪化する）、小児性好酸球性食道炎、手足のアトピー性皮膚炎、慢性誘発性寒冷蕁麻疹、2型炎症が認められる慢性閉塞性肺疾患（COPD）、慢性特発性蕁麻疹（CSU）、原因不明の慢性瘙痒（CPUO）、鼻ポリープを伴わない慢性鼻副鼻腔炎、アレルギー性真菌性鼻副鼻腔炎、アレルギー性気管支肺アスペルギルス症（ABPA）、水疱性類天疱瘡に対しての第III相臨床試験（多数の患者を対象に、実際の治療に近い形で検証を行う）を受けている。これら1つ1つがデュピルマブの適応に加わる可能性があることで、リジェネロン社とサノフィ社の将来の総収入が——たった1つの「奇跡の薬」によって——どれほど広がるかは、私から伝えるまでもない。これらの臨床試験だけから考えれば、デュピルマブは医学界からほぼ全てのアレルギー関連疾患に対する総合治療薬候補と見られているのだと論じても誇張にはならないはずだ。サノフィ社は学術機関と協力し、デュピクセントによる早期治療がアトピーマーチ（アレルギーマーチ）――湿疹を患う子供において、喘息や食物アレルギーの発症へと病状が進行していくこと――に歯止めをかけられるかを調べる長期研究を行おうとしているのだと、パテルは私に語った（これまで見聞きしてきたことから考えて、私には彼らの狙い通りの結果が出ないとは思えない）。

　ここまでのところは全てが良い話に思える。もしかすると、あなたはこの話を読みながら、この薬の有効性と、他のアレルギー関連疾患を治療できる潜在的な見込みに少々興奮しはじめてもいたかもしれない。私が本書のための下調べをしている間に最初に辿ったのが、まさしくその流れだった。それでも、取材したアレルギーの専門家たちからは、どんなアレルギー性疾患に対しても、何か１つの治療法を「根治療法」として見ることの危険性について繰り返し聞かされつづけた。数十年にわたってアレルギー患者たちと治療や研究に取り組んできた経験者たちから、他のどの薬剤介入治療とも同様に、デュピクセントにも独自の限界や制約があるのだと、私は何度も重ねて教えられたのである。

　第一に、この薬にも独自の副作用がある。[9]第7章で見た通り、アレルギー専門医と免疫学者はデュピルマブの摂取によって起こりうる負の副作用のことをすでに懸念している。この薬の総合的な有効性がもたらす可能性に興奮していながらもだ。そしてデータも、ここまでのところ、彼らの懸念を裏付けている。デュピルマブを使用している241人のフランス人患者を対象にしたあるコホート研究[10]で、研究者たちは、この薬が最初の臨床試験で報告されたのと同程度に有効だった反面、結膜炎の有病率上昇（患者の38％）と好酸球増多症（摂取開始前の基準よりも24％高い）をもたらしたことを見出した。好酸球増多症は、白血球の一種である好酸球の測定数が多めになっている状態を指す用語だ。好酸球の数の多さは、一般的に、寄生虫感染症、一部の種類のがん、アレルギー性反応と関連している。

別の研究[11]では、デュピルマブを摂取している患者の23％に「新たな局所性皮膚病変」（皮膚の新たな炎症部）が、主に顔に発生したことが見出された。この研究を行った研究者たちは、こうした新たな皮膚の炎症は未知の接触性皮膚炎によって起きたのではないかと疑っており、患者がこの新しい生物学的製剤を使いはじめる前にパッチテストを用いることを勧めた。しかしながら、彼らは全ての症例がアレルギー性の誘因で説明できるわけではないとも記している。

ここで重要な添え書きをしておくと、多くの患者はこれらのトレードオフを気にしていないように思われる。目に潰瘍ができるといった深刻な問題が生じる場合であってもだ。オンラインフォーラムに参加している患者たち、また、全米湿疹協会によるデュピクセントについての質的調査に参加した患者たちは、皮膚の症状をなくしてくれる効果がある以上は、この薬を使うのをやめたくないと主張した。多くの人々がデュピクセントを賛美しており、彼らは他の人々に対しても、主治医と加入している医療保険の許可が下り次第すぐにこの薬を使いはじめるべきだと説得する。

私が思うに、これは中程度から重度の湿疹がいかに大きな苦しみをもたらすかを示す証拠である。更に重篤な湿疹を患う人々の多くは、彼らの言葉を借りれば、「普通の暮らしを取り戻す」引き換えにどんな副作用でも受け入れる気でいるようだ。彼らはこの薬を「人生を変える」治療薬だと考えている。

そして、公正を期すために言えば、〔デュピクセントの研究・販売を率いる〕ジェニファー・ハミルトンやネイミッシュ・パテルといった研究者たちが当初は生物学研究者になったのもこれが理由である。彼らは湿疹などの症状が悲痛な負担となりうることを知っており、苦しみを和らげるのを助けたがっている。ハミルトンは、デュピルマブの最初の臨床試験に参加した患者の1人から受け取った電子メールをオフィスの掲示板に今も留め、この仕事をする理由を自分に思い出させている。

「最終的には――」と彼女は私に言った。「私たちは皆、患者さんたちの暮らしを向上させ、命を救うためにこの業界にいるのです」。そして、多くの人々にとって、デュピクセントはまさにそれを実行する薬である。

だが、私が臨床医たちから何度も繰り返し注意されたように、中程度から重度のアレルギー疾患を抱える患者でも、この「奇跡の薬」が有効とはならない人々が必ずいることになる。臨床医たちは、患者全体のおよそ4分の1は、当初の希望ほどにはデュピクセントへの反応性が高くないと報告する。〔米国の〕独立調査機関である臨床経済評価研究所（ＩＣＥＲ）によれば、30％から44％の患者はこの薬で劇的な改善を示すという。この治療の高いコストを正当化するに足る結果である。

一方で、当初はデュピクセントにとてもよく反応するように見受けられつつも、その後で元の状態へ戻ってしまう人々もいるという。こうした患者たちの体内では、この薬の有効性が減衰してしまうのだ。副腎皮質ステロイドなど、他の治療薬の場合と同じように、体が薬に順応して、時間と共に効き目を薄れさせてしまうようなのだ。こうした患者は「非持続的反応者(non-durable responders)」と総称される。

スタンフォード大学のショーン・N・パーカー・アレルギー・喘息研究センター長であるケアリー・ナドー医師が言うように、もしデュピルマブのような1つの薬の快挙に夢中になりすぎてしまうと、私たちは他のより良い治療の選択肢を熱心に探すことを一切やめてしまうかもしれない。いや、更に良くないことに、アレルギー性反応に対する恒久的な解決策を見つけ出そうと試みることも止めてしまうかもしれない。ただ、現在、湿疹用だけでも多くの新薬(その多くはデュピルマブのような生物学的製剤だ)が評価を受けている最中であることからすると、まだそんなことは起きていないようだ。試験中の新薬のうちの1つ、レブリキズマブは、第II相臨床試験でデュピクセントよりも更に良い結果を示している。

最後に、誰もが自らの病状に対してデュピルマブを処方してもらえるわけではないであろうことも、この薬の限界の1つだ。患者の病状が、この薬の高いコストを正当化する「ほどには重篤ではない」と判断されてしまうかもしれない。軽度から中程度、あるいは中程度から重度のアトピー性皮膚炎の分類には、皆が合意した臨床的定義があるわけではない。喘息の定義と分類の事例で見てきたように、これはアレルギーのケアにおける共通の問題であり、診断をいっそう難しくしている。世界標準のガイドラインと定義がない中、それぞれの医療従事者が自身の臨床経験と診断基準の組み合わせを用いて患者の疾患の重篤度を決定することを強いられている。そして、英国の小児皮膚科医であるジェシー・フェルトン医師が私に説明してくれた通り、デュピルマブのような新薬へのアクセスを得る上では中程度から重度の症例の診断が間違いなく必須となる。

デュピクセントはあまりに新しく高額であり、安価なジェネリック版もまだ存在しないことから、多くの民間医療保険会社と国の医療保険機関（英国の国民保健サービスなど）は特に致命的で重篤な症例に限って保険適用を行っている。中程度の症例は保険の適用を受けられないかもしれない。特に、副腎皮質ステロイドのクリームか、免疫抑制剤の短期集中投与に対して患者がまずまずの反応を示す場合にはそうだ。フェルトンは、彼女の担当する患者たちがデュピクセントへのアクセスを得るために乗り越えなければならない試練は多く、また困難だと話した。つまり、デュピクセントは複数のアレルギー性疾患の治療に素晴らしい効果を発揮するかもしれないが、それは薬にアクセスできる人々に対してのみの話なのだ。そして、現時点でその人数はまだ限られている。

何年にもわたり、私はさまざまなソーシャルメディアのサイトを密かに覗いては、アレルギーを抱える人々どうしのやり取りを観察してきた。アトピー性皮膚炎と湿疹の意見交換スレッドには、デュピクセントの有望性についての明らかな興奮があった。一部の幸運な患者たちは投与前後の比較写真まで投稿して、この薬が悲惨な再発症状を一掃してくれる、見たところ奇跡のような力を示していた。

だが、同じスレッド内で、加入している医療保険の会社が自分の治療にはこの薬に保険を適用してくれないと訴える人々がいることもまたしばしばだった。「本当におめでとう！」と、あるコメント主は書いていた。「私もデュピクセントがもらえたらいいんだけど、入ってる保険会社がクソで、保険適用にしてくれないんだよね。私の湿疹は『命に悪影響を及ぼすほどではない』って言われたわ」。また、窓口負担を手頃な金額に抑え、保険なしでもこの薬にアクセスしやすくするプログラムを利用するコツを共有する人々もいる（ちなみに、これらの情報はどれも、デュピクセントについてのサノフィ社の公式サイトですぐに見られるようになっている）。

この薬の高いコスト（現時点で、保険なしだと4週間分が３２０３ドル39セント）は、使用の恩恵を受けられるかもしれない多くの患者には手が届かないものだ。計算をしたくない人のために記しておくと、この価格では、デュピクセントの年間費用が４万１６４４ドル07セントに達する。[12] 約８割の医療保険会社がデュピクセントに保険を適用することにしているが、患者の自己負担額は月に60米ドルから１２５米ドルと差がある。限られた予算で暮らす人にとっては、この自己負担額も払えるものではないかもしれない。

そして、メディケアやメディケイド（いずれも米国の公的医療保険制度。前者は高齢者や特定の障害・疾患を持つ人が、後者は低所得者が対象）に支えられている患者についてはどうだろう？ 両者の保険プランのうち、そもそもデュピクセントが保険適用になるのは一部のみだ。さほど裕福ではない国々の患者たちは、少なくともあと10年はデュピクセントへのアクセスが限られるか、得られない可能性がある。だが、デュピクセントの収益拡大の上限を決める要素は、ゆくゆくこの薬を必要とすることとなる患者の数のみだ。そして、これまでの章で私たちが見てきたように、患者はこの先たくさん出てくることだろう。

リジェネロン社は、デュピルマブの奏功率についての患者と内科医の教育[13]を皮膚科薬市場でのシェア拡大の鍵と見ている。彼らの観点からいうと、患者たちはあまりに長期の間、あまりに少数の選択肢しか手にしていなかったため、デュピルマブが入手可能だということだけでなく、副腎皮質ステロイドや免疫抑制剤よりもはるかに優れているということも、学んで知る必要があるのだという。これがエピペンの話に似ているように聞こえたなら、まさにその通りである。少なくとも米国では、消費者を対象とした直接の新薬マーケティングが全ての製薬会社のやり口の一大要素となっている。ある薬の有効性について大声で発信することができれば、患者が主治医にその薬の名前を挙げて処方を求めてくれるというわけだ。

私は患者と医師の相互作用に精通した1人の医療人類学者として、大部分の医師が——患者の心身の基本的な健康状態を増進させたいという気持ちに加えて——担当する患者を満足させなければという大きなプレッシャーを感じていることを断言できる。資本主義的制度の中では、患者は顧客のようなものだ。リジェネロン社のCEOとして、レン・シュライファーは自社の株主たちに利益を生み、かつ、**彼の顧客**——患者と保険会社——を満足させつづけなければならない。その努力に対し、リジェネロン社の理事会は、各種業績が同じペースで伸びつづけるなら彼に14億米ドルのボーナスを支払うと合意した。これまでのところ、デュピクセントはこれまで市場に出たどの生物学的製剤よりも急速に成長している。そして、ますます多くの人がアレルギー性疾患になっていく中、デュピクセントは減速する気配など見せない。

デュピクセントのような薬の開発の話には、安直な結論などない。この話は、製薬会社が世界中の非営利研究グループによって行われる基礎科学研究を足場に事業を発展させる方法を浮き彫りにするだけだ。その取引は不釣り合いなものに思われるかもしれない。そうして得た情報から、リジェネロン社やサノフィ社のような企業が大きく利益を上げようとしているとあっては尚更だ。だが実をいうと、学術機関では、デュピクセントのような薬を無事に発売するために求められる大規模な臨床試験を行うだけのリソース（人員、世界的コネクション、資金）を持ち合わせていない。一方、サノフィ社のような大企業は、疾患の進行や決定要因といった物事の理解を深めるための長期的研究に投じる時間とリソースを持ち合わせていない。それは学術的な研究を行う研究室が得意とするところだ。学術界、政府機関、そして製薬企業の科学研究者たちは、動的で複雑な関係性の中に置かれている。そして、私たちがここで見てきたように、その関係性はうまく機能するのだ。だが、うまく機能**しない**こともある。少なくとも、研究資金への平等なアクセスと、大部分の新規治療法のコストという点ではそうだ。患者を助けたい欲求と、利益を上げる必要性との間に対立関係が存在する。その様子はまさに、すぐ次の物語で見ていく通りだ。

物語その3――実業界に身を置く学者たち

私がこの本の取材のために話をした免疫科学者や臨床研究者の中には、２つの職を持つ人々がいた。一面では、彼らは大学や教育病院に安定した身分を持つ研究者たちで、その職位は教授であったり、臨床研究者であったり、実験科学者であったりする（そして、多くの場合、３つ全ての仕事を同時に担っている）。そしてもう一面では、彼らは新興バイオテクノロジー企業で重要な職位を持つ未熟なビジネスパーソンだ。これは、近代的な大学の内部では珍しい組み合わせではない。学術機関は、学内の研究室の資金を得るために企業との提携をどんどん進めているのだ。さまざまな意味で、これはとても理に適っている。私が取材したアレルギー専門医たちは皆、例外なく、それぞれの分野のトップだ。彼らの知識を集めれば、アレルギー型免疫反応について現在知っておくべきことは全て揃う。新型、あるいは改良型の診断法や治療薬を次々生み出そうとしているどんなバイオテクノロジー企業も、革新的な製品を開発するのにこれ以上適した人材を見つけることはできないだろう。

しかしながら、こうした資金調達法はそもそも明白な背反を内包しており、それについては私が話をした研究者たちもしばしば直接に、また率直に語っていた。患者を助けたいという生物医学の専門家の欲求と、利益を生まなければならない会社の義務との間に内在するこの対立関係は、研究開発の全ステージに存在する。契約を結ぶことを選ぶ学者たちは、１つの包括的なゴールを持つ傾向がある――より多くの人を助ける、より良いものを作り出すことだ。これが、こうしたベンチャー事業の一員となることで彼らの大部分が達成したいと望むことである。それでも、学術界（アカデミア）の人々と企業との間で交わされるこうした合意において、絡んでいる金額へのあからさまな言及はしばしば避けられるか、そもそも省略されていた。アカデミアの給料は一貫してミドルクラスだ――〔米国の場合〕理学と工学の分野の大学教員は、勤続年数と所属機関によって（ハーバード大学が出す額は当然のことながらネブラスカ大学よりも多い）、年間9万米ドルから15万米ドルほどの額を得る。私が想像するに、科学の基礎研究と応用研究の間の溝、あるいは大学と実業界の間の溝を埋めようと試みる多くの学者と医師にとって、バランスをうまくとるのはたいそう難しいことになりうるだろう。

このため、専門家の中にはそもそも営利目的から一線を引くよう努めていると自認する者もいる。シンシナティ小児病院のマーク・ローセンバーグ医師は、バイオテクノロジー企業にはすっかりつきものの誇大喧伝マシンになることを警戒している。科学、そして患者のニーズがもたらす動機よりも、むしろベンチャーキャピタルから投資を得ることに依存する各社の姿勢ゆえのことだ。医師たち、基礎研究者たちは主に、患者の健康について、そして患者の暮らしを――臨床医療と研究を通じて――いかに改善させるかについて頭を悩ませる。例えばローセンバーグの研究室もそうだが、アカデミアの研究室は知的財産のエンジンであり、製薬企業に良いアイデアを供給する。

「いろいろなことが起こるものですよ」とローセンバーグは言った。「応用分野にも重要性を

持つ新しい〔生物学的〕経路が発見されると、それがきっかけとなって企業が興味を持つのは
よくあることです。今、企業とベンチャーキャピタリストにとって一番熱いトピックの1つは、
好酸球性食道炎〔EoE〕のような好酸球性の疾患を止められそうな薬に着目することです。
私のところには、毎日とまではいかなくても、毎週、電話がかかってきますよ。10年前はどう
でしょう？ ほとんど何の興味も持たれていませんでしたよ」。

ローゼンバーグにとっては、患者の幸せが第一だ。もし彼自身の研究がだれかを助けること
ができるのなら、彼は仕事を全うしたことになる。だが、彼はどの研究の道を追求するかを企
業に決めさせることにはなおも慎重だ。企業が選ぶのは通常、自社が収益化できるタイプの研
究だからだ。

NIHのディーン・メトカーフ医師は私に、このプロセスはほぼ常に同じなのだと説明した。
臨床現場で使われる吸入薬も、ステロイド剤も、生物学的製剤も、必然的に大きな製薬会社か
ら出されることになる。大企業には臨床試験を行う資金とシステムが揃っているからだ。アカ
デミアの研究室にいる人々はNIHの助成金を使ってアレルギー反応におけるシグナル伝達と
いったようなことを研究するのだろうが、その後、そのシグナル伝達に影響するかもしれない
新たな分子（デュピルマブのように）を開発するためのリソース──一般的には人員と資金──
は得られない。そこで登場するのが製薬会社だ。シグナル伝達に関する学術研究が科学論文誌
や医学論文誌に発表されると、企業の研究室がそれらの発見を取り上げ、必要に応じてそのシ
グナルのオンオフを切り替える分子を探しはじめる。

「今の問題は、それを全部やるのに忌々しいほどカネがかかることなのです」とメトカーフは述べた。

さて、どれほどカネがかかるというのか？　正確に伝えるのは難しい。私としては、新薬の研究開発に関わるコストについて何らかの詳細情報を得るのは、フォートノックス〔米国連邦政府の金塊保管庫がある〕から金塊をとってくるのと似たようなものだと感じている。製薬会社は自社のコストについてさほど積極的に語りたがらないし、推計額にも大きな幅がある――FDAによる承認を受けた薬1つにつき、1900万米ドルから30億米ドル近くまでというばらつきぶりだ。ただ、いずれの金額にしても〔米国での基礎学術研究の主な助成機関である〕NIHにはとても支払えない。2022年のNIHの会計予算は460億米ドルだったのだから（あらゆる疾患と健康状態に関する研究について、数々の研究センターに分配する助成金の**合計**がこの額だ）。つまり、NIHの助成金に頼るアカデミアの研究者たちは、しばしば研究予算のやりくりのために他の資金源を探す必要に迫られる――だからこそ、企業からの外部資金が実に魅惑的になることがあるのだ。大部分の非営利の研究室は、何らかの外部資金がなければ生き延びられない。アカデミアの研究者のほぼ全員が、基礎科学とその応用サイド――利益も生みやすい――とを分断する不安定な海域を、それぞれの舵取りで切り抜けなければならなくなっている。

私がインタビューした中でアレルギーの商業的側面に最も消極的に関わっていた人々の1人が、シカゴ大学のキャスリン・ネイグラー博士だった。大学の研究室で彼女の研究について長く話し合っていた時、ネイグラーは私に、自分は起業家たちからラブコールを受けざるをえなかったのだと説明した。当初、彼女は自分を単なる科学研究者、ヒトの微生物叢をよりよく理解するという使命を持った免疫学者だとみなしていた。もちろん、ネイグラーは常にその研究が食物アレルギー患者に良い影響をもたらすことを望んできた。だがそれは、私たちの腸内での微生物と免疫系の相互作用をよりよく理解しようとする試みの1つの副産物としての話だった。ところが、ゆっくりと、しかし確実に、その副産物が表舞台に移動しはじめた。

「私にとっては、もう単なる学術研究ではありません」とネイグラーは言った。「今は、この研究全体に貢献してくれた全ての人を助けるために何かをしたいと思っています。私はその人たちにした約束を叶えたいんですよ」。

ネイグラーと彼女のチームはイタリアのナポリにいる共同研究者と協力し、健康な乳児と牛乳アレルギーの乳児からサンプルを集めた。この子たちの微生物叢の間に、アレルギーの理由になっているかもしれない重要な差を探すのだ。研究グループは得られた微生物叢を無菌マウス〔無菌状態で交配・飼育されてきたため〕自らの細菌叢を持たない〕に移植し、健康な乳児由来の微生物叢を移植されたマウスと牛乳アレルギーの乳児由来の微生物叢を移植されたマウスの間で、腸管上皮で誘導される遺伝子発現の違いを調べた。

健常児とアレルギー児の微生物叢の差、そして、それらの微生物叢によってマウスで誘導された遺伝子発現変化についてのデータセットを統合すると、健康な乳児ではクロストリジウム綱《こう》の嫌気性細菌〔生育に酸素を必要としない細菌〕の1種、*Anaerostipes caccae*が顕著に多いことが見出された。ネイグラーはこの特定の綱の細菌が腸の「平和維持組織」の一員だと考える。これらの細菌は食物繊維を発酵させ、腸管上皮〔腸の分厚い保護層〕の健康を保つために不可欠な、酪酸塩などの短鎖脂肪酸を作り出す。*Anaerostipes caccae* はまた、調節性T細胞（Treg）を誘導するか作らせるかして、腸のバリアの調節も行う。

ネイグラーの会社、クロストラバイオ（ClostraBio）の最初の製品は、通常は腸内で産生される酪酸塩を、その本来の場所に届けることを目標としたものだ。ネイグラーはまた、実際の生き物を使った生物学的治療法と、私たちの腸内にいる *Anaerostipes caccae* のような細菌の増殖と健康を促進するプレバイオティクス〔有益な共生細菌の栄養源として腸に届き、腸内微生物叢のバランス維持や宿主（ヒト）の健康増進に役立つ食品成分〕食物繊維を開発する可能性にも関心を持っている。ネイグラー曰く、共同創業者は分子工学の技術者であり、ネイグラーは彼と密に協力してベンチャー事業に取り組んできた過程を通じ、今では橋渡し研究〔translational research：基礎研究の知見を医療の場での実用化につなげるための研究〕の考え方に転向しているのだという。

「私たちはシリーズAの資金調達〔創業初期段階の最初の大きな資金調達〕に向けて動いていいます。目標は2000万米ドル、この製品を診療所に導入するためです」。ネイグラーは最初の発見を説明するスライドを私に見せながらそう言った。「自分の学術研究の成果を治療へと橋渡ししたいんです」。

ネイグラーは、継続的に摂取しなければならない他の多くの治療薬とは違い、自身の届ける治療法は一生かかるものにはならないと見込む。彼女は、クロストラバイオ社の治療法が食物アレルギー患者の体内で有効なバリア機能を回復させる助けとなり、免疫寛容を促進させることを期待している。そして、ネイグラーが最大の長所と考えるのは、治療が腸内微生物叢を良い方向へ——そもそもの問題の大きな一因である抗生物質を使うことなしに——変えるところだ。

ネイグラーにとって、基礎科学と応用科学の間の分断を乗り越えることの重要性は、何十年もの間に彼女の研究に協力してきた人々に重要な変化をもたらすことにあった。その人々とは、患者たち本人である。ネイグラーは科学を収益性の高い治療法へと変えることにはためらいがあった——かつ今もそうである——が、そうすることで更にどれほどの人々を助けられるかもわかっている。そして、人類全体の心身の健康支援を抜きにするなら、実際、他に科学研究の目的などあるのだろうか？

カネ、カネ、カネ——基礎科学への資金調達

アレルギーに苦しむ人々から現ナマをかき集めているのは、製薬会社だけではない。例えば、空気清浄機の市場は2027年までに283億米ドルに到達すると見込まれている。[14] 各ホテルチェーンも、より高額な「アレルゲンフリー」の客室を提供することで、急成長中のアレルギー市場への便乗を始めている。[15] アレルギー・フレンドリー〔アレルギーのある人に優しい〕や低

アレルゲン性（低刺激性）を謳う製品はあちこちにあるが、何を「低刺激性」と表示してよいかについての規制は乏しいか存在しないのが実情だ。[16] 経営コンサルタント企業のマッキンゼー・アンド・カンパニーは、買い物の際に1種類以上の主要アレルゲンを避け、「安全」な食品により多くの額を払う意志と習慣を持つ購買者は、米国で現在8500万人いると見積もる。これら全ての要素が、世界全体で増えつづけるアレルギー患者のニーズに応える企業にとっての利益を更に高めていく。

しかしながら、私たちがすでに見てきた通り、アレルギー市場で最大のカネの一部を生むのは治療薬と予防薬だ。デュピクセントのような薬は、かなりの割合のアレルギー患者を楽にすると同時に、製造者に何十億ドルもの儲けをもたらせる。コツは、治療法を進歩させてアレルギー反応の解決策候補を見つけることの必要性と、そうすることで大きな利益を生みたいという欲求の間の落とし所を見つけることだ。そこから出てくる面倒な結論は、私たちが貴重な研究資金をどう使うか、そして誰が臨床試験を実施するか、極端に慎重な判断をしなければならないというものだ。

「NIHは国内で、そして世界でも、群を抜いてアレルギー研究の最大の出資源です」。〔NIHのアレルギー・喘息・気道生物学局長である〕トワイアスはそう言って、研究資金と利益の間の問題を明示する。「私たちは啓発活動を行っていますし、食物アレルギーの研究、喘息の研究を行う特定のグループに資金の助成をしていますが、それらを常に、より大きな視野の中で扱うようにしていきます。私たちは必ず、アレルギーの基本機構を調べていく研究も、臨床でのアレルギー研究と併せて支援していきます。疾患を理解する上で基礎科学は極めて重要になっていくという考え方が、組織として私たちに備わっている信念なのです」。

トワイアスは私に、利益を生むことに集中している人々なら誰もやらないであろうことをＮＩＨがやれる例を挙げた。ＮＩＨは臨床試験に資金を助成する際、その試験に疾患の機構そのものの理解が含まれることを強く求めるという。つまり、薬が効くことを証明するだけでは足りないのだ。ＮＩＨは、その薬が具体的に**なぜ**効くのかを知らせるよう求める。

「人々はこう言うでしょう。『どうしてそんなことをするんです？　新しい薬を試すのでしょう？　それが効くなら、もうそれだけで素晴らしいじゃありませんか』。私たちの答えはこうです。『ええ、薬が効くのは素晴らしいことですが、それだけではどうしても最終的な治療法にはならないのですよ』」。トワイアスはそう説明する。「私たちは、次の世代の治療法について何かを知らせてくれるような情報を集める必要があります。私たちが次にとらなければならない歩みについて知らせてくれる情報を。どの製薬会社も、そんなことは決してしてしようとしません」。

寄付者たちや非営利の患者団体でさえ、何かが効く理由など気にはしない。効きさえすればいいのだ。重点が置かれるのは結果であって、その基礎の生物学的機構ではない。だが、そのアプローチの問題点は、トワイアスが指摘する通り、私たちが知識の基盤を広げられないことだ。すると、免疫反応がはたらくしくみとその理由を理解できる可能性は下がるだろうし、あるいは、本当に重要なタイミング――アレルギー反応がそもそも起きる**前**――に免疫反応の形を変えることはできなくなるだろう。免疫系のしくみの理解向上を試みる基礎科学研究（現在NIHが助成している、マスト細胞がヒスタミンをどのように放出するかについての研究や、イミューン・トレランス・ネットワークなどのように）に資金を提供するのは、症状を防ぐか治すかするだけの薬や製品をあと1つ、今より良いものを見つけようとするよりも、限られたリソースの用途としてはおそらくはるかに良いだろう。

究極的には、あらゆるアレルギー反応をそもそもの発生前に予防する方法を発見することが、100の新薬あるいは新治療に匹敵する価値を持つだろう。基礎免疫科学への政府と社会による投資の再活性化——それと合わせた、ヘルスケアからの金銭的利益の分離を開始させる社会的変化——だけが、私たちをその目標に至らせることができる。特に、「私たち」という言葉に誰もが含まれている——つまり、裕福な人々、第一世界の人々、白人の人々、最良の治療法にかかる費用を払える人々だけではなく、全員が含まれている——場合には。

第9章
効果のある治療法とは？ベネフィットとリスクを秤に掛ける

私たちがアレルギーのケアについて探ってきた中、本書でまだきちんと論じてこなかったのは、人々――アレルギー患者、アレルギーを抱える子供たちを世話する人、専門職従事者、臨床医――がさまざまな治療法の選択肢をどう考えて比較検討するかという点である。こうした意思決定過程の中心にあるのは、認識されているコストとベネフィット、特定の治療法について報告されている有効性と潜在的な負の副作用、そして、患者の心身両面からの総合的な安全と福利をめぐる議論だ。より重篤な免疫反応の治療を受ける患者はしばしば、一定のリスクを受け入れる必要性に迫られる。1つの病に対する解決策には、別の病を引き起こす潜在性がほぼ必ず伴う。特に、ヒトの免疫系ほど繊細にバランスがとられ、謎めいたものについては。

さて、ここで一旦、あなたには短い思考実験にお付き合いいただきたい。あなた自身は中程度から重度のアレルギー性疾患を抱えているかもしれないし、そうではないかもしれない。あるいは、そうである人を知っているかもしれないし、知らないかもしれない。この章で考察する問題のそれぞれに対し、あなたの感じる馴染み深さはさまざまだろう。そこでまずは、治療の決定がどのような様相をとりうるか、そして何が争点となりうるかという部分について、私たちが同じ認識に立てるようにしておきたいのだ。

私はあなたに、自分がピーナッツに対する重篤な食物アレルギーを抱えた5歳児の親だと想像してほしい。あなたの息子のアレルギーはとても重く、ごく微量のアレルゲンに曝露されただけで死んでしまうかもしれないほどだ。その子を誕生日会や友達との遊びに連れていくたび、あるいは学校へ送っていくたびにあなたは気を揉む。あなたは壊れたレコードと化して、どんな形であれ息子と接する人、息子の世話をする人、その一人一人にアレルギーについての警告を繰り返してきた。常に警戒し、日々の不安のレベルを低く抑えなければならないことが疲弊を生む。5歳の息子自身も、やはり不安を膨らませはじめた。身の周りにある目に見えないものが自分を危険にさらすことを、前よりもわかるようになったからだ。実のところ、あなたの家族全体の暮らしがこの子の健康状態による影響を受けてきた。彼をピーナッツから遠ざけておくのは、それ自体が休みのないフルタイムの仕事だからだ。

では、このシナリオに基づいて次の質問に答えてほしい。——もし、家族で地元のアイスクリームスタンドに行く（10代の新人スタッフが何も考えずに、誰かのアイスにリーセス・ピーナッツバターカップ〔米国でよく売られているピーナッツバター入りチョコレート〕をトッピングする時に使ったのと同じヘラを、あなたの息子のバブルガム味アイスに使ってしまう）だけで、あなたの息子が致命的なアナフィラキシー反応を起こしてしまうとしたら、あなたはこの子の食物アレルギーの治療のために経口免疫療法（ＯＩＴ）を試すことを選ぶだろうか？　その治療によって全く同じ反応が起きてしまうかもしれないとしても、選ぶだろうか？

これはどこからどう見ても、非常に答えを出しにくい問いだ。だがもし、かかりつけのアレルギー専門医と小児科医の間で助言の内容が割れたとしたらどうだろう。一方の医師は、この新しい経口免疫療法が素晴らしい結果を示していると強く主張し、もう一方の医師は、長期的な有用性について、あるいは治療中の有害事象についてまだ充分な研究がないために、あなたの子供に勧めるのは気が進まないと言ってきたとしたら？

では更に、あなたがコンピュータに何時間も向かって独自調査を行い、まさにこの治療を受けている最中にアナフィラキシーショックを起こした子供の割合を示す小さな値から目が離せなくなっていることを想像してほしい。我が子の生涯を通じてわずか数回の偶発的曝露のリスクは、アナフィラキシーの引き金となるアレルゲンをごく微量、あえて承知の上で――しかも数ヶ月間――彼に触れさせることのリスクよりも望ましいだろうか？

もし彼がこの治療を受けてそれが功を奏した場合、あなたの息子はピーナッツ2粒分に相当する量を間違って食べてしまっても救急救命室に運び込まれずに済むようになる。そして、あなたにはそれが信じられないほど素晴らしい話に聞こえるかもしれない。だが、続いてあなたは、経口免疫療法はまだとても歴史が浅いために、治療による良い作用が10年以上続くかはわからないこと、維持療法は無期限で続けなければならないことも知る。もし彼が治療を止めれば、彼が辛くストレスのかかる一連の治療を通じて獲得した少しばかりの免疫寛容はいずれ徐々に失われるかもしれない。そしてもちろん、これらは全て、あなたがしっかりした医療保険に入っており、アレルギー専門医にアクセスでき、毎回の通院でかかる窓口負担額を払う余裕があることを前提としている。

では、同じ質問にもう一度答えてほしい。あなたは我が子が一度でもアナフィラキシーを起こすことを防ぐために、その子の命を危険にさらそうとするだろうか、それともしないだろうか？

これらは全くの仮定の質問ではない。まさに現実の問いであり、重篤なアレルギーを抱える子供の親たちが日々尋ねている問いだ。本書のための調査をしながら人々と話す中で、治療によって起こりうるリスクとコストを、臨床医たち、患者たち、そして親たちがそれぞれとても違った重みで評価することがわかった。例えば、経口免疫療法を受けるのは「当然」の判断ではなかった——それは即決からははるかに遠いものである。

これらの意思決定には大きな倫理的、実存的問いがかかっている。その1つが、重度または命に関わるアレルギーを抱えて生きる人が、その状態の「根治」を実現するために（あるいは少なくとも、最もひどい症状を和らげるために）どれほど大きなリスクに耐える気になるかという点だ。FDAの規制は、「ベネフィット・リスク・フレームワーク」により、一切の生物学的療法が患者に過度の害を引き起こすことがないよう保証している。FDAによれば、この枠組みは「FDAのベネフィット・リスク評価において主要な問題、エビデンス、不確実性を特定し明瞭に伝達すること、そして、それら考慮事項が法規制上の判断にいかに影響を与えるかに焦点を当てた、構造化された質的アプローチである[1]」。つまり、取締官たちは臨床研究から得られたデータを使って患者に対するベネフィットとリスクの重みを評価する。たとえある新しい治療薬がＦＤＡの承認を受けても（アイミューン社のピーナッツアレルギー治療用の新薬、パルフォルツィアのように）、アレルギー専門医たち、あるいは患者たちが、その薬のベネフィットが一切のリスクに勝ると必ずしも認めるわけではない。

どんなアレルギーに対する薬も、必ずしも誰にでも効くわけではなく、それらの作用は――たとえその治療薬が**確かに有効**な場合でも――必ずしも続くとは限らないのが事実だ。また、何年も（時には一生）続けなければならない薬であるために、治療が高くついて維持が難しくなることもある。

この先で私たちは、食物アレルギーとアトピー性皮膚炎との関係において、異なるステークホルダーたちが「有効」な治療というものをいかに定義するか、そして、ＦＤＡによって承認された新薬の開発との関係において、患者たちが自身の治療の選択肢をいかに決定していくかを見ていく。例によって、これもまた入り組んだ話である。結局のところ、ある新たな治療を受ける選択は個々人のものであり、その人の実体験に基づいて行われるものである。本当の予防療法が存在しない中、最もひどいアレルギー性疾患を抱える多くの患者のもとにある現実的な選択肢はたった2つだ――新しい治療法で実験するか、もしくは……しないかだ。

実際の事例1——食物アレルギーに対する経口免疫療法

話を始める前に、背景について少しだけ整理しておこう——すでにわかっている通り、免疫療法の概念そのものは信じられないほど古い。アレルギー専門医たちはゆうに100年間超もこの治療法を実践してきた。そして、まあまあの効果を得てきたのである。ピーナッツアレルギー用のパルフォルツィアのように、より新しく、より標準化され、かつ先進的な免疫療法も、その基礎にある原理は変わらない。免疫療法の究極のゴールは、免疫系を再訓練してアレルゲンに対する寛容を高めることだ。現在、私たちは一部の呼吸器アレルギーと食物アレルギーに対する免疫療法を使うことができ、それらは治療を受ける人によって有効性に差がある。免疫療法はまだ科学と言い切れるものではない——厳密な生物学の観点から見れば、免疫療法は効くしくみすら確かにはわかっていない。私たちが知っているのは、多くの症例で効くということだけだ。

過去には、食物アレルギーに対する免疫療法は主としてＤＩＹで行う代物だった。1900年代初期から1970年代にかけて、アレルギー専門医たちは大抵、地元で得た花粉やその他のアレルゲンを使ってアレルゲン抽出物を自作した。1970年代から1980年代にかけて、科学の発展とともに、免疫療法に使われるアレルゲンは標準化されて異なる水準で製造されるようになった。今日、アレルゲンは注文して購入できるようになっており、アレルギー専門医たちはそれらを混ぜて希釈し、[2]個々の患者の必要性に合わせる。それぞれの専門医が一人一人の患者に合わせたアレルゲン濃度を決めることになり、プロトコルには大きく違いが出うる。

特にピーナッツアレルギーについていえば、過去と現在、どちらのアレルギー専門医も、大容量入りのピーナッツ粉をまとめ買いし、それを使って舌下あるいは経口の免疫療法用の錠剤を製造するのがしばしばだった。数週間、数ヶ月をかけて、錠剤に含まれるごく微量のアレルゲンを少しずつ増やしていく。数名のアレルギー専門医が私に教えてくれたように、これら自家製のピーナッツ錠は驚くほど安上がりに作れた。錠剤１つずつに正確な量のアレルゲンが入るようにするための特別な知識は要るものの、製造過程も比較的単純だった。しかし、これらの錠剤は標準化されていなかったために、投与量の誤りが起こりえたし、実際に起こりもした。今日では、患者はこの手法（今も使うことができる）に加え、パルフォルツィアを服用することも選べる。

パルフォルツィアは脱脂ピーナッツ粉でできた処方薬だ。現在は４歳以上の患者を対象とした治療薬としての適応が示されているが、大人よりも幼い子供たちでよく効く。６ヶ月にわたって毎日服用し、最初の漸次増加、続いての用量増加、そして維持の３段階で完了となる。最初の服用分には３ミリグラムのピーナッツが含まれ、それが徐々に増加して最終量の３００ミリグラムに達する。現時点で、パルフォルツィアはＦＤＡの承認を受けた唯一の経口免疫療法用処方薬だ。これはピーナッツアレルギーの治療にしか使われない。患者は最初のうち、重大な副作用が起きる場合に備えて医療機関内での監督の下で治療を受ける。毎回、用量増加時の投与（前回よりもわずかに量の多いアレルゲンが含まれる）は監督下で専門家によって実施されるが、患者の反応が良好なら、それ以外の分は自宅で服用できる。

食物アレルギーの経口免疫療法は――古いものも、新しいものも――リスクを有する。重度のアレルギーの患者では、治療自体がアナフィラキシー事象を引き起こす可能性がある（だからこそ、最初の投与と用量増加時の投与は救命のための装置と専門技術にアクセスできる医療機関で行われなければならないのだ）。患者が治療に耐えられても、不快感が生じる可能性はある――そしてしばしば実際に生じる。経口免疫療法（パルフォルツィアも従来のものも）の副作用には以下のものも含まれうる――口と舌の痺れまたは腫れ。呼吸困難または喘鳴。喉の絞扼感または腫れ。顔または目の腫れ。皮膚のかぶれまたは痒み。腹部の引きつるような痛み、嘔吐、あるいは下痢。めまいまたは失神（気絶）。ただし、服用量を一時的に下げて最悪の症状を和らげることもできるが。

一部の患者では、治療が好酸球の炎症を引き起こしたり、好酸球性食道炎（ＥｏＥ）のトリガーとなったりすることがある。多くの患者（とその保護者や介護者）はまた、治療中にこれら起こりうる副作用に対する不安の高まりに苦しめられる。特に、最初の段階や容量増加中はそうだ。１つ以上の負の副作用により治療を中止する人も出てくる。

パルフォルツィアを服用している１１８２人（4歳から17歳）を対象としたある最近の研究では、大部分が軽度（35％）から中程度（55％）の症状を治療の最初の数週間のうちに経験した。[3] 重篤な反応は41人の患者（薬を服用していた人々の3・5％）で起こった。アナフィラキシー事象は稀だったが、それでも実際に起こっており、3年間の調査期間で1・2%という発生率だった。これらは大抵、治療の進行に伴って頻度が下がった。報告された主な副作用は、喉の痛みやひりつき、腹痛、口の痒みだった。パルフォルツィアを服用していた患者の4人に3人が、最終維持量の300ミリグラムを達成することができた。

何らかの経口免疫療法を受けるかどうかの判断は、しばしば治療の総合的な有効性についての考え方の違いによる。異なるステークホルダーとの関係性において、「有効」の定義は劇的に差が出ることがある。

視点1――患者の視点

ステイシー・スターナーは、フェイスブック上で食物アレルギーについての特に大きなグループの1つを運営する。彼女がこのグループを開設したのは、家族が息子リードのピーナッツアレルギーに対処していた2015年のことだ。リードは2013年に12ヶ月でピーナッツアレルギーを発症した。このフェイスブックグループは情報と、共感、サポート、個々人の体験談のための共有空間を提供する。ステイシーは私に、大部分の人々は自分が治療の決定の最中にいるためにグループに参加するのだと教えてくれた。例えば、パルフォルツィアを使うか使わないかといった判断のように。また、経口免疫療法（OIT）を始めた後でグループに加わる人もいる。彼らは同じ判断をしなかった他の親たちに自慢げな顔をしたり、恥をかかせたりすることもあるし、この治療で味わっている負の経験を打ち明け、道を選ぶ上での支えを探していることもある。コミュニケーションとマーケティングの専門家であるステイシーは、このフェイスブックグループが彼女の呼ぶところの「逸話的〔個人の経験や見解に基づく〕アプローチ」を超えたものになることを望んでいた。

「ソーシャルメディア上の大部分のグループは、アレルギーの問題に逸話的な形で取り組みます。『あなたの体験談はどんなもので、その話は私にどう当てはまるでしょうか?』と。そして、私はそれがさまざまな理由で問題だと思うのです」。ステイシーは、私たちが2回目に交わしたアレルギーについての長い電話の中でこう説明した。私たちの議論は、彼女のような人々が治療の選択をどう行うかという点に特に集中していた。

ステイシーは私に、自分は運良く、息子が最初の診断を受けた時にとてつもなく素晴らしいアレルギー専門医に担当してもらうことができた——そして、他の人々はそこまで幸運ではない——と話す。彼女は最新の状態に更新されてエビデンスに基づいている情報が、アレルギーとその治療法を理解する鍵だと考える。よい情報は、アレルギーと共にうまく生きられるか否かの大きな違いを生み出しうる。ステイシーは最初にオンライングループに参加しはじめてすぐ、エビデンスに基づく共有情報が足りないことへのもどかしさを募らせるようになった。そこには、裏付けとなる引用元やリンクが一切添えられていない、個人的なエピソードや「事実」が山ほどあった。

ステイシーは自分自身であまりにたっぷりと調査を行ったことから、それを共有する独自のグループを立ち上げようと決めるに至った。これは2014年1月までの間のことだ。彼女のグループは今、1万3000人以上のメンバーを抱えているが、とても整理され、精選されている――ステイシーは、科学的データによる裏付けを拒むメンバーは誰であれグループに留まらせない。

「世の中には必死な家庭がたくさんあります」と彼女は言う。「食物アレルギーは人のライフスタイルに有害な影響をもたらしうるものです。その一切のストレスのために、精神衛生上の問題がたくさん起きています」。

2016年、〔ステイシーの息子の〕リードは、アレルギー専門医の診察室で受けたピーナッツの経口食物負荷試験〔治療ではなく、食物アレルギーの診断や摂食可能量の評価を行うための検査〕で不合格〔陽性、アレルギー反応あり〕となった。幸い、出た反応は比較的穏やかなものではあったが、それでもエピネフリンの注射が必要ではあった。実のところ、リードは今までアナフィラキシー反応を起こしたことがなく、偶発的なアレルゲン曝露によって救急救命室に運ばれたことは一度もない。ピーナッツに反応した時の彼のIgE抗体レベルは常に陽性範囲内の最低ラインで、アレルギーは成長に伴い自然に落ち着いていくものと見込まれていた。彼はそのため、当時進められていたパルフォルツィアの各種臨床研究にはいずれも参加基準を満たしていなかっただろう。息子の体調は充分穏やかで、ステイシーは「待って様子を見る」態度をとっても問題はなかったことだろう。それでも、彼女にとってはリードのアレルギー反応は充分大きなもので、彼女はどんな危険も冒したくないと思ったのだった。彼女は自分自身に期限を定めた――もしリードが5歳になるまで経口食物負荷試験中にピーナッツへの反応を示すようだったら、幼稚園入園までに経口免疫療法（OIT）を試してみることにしよう。

ステイシーは私に、リードが経口食物負荷試験中に起こす比較的穏やかな反応によって、最終的には自分の決断が2つの意味で楽になったと話す。第1に、息子がアレルギー持ちであること（彼は経口食物負荷試験を行うと皮膚の発疹と腫れを起こすのだった）と、この治療〔経口免疫療法〕の恩恵を受けられる可能性があることを、彼女は視覚的に確かめられた。第2に、彼女は息子がこの治療そのものを乗り越えられるだろうという大きな自信を持てた。経口免疫療法では、数週間続けて少量のピーナッツを摂食する必要がある。食品を危険なもの、あるいは死につながるものとして恐れるようになった多くの子供たちとは違い、リードには食品への恐怖症が一切なかった。ステイシーは常に、彼の体調のことを本人に対して抑制の効いた言葉で説明するよう気をつけていた。不必要に彼を怯えさせたり、食べることを恐れさせたりしたくなかったからだ。その結果、リードは多くのアレルギー持ちの子供たちよりも、ピーナッツが含まれているとわかっているものを摂取することに前向きだった。彼らのこの独自の状況のおかげで、また、成功率と潜在的なリスクについての最新の情報を備えていたために、ステイシーがリードに経口免疫療法を受けさせるという決断をするのはうんと楽になった。

それでも、彼女をためらわせることが1つあった。実は彼女の長男がクローン病を抱えており、この免疫疾患が彼の食道に影響を及ぼしていた（クローン病は一般的には腸のみを冒すが、珍しい事例ではそれが食道にも及ぶことがある）。経口免疫療法は好酸球性食道炎（EoE）の患者には推奨されていない。疾患悪化のトリガーとなって重篤な――しばしば命を脅かす――合併症を起こすことがあるからだ。ステイシーが最もしたくなかったのは、経口免疫療法によってリードに別の問題を抱えさせることだった。

「誰だって、治療が疾患よりもひどいなんてことは絶対にあってはいけないと言うと思いますよ」とステイシーは言う。

最終的に、長男を担当する専門医（好酸球性食道炎の専門家）が、リードに経口免疫療法を受けさせてみるというステイシーの判断にOKを出した。とはいえ、その態度は「微温的」であったが。続いて、ステイシーはリードの経口食物負荷試験を実施した専門医のところに戻り、経口免疫療法への登録を行った。初回の治療で、彼女とリードは診療所に行き、規定量を摂取して45分待っていたが、その間に彼女は少し緊張することになった。だが、時間をかけ、リードが少し副反応を示しながらも初回の治療を持ち堪えているのを見る中で、ステイシーはより確信を覚えるようになった。彼女は私に、自分のフェイスブックグループに参加している多くの親たちが似たような経験を伝えていると語る。子供たちが進捗を示しはじめると共に、親たちの不安は減り、興奮と希望が高まる。

そして、アレルギー専門医たちが現実という注射を1本打ち込むべきはこの時なのだと、ステイシーは論じる。親たちのこの期待に抑えを効かせておくためだ。それはひとえに、ある患者が当初は経口免疫療法によい反応を示したからといって、残りの治療が円滑に進むとはいえないからである。これまで私たちが見てきたように、個々人の免疫反応にはかなりの幅があり、そのために、経口免疫療法の結果も大きく差が出る可能性がある。

最終的に、リードは標準的な経口免疫療法に参加して大成功を収めた。最大のハードルは、治療が通常の生活の流れを妨げることだった。彼の治療薬は1日に2回の服用を数ヶ月続ける必要があったからだ。そのスケジュールは、ステイシー自身の説明によれば、彼女と息子リードの両方にとって苦しいものだった。だが、6ヶ月が過ぎるまでに、リードは免疫寛容を高めてピーナッツ8粒（約4000ミリグラムのピーナッツタンパク質）にまで耐性をつけていた。それ以降は3年間の維持療法に移り、耐性レベルを維持するために一定の用量〔のアレルゲン含有薬〕を摂取しつづけた。ついには、彼の血中抗体量はゼロ近くまで落ち、皮膚プリックテストは陰性になった。その時点で、リードの担当医は維持療法を1ヶ月中断し、その後、経口食物負荷試験を再実施してみることを提案した。リードはその試験を、反応を起こさずに14粒ものピーナッツを食べるという輝かしい結果でパスした。今、リードは耐性を維持するために最低で週に2回はピーナッツを食べており、それが彼にとっても何より嬉しいこととなっている。ステイシーは私に、スニッカーズのチョコレートバーが特に彼のお気に入りの「薬」なのだと語る。[4]

「私たちはこれ以上ないほど興奮しましたし、もちろん、私はたちまち〔経口免疫療法の〕ファンになってしまいます」とステイシーは言う。「ただし、本当に慎重にならないと。大多数はこれほど素晴らしい結果に至らないのを、私はよく知っていますから。すごく繊細な状況なんです——私は食物アレルギーのグループを運営していて、人々に、私の話を自分にも起こりうることの例として使ってほしくはない。だって、ええ、確かに起こりうるんです。でも、可能性はそれほど高くない。私たちはずば抜けて運がよかったんです」。

ステイシーは私に、自分の今の懸念の1つは、多くの経口免疫療法プロトコルにおける一貫性の欠如だと話す。それぞれのアレルギー専門医が違ったやり方で経口免疫療法を行い、それが食物アレルギー児の親たちに多くの混乱と恐れを生む。ステイシーは自分で行った調査により、息子を経口免疫療法に参加させることに確信をより持てた。しかし彼女は、なぜどの親も同じ決断をできない、あるいはしようとしないかという理由も理解している。

２０２０年１月のパルフォルツィアの承認以来、ステイシーはこの新薬を使った経口免疫療法を受けながら自分のグループに加わる人々が急増するのを目にしてきた。彼女はこれを全体として前向きな発展だと受け止めている。パルフォルツィアは経口免疫療法の受けやすさを少なくとも部分的には高めているように見受けられるからだ。アレルギー専門医へのアクセスがあまり良くない地域においてさえもである。パルフォルツィアによる経口免疫療法は標準化されたプロトコルであるため（成功率も文書化されている）、より多くの医師と患者が、より抵抗なく使えているようだ。この治療は経口免疫療法の概念そのものを伝える素晴らしい広報になっていると、ステイシーは主張する。

ステイシーがアレルギー児の母であるだけでなく、食物アレルギーの啓発活動家でもあることから、私はソーシャルメディア上で彼女が目にするものと、他のアレルギー患者やその家族から彼女が耳にすることについて、彼女の意見を聞かせてくれるよう尋ねた。自身が両方の過程を経ており、かつ今では、人々が治療の判断を積極的にクラウドソーシングするフェイスブックグループを運営していることから、ステイシーは人々のリスクについての考え方を語る上で独特の立場にいる。平均的な人々は、この意思決定のプロセスをどのように切り抜けていくのだろうか?

ステイシーは答えに躊躇しなかった。彼女が見るに、最大の問題は、多くの人々が経口免疫療法についての情報を一切持たないまま彼女のグループにやって来ることだ。彼らは、あなたのお子さんは治療の候補として適していますと告げられ、治療を受けてみようかと考えており、しかし、そのリスクがどんなものなのかまるで知らずにいる。

総じて、ステイシーは、人々が自らの期待をエビデンスによって落ち着けることをしてこなかった有様を目にしてきた。例えば、彼らは経口免疫療法が胃腸の合併症を引き起こす可能性があることを知らない。重度の喘息を抱えた子供はこの治療を受けるべきではないと聞かされていない。最悪なのは、彼らがより知識のあるグループメンバーから起こりうるリスクについて知らされた後、動揺したり機嫌を損ねたりする時だと、ステイシーは説明する。

ステイシーは、アレルギー専門医たちが一人一人の患者に一切のリスクとベネフィットをもっときちんと説明する必要があると考える。更にいえば、家族全員——医療上の決定について最も責任を持つ保護者1人だけではない——が、治療について認識を揃えておく必要がある。ステイシーは私に、もし息子がお腹の問題を起こしていたら、夫が引っ張ってでも治療をやめさせていただろうと言う。夫は単に息子に不快な思いをさせるのを心地よく思わなかっただけで、ステイシーもそのことを担当のアレルギー専門医に率直に知らせていた。だが、往々にして、事はそのようには運ばない。

「全体として、世の中には経口免疫療法の実態についての誤情報が溢れています」とステイシーは言う。「そして、その大半をマーケティング専用の言い回しが占めています。私はマーケティング職に就いているので、これにはちょっと怒り狂いそうになりますね。私は単に、医学分野がマーケティング用の策略に手を出して、患者に特定の治療薬――それはもちろん、作った会社が金銭的な利益を得る治療薬です――を選ばせるべきではないと思うだけなんです。経口免疫療法から得られる良さはたくさんあるとは思いますよ。でも、患者たちがそこに踏み込む上では、もっと良い教育を受けておくことがふさわしいとも思うんです」。

全てを言い終え、やり終えると、ステイシーは経口免疫療法を受けるという決断――パルフォルツィアによるものであろうと、より従来式の治療法だろうと――は、個々人のものだと語った。

「私は修理屋タイプの人間なんです」。息子を経口免疫療法で治療させるという自身の決断について、ステイシーはこんな言葉で説明する。「でも、これは個人的な選択ですから」。彼女はそう言った。そして、この治療の起こりうるリスクに対して、どれほど安心できるかという度合いは一人一人異なるのだ。

視点2――専門家の視点

シカゴ大学のキャスリン（キャシー）・ネイグラー博士は、経口免疫療法についての患者たちの懸念と、パルフォルツィアのような治療を受ける決断の難しさを理解する。もし患者が経口免疫療法を成功させる上で求められる一切の身体的、感情的、時間的寄与を果たし、それなのに、その後になって長期的な有効性について心配しなければならないとしたら、これは良い取引と言えるのだろうか？　それほどの価値があるものなのだろうか？

　ネイグラーにはわからない。いや、少なくとも、彼女はパルフォルツィアや他の経口免疫療法薬が、臨床医たちが担当患者に提供できる唯一のものであるべきではないと考えている。それは、経口免疫療法が真の問題に対する「解決策」ではないからだ——真の問題とは、背後にあるアレルギーである。

「私がこれからあなたに論じようとしているのは、どこまで行ってもこれで充分だなんてことには決してならないという話です」とネイグラーは言った。「経口免疫療法は免疫反応のスイッチを切ることが目標です。でも、私たちはそもそも、アレルゲンが血流にどんどん入り込んできてしまうのを防ぐために、細菌が誘導するバリア反応を改善させたいのです。そういったことも並行してきちんとやらないと、一過的な脱感作以上のところには決して辿り着けないと思います。たとえ脱感作を一生保てたとしても、それでもまだ充分ではないかもしれません」。

　そして、この話を裏付ける萌芽期の研究もある。２０１９年にスタンフォード大学で実施されたある研究では、ピーナッツの経口免疫療法を少しでも中断した場合、更には摂取量を減らして継続した場合であってさえも、免疫寛容の有意な低下につながることが見出された。[5] この研究では、24ヶ月にわたる経口免疫療法を受けた後、経口食物負荷試験にパスした参加者たちが、毎日300ミリグラム分の〔ピーナッツタンパク質を含む〕維持療法薬またはプラセボを与えられた。そして、1年後に参加者全員が再び経口食物負荷試験を受けた。その結果は？　維持療法薬を与えられてきた群の約37%がピーナッツの経口負荷試験にパスし、プラセボ群でパスしたのはわずか13%だった。これが示すところは、経口免疫療法の維持療法薬の中断は、身を守る脱感作の作用を減少させるということだ。また、たとえ患者が維持療法のスケジュールを遵守したとしても、その後アレルゲン食品に反応することは充分ありうるとも示唆される。少量を摂取したところで死には至らないだろうが、それでもその食品を避ける必要はある。

　経口免疫療法を受けるかどうか決断しようとしている患者たちは、こうした成り行きを必ずしも常に認識してはいない。彼らは、たとえ治療がうまくいったところで、その食品をなおも避けつづけなければならないのだとは知らない。彼らはまた、将来また悪い反応が出てしまった時のために引き続きエピペンを持ち歩かなければならないことも知らない。この治療を巡る誇大広告と希望に反し、経口免疫療法は食物アレルギーに対する完璧な長期的解決策ではない。短期的には患者家族の最大の恐怖を和らげてくれるかもしれないが、長期的な安全性についてはなおも歴然たる疑問がある。実際、臨床経済評価研究所（ICER。医学療法の臨床的ベネフィットと費用対効果について独立に分析を行う非営利組織）が2019年に出したパルフォルツィアについての報告書では、同研究所が満場一致でこの治療薬の推奨を拒む理由の1つとして、この薬の「長期的成果についての相当な不確実性」[6]を記している。

こうした計算を更に難しくするのが、個々の患者が治療に対して示す反応を取り巻く不確実性である。

ネイグラーが説明したように、アレルゲンに対する反応は全く予想不可能なものだ。軽度（唇の腫れ、蕁麻疹）から、中程度（腹痛）、重度（心臓血管系の機能停止とアナフィラキシー）まで幅が出る。更に、その反応は変わりもする。ある日、あなたは蕁麻疹を起こすかもしれない。だが別の日には、もっと重篤な反応が出るかもしれないのだ（アレルギーの症状は、アレルゲンの量と種類だけでなく、曝露の仕方によっても差が出うる）。IgE抗体レベルの測定さえも、反応の重さを予測するのに必ずしも適当ではない。ある患者のIgE抗体の値がとても低くても、負荷試験でアナフィラキシーを起こすことは充分にありうる。その逆も同様に当てはまる。IgE抗体の値がとても高いのに、症状が出るほどの疾患は皆無ということもあるのだ。そのため、患者と親たちが経口免疫療法についての選択を行うのは決して楽なことではなく、強い不安を生むことにもなる。特に、経口免疫療法の第一段階を行っている最中はなおさらだ。反応が出るのは第一段階が最も多い。

マウント・サイナイ・アイカーン医科大学でエリオット&ロスリン・ジャッフェ食物アレルギー研究所の所長を務めるスコット・シッシャラー医師にとって、経口免疫療法の「有効性」をめぐる議論の中心は、功を奏する成果とは何かとの定義にある。そして、その定義は私たちがそもそも脱感作をどう解釈するかによって変わる。ICERの最終報告書では、専門家たちによる調査委員会が、概念としての「脱感作」は充分に定義されていないと述べている。ある人がピーナッツを2粒摂食できれば「脱感作」しているといえるのだろうか、あるいは30粒食べられたらよいのだろうか？　IgE抗体のレベルが低くなった時、あるいは皮膚プリックテストが陰性になった時が「脱感作」なのだろうか？　「脱感作」のような用語が臨床上の基準で具体的に何を意味するのか、共通の見解はない。そのために、耐性について異なる基準を用いた経口免疫療法の研究を比較するのは難しくなってしまう。

「大抵は、ピーナッツ3分の1粒分よりも少ない量に反応することが研究への参加資格になります」とシッシャラーは説明する。「研究者たちは、〔治療成功の基準として〕例えばピーナッツ2粒分という閾値を決めるかもしれません。研究の終わりにピーナッツ2粒を食べられれば成功ということですね。で、この研究で実際の治療を受けた人々の3分の2が、研究の終わりにその基準を達成したとしましょう。つまり、私たちは治療を通じてこの人たちの〔アレルギー反応を起こす〕閾値を引き上げた、これが私たちの呼ぶ成功だと。それから、プラセボ群に振り分けられた人々のほうは、研究を始めた時と〔食べられるピーナッツタンパク質の量が〕同じだったとしましょう。私たちはこういう形で結果を見て、この治療過程を最後まで受けさせた人たちの3分の2で反応の閾値を上げるのに成功したということもできます。その結果、私たちはこの治療は良いものだと考えるわけです。レストランで正しい質問〔例えば「この料理にはピーナッツを使用していますか？」」、「調理場で他にピーナッツを含む食材を扱っていますか？」〕をしたとしても、店側はどうしたって間違いを起こすかもしれない。そうなってしまったとしても、もはや〔ピーナッツ2粒を食べられるようになっていれば〕その間違いにはおそらく気づかないでしょう。その反面、この療法を受けることはアナフィラキシー反応を起こすリスクを有意に上げるわけですが」。

私が初めてシッシャラーに取材した時、パルフォルツィアはまだ臨床試験中で、FDAがこの薬を承認するか否かは誰にもわからなかった。シッシャラーは当時、彼の分野で行われ、各種のアレルギー学会で開陳されている論争は、重篤な反応の発生率についての一切のデータに照らして考えた際、経口免疫療法は果たして行うも愚かなことなのかどうか、あるいは行うべき最善のことなのかという点を巡っていると説明していた。

「これまでに得られている研究から平均して見受けられるところでは、〔経口免疫療法では、アレルゲンを〕避けていく場合よりもアレルギー反応とアナフィラキシーを起こす回数が多くなりそうなんです」とシッシャラーは説明した。「ご家族や患者さんご本人が心配するのは、反応を起こしてしまう偶発的な曝露のことですよね。皆さん〔会合や飲食の場で〕たくさんの質問をして、もしかすると、ある場所では食事をしないとか、結局のところそのクッキーは買わないことにするとか、何らかのやり方でその事態を避けています。それでも、偶然の事故は起きるかもしれませんし、反応が起きてしまう羽目にはなるかもしれません。ただ、自分自身で経口免疫療法を受けて、その方法に従って多少のもの〔アレルゲン〕を毎日食べていく場合には、一定量を継続している間に唐突に反応が起きることは確実にあって、我が身に反応が起こる可能性が治療の道のりにもう控えているわけです。これまでの研究を見てみると、プラセボ群に振り分けられた人たちは、治療群に振り分けられた人たちよりもアナフィラキシーとアレルギー反応が少ないんですね。レストランで手違いが起きるかどうかを心配しなければならないことより、こっちのほうが少しでも良いのでしょうか？　私に答えはわかりませんが、私がこのことについて患者さんご一家と話すと、『ああ、そんなことはしたくないですね』と言うご家庭もあれば、『明日にでも参加登録させてください』と言うご家庭もあるだろうということは、ここで伝えておきましょう。日々の暮らしの中でそれぞれの家庭が経てきた経験と、各家庭にとってこれらの問題がどんな意味を持つかが、意思決定を結局のところ左右するんだと思います」。

言い方を変えれば、これは抗原回避と比べた際の経口免疫療法の相対的リスクについての、個々人やその家族の考え方に基づく判断なのだ。そして、その考え方は、彼らが各自のアレルギー性疾患の道のりで経てきたもの、乗り越えてきたものに大きく依存する。ステイシー・スターナーが論じていたように、これらは患者たちが行う非常に個人的な選択なのだ。治療の過程で誰もが同じ道のりを選ぶわけではない。

先述のＩＣＥＲの最終報告書で、パルフォルツィア（報告書内では科学的名称である「ＡＲ１０１」と呼ばれている）についての入手可能な全データを吟味するよう求められた専門調査委員会は、この薬を第一選択の治療薬として使うことを標準化するのには反対であるとの見解を出した。彼らにとって、最大で６００ミリグラムまでのピーナッツタンパク質に耐性をつけられた３分の２の参加者のベネフィットは、「消化管症状、全身性のアレルギー反応、そしてエピネフリンの使用の有意な増加[7]」と釣り合うほどのものではなかった。さらに、委員会は、患者の総合的な生活の質における前向きな変化も、ピーナッツへの偶発的な曝露によるアレルギー反応発生数の低下も、立証されてはいないと感じていた。

委員会は次のように結論づけた。「それゆえ、厳密な回避ならびに迅速なエピネフリンの使用と比較して、AR101が同等の、小さな、あるいは充分な純健康便益をもたらす確実性は中程度に過ぎず、負の純健康便益をもたらす可能性は小さい（しかしゼロではない）（有望〔promising〕ではあるが、不確定〔inconclusive：決定的ではない、判断保留〕）。用量の漸次増加期における頻繁な通院の必要性と頻繁な有害事象を鑑みれば、患者が適切なインフォームドコンセントを受けること、そして、AR101での脱感作療法を開始するのに先立って患者の選好が注意深く引き出されることを保証するのが重要となるだろう」[8]。

別の言い方をすると、ICERの調査委員会は、パルフォルツィアを提供しようと考える臨床医たちに、患者たちが起こりうる結果の一切を承知して治療に全面的に同意していることを確認するよう勧告したのだ。第一に、患者たちが副作用を経験する可能性が高いことと、この治療を受けることに関連するリスクがあること。第二に、すべての患者がこの治療から同等にベネフィットを得るわけではないことと、患者は無期限の時間にわたって維持療法を継続する必要が出てくること。患者は、担当医と一緒に、一切の潜在的なリスクとベネフィットについて完全に情報を与えられた上での最善策は何なのかを判断しなければならなくなるのだった。しかし、結局のところ、これが患者の判断であることに変わりはない。

視点3——会社の視点

パルフォルツィアはアイミューン・セラピューティクスという会社によって作り出された。アイミューン社そのものが立ち上げられたのは、非営利組織ＦＡＲＥ（Food Allergy Research & Education）が２０１１年に開いた研究リトリート〔普段の研究環境とは異なる場所で行われる勉強・交流会〕の後のことだ。このリトリートには、食物アレルギー患者、アレルギー専門医、研究を行う科学者、そしてＮＩＨの代表者たちが出席した。アイミューン社のウェブサイトによれば、会合の目標は「ＦＤＡの承認を得られる可能性が最も高いアプローチを特定することにより、基礎科学への投資から食物アレルギーの根治療法の発見へと重点を移す」ことだったという[9]。では、会合の結果は？　２０１１年のうちに行われた、アラージェン〔アレルゲン〕・リサーチ・コーポレーションという新会社の設立だ。同社は２０１５年にアイミューン・セラピューティクスとなった。

当初から、アイミューン社の研究の的は経口免疫療法だった。10年近くの研究と臨床試験を経た末の２０２０年1月、ＦＤＡがパルフォルツィアの使用を承認し、この薬は米国連邦政府が初めて承認した食物アレルギー治療薬となった。わずか10ヶ月後、ネスレが（子会社のネスレ ヘルスサイエンスを通じて）アイミューン社を21億米ドル以上で買収した。食品製造会社であるネスレからアイミューン社への初期投資（1億４５００万米ドル）は２０１６年に行われている。これは、パルフォルツィアがまだ臨床試験の初期段階にあった頃だ。この取引後も２０１８年と２０２０年にアイミューン社への投資が行われ、その総額は4億７３００万米ドル、ネスレはアイミューン社の買収前からすでに同社の株式の25・6％を保有することとなった。[10]

アイミューン社の業務遂行規範および倫理規定（同社の企業サイト上で公開されている）は、同社が最高水準の商業倫理を遵守すると述べている。さらに、その規範は「商慣習または適用される法令または準則によって要求されるものよりも高い水準」を必要とするという。言い換えれば、アイミューン社はより良い製薬会社になることを目指すのであり、また、食物アレルギー支援活動というその始まりからして、典型的な製薬会社とは違っていたのだともいえる。それでも、買収を経た今、同社はあまり倫理的とはいえない商習慣の歴史（発展途上国の貧窮した母親たちに高額な粉ミルクを激しく売り込んだり、自社が展開するボトル入り飲料水の大規模事業を擁護する中で水へのアクセスを「権利」ではなく「必要性」と論じたり）を持つ世界最大級の食品製造企業の一部となっている。アイミューン社は1株当たり34ドル50セントでネスレに買収されたが（当時の企業価値は26億米ドル）、この株価は2019年からおよそ50％上昇していた。[11]別の言い方をすれば、アイミューン社への投資は金融上の好手だったということだ。なぜか？それは、パルフォルツィアは、エピペンのように処方を独占しており、数十年の間は経口免疫療法市場のリーダーとなる可能性が高いからだ。それは、パルフォルツィアが初めての薬であり、アレルギー患者の間でひと足先にブランド名の認知を受けているからである。ネスレのような強力な後ろ盾を得たことで、アイミューン社は食物アレルギー治療薬のリーダーでありつづける可能性が高い。

この時点で、あなたは大規模食品メーカーが食物アレルギー治療薬の会社にどんな関心や利害を持つのかと不思議に思っているかもしれない。私もネスレとアイミューン社の関係を知った当初は困惑した。だが、食品表示関連の法律（連邦法により、製造業社は既知あるいは可能性のある原材料を全て列挙することを求められている）とアレルゲンへの偶発的曝露にまつわる話を調べ集めていくうちに、また、世界中で高まる食物アレルギーの有病率について知るにつれ、私には両者のつながりがどんどん直観的に理解できるようになった。

　ネスレ、カーギル、アーチャー・ダニエルズ・ミッドランドのような巨大食品企業には、自社製品が市場で大きなシェアを占められるようにすることに利害関係がある。食物アレルギーに苦しむ人の数が急激な増加を続ければ、会社の損益にとっては良くない。食品の包装についても、アレルゲンの情報を読み取るのが容易ではないとして、食物アレルギーの患者家族から集中攻撃を浴びるようになった。自社のクッキーを食べて死ぬ人が出るのは、企業イメージや利益率にとって良くない。もしあなたが食品企業の重役だったら、食物アレルギーの「簡単」で安全な解消法[12]を支援するのは全く良いことでしかないのだ。消費者と株主の両方を守る、全員にとって好都合の事業である。企業の観点からは、各種の経口免疫療法はアレルギーの「有効」な治療法だ。企業の法的責任リスクを縮小させてくれるためである。

　こんな話をする私はシニカルすぎると言われてしまうだろうか。実際、そうなのかもしれない。だが、２０２０年、ネスレの食品部門の収益は７６８億米ドルだった。それに比べればネスレからアイミューン社への投資額は霞のようなものだ。パルフォルツィアのような治療薬が成功すれば、ネスレの製品にアレルギー反応を起こす人は減り、訴訟も減ることになる。両社とも、パルフォルツィアの引き続きの成功から多くのものを得られそうだ。

実際の事例2
——アトピー性皮膚炎に対するヤヌスキナーゼ（JAK）阻害剤

近年まで、アトピー性皮膚炎に対する治療法はごく限られており、湿疹の最もひどい症状の緩和において、患者とその治療を行う臨床医たちのいずれが欲するであろうものと比べてもはるかに有効性が足りなかった。一般的に、最悪の症状の一部をコントロールする助けとして局所用の副腎皮質ステロイドクリームが処方されるが、その効果にはばらつきがあり、時とともに弱まることもしばしばである。また、皮膚の薄層化や潰瘍といった望まれない深刻な副作用が生じることもあるため、長期の使用は推奨されない。さらに、ステロイド剤を中断した途端、治療の反動で状態が一時的に悪化し、患者が重い再燃を経験することも多い。すでに見てきたように、近年行われたデュピクセントの開発と承認により患者と臨床医の両方に新たな治療の選択肢——そして、より有効な疾患コントロールへの新たな希望——が与えられた。しかし、デュピクセントは誰にでも効くものではなく、この薬もまた、望まれない副作用を起こしうるものだ。

私がアトピー性皮膚炎の治療を専門とする臨床医たちに話を聞いた際、近々実現しそうな新しい治療の選択肢について尋ねると、彼らはしばしば、ヤヌスキナーゼ（JAK《ジャック》）阻害剤と総称される新たなカテゴリーの薬について口にした。ヤヌスキナーゼ（JAK）は4種類の酵素（「化学反応を手伝う」タンパク質）からなるグループで、その仕事は大雑把にいうと、リン酸化合物と呼ばれる化学物質（の中の「リン酸基」と呼ばれる部分）を他の分子にくっつけることだ。こうしてリン酸基を付加することが、他の分子に対して活性化、あるいは非活性化するようにと伝える信号となる。あなたの体内の各種プロセスに関わる、さまざまな機能のオンオフを切り替える小さなスイッチのようなものだと考えてほしい。アレルギー性疾患（そして多くの自己免疫疾患）では、炎症の話ですっかりお馴染みの、サイトカインの活性化を助けるシグナル伝達機構にJAKが関わっている。つまり、JAKのはたらきを妨げることが、多様な免疫反応による炎症を抑える助けになるかもしれないということだ。

JAK阻害剤の種類によって標的とするJAKの種類は異なり、治療に使われる疾患の種類も、関節リウマチやクローン病からアトピー性皮膚炎まで異なってくる。臨床試験では、JAK阻害剤群は異なる炎症反応のコントロールにおいて大きな有望性を示してきた。実のところ、何種類かのJAK阻害剤薬がすでにFDAによって承認されている。しかし、2021年12月、FDAは4種類のJAK阻害剤薬について「黒枠警告（ブラックボックス警告、枠囲み警告）」の表示が必要になると発表した。黒枠警告は、FDAによる最上級のリスク表示である。もしある薬が臨床安全試験において重度または命に関わる副作用を引き起こすことが示された場合、FDAは製造者に対し、薬の添付文書上にそれらの危険を具体的に明記することを求める。例えば、ＦＤＡは、関節炎の治療に使われるあるカテゴリーの経口ＪＡＫ阻害剤薬（ゼルヤンツという名だ）が血栓、がん、心臓発作や脳卒中などの重篤な心臓関連事象、そして死のリスクを有意に高めたことを見出した。

ここまでの話が、アトピー性皮膚炎（湿疹）用としてＦＤＡに承認された最初の（かつ、現時点ではたった2つのうち1つの）ＪＡＫ阻害剤薬、「ルキソリチニブ」のことを詳しく見ていくための科学的背景となる。

２０２１年9月、ＦＤＡはアトピー性皮膚炎における局所使用向けとして、ルキソリチニブという新たな小分子薬を承認した。販売時のブランド名はオプゼルラ（OPZELURA）である。オプゼルラは皮膚の患部に1日2回用いる局所用クリームだ。一般的な有害事象に蕁麻疹およびその他の感染症（細菌、ウイルス、あるいは真菌）が含まれるため、オプゼルラは短期使用に限って用いられる。概ね、12歳以上の患者に対して処方され、ステロイド剤またはデュピクセントの使用で良好なコントロールができていない、軽度から中程度のアトピー性皮膚炎用として用いられる。

第Ⅲ相臨床試験において、オプゼルラは良好な成績を出し、かつ、患者の大部分がこの薬の副作用に充分耐えることができた（忍容性が高い薬）。対照群との比較では、（オプゼルラを実際に使用した患者の）50％が状態の著しい改善を実感している。[13] このクリームを使った患者たちは、痒み（大部分の湿疹患者の主訴だ）の顕著な減少を、最初の塗布から数時間以内に感じたと報告した。これら当初の臨床試験では、オプゼルラを使用していた患者の中に、塗布部分で臨床的に意味のある有害反応を起こした人はいなかった。

では、オプゼルラを使うべきか否か？　おわかりの通り、これは食物アレルギーに苦しむ人たちの側面から見るのとは異なる判断である。アトピー性皮膚炎を抱える人々はその体調のせいで死の危険にさらされているわけではない。とはいえ、湿疹は共に生きるのが最も辛いアレルギー性疾患の1つである。生活の質に多大な影響を与えうるためだ。こうした独特な状況下では、誰に話をするか、そして治療の中のどの側面に着目するかによって、「有効性」の定義が変わる。

視点1——患者の視点

ジェイムズ・ハンセンはフロリダに住み、余暇にはスポーツをするのを好む、勤勉な父親、そして夫である。私が初めてジェイムズに「出会った」のは、レディット〔電子掲示板・ニュースサイト〕の湿疹関連フォーラムを読み漁っていた時だ。私は、彼がステロイドよりも生物学的製剤の使用を支持する提唱者だと気づいた。彼はそんなわけで、治療の決定時に彼のような湿疹患者が何を考えるかを説明してくれる人物としてぴったりだと思われた。2022年1月、新型コロナウイルスの何度目かの波の最中に、私たちはZoom通話で急遽顔を合わせ、アトピー性皮膚炎と共に暮らしてきた彼の経験と、オプゼルラを試してみるという最近の決断について話し合った。

「いい日に俺を捕まえたね」とジェイムズは言った。「今日は肌の感じがすごくいいんだよ。

4ヶ月ぐらい前に呼び出されてたら、俺はすっかり真っ赤で、カサカサのパラパラで、惨めだっただろうね。この数ヶ月かけてうんと良くなってきたんだけど、でも、俺は人生ずっと、アレルギーと湿疹の両方にもがき苦しんできたんだ」。

食物アレルギーと軽度の喘息も抱えるジェイムズは、乳幼児の時に初めて湿疹を発症した。自分の人生において皮膚が問題になっていなかった時を、彼は1つも思い出せない。実のところ、もっと若かった時には自分のその状態を理由に自殺を考えていたのだと、彼は率直に打ち明けてくれた。多くの意味で、アレルギーによる健康状態が彼の人生の大部分にわたる関心事でありつづけてきた。

「人には理解されないね」と彼は言った。「発疹だとか炎症が起きることを説明しようとすると、ひいひい泣き言を言ってるだけだと思われる。そんなのは別に大した問題じゃないみたいに。でも、いざ症状がわっと出ると、俺は見られたくない。誰にも会いたくない。ひたすら憂鬱になって隠れてるんだ」。

ジェイムズの症状のトリガーは……あらゆるものだ。たまたま触れた局所的なものによって皮膚の状態が悪化することもある。食物アレルギーからくることもある。ストレスに関係している時もある（しかも、彼の仕事はストレスに満ちている）。また、小さな子供たち（息子1人と、これから生まれてくる新生児）の父親として、単に寝不足がきっかけとなることもある。数十年にわたり、ジェイムズは自分の最もひどい症状――痒く、赤く、むき出しの、じゅくじゅくした皮膚――を主にステロイドでどうにか抑えようとしてきた。

「俺の考え方はいつもこんな感じだったね。『俺の気持ちも見た目もできるだけ早くすっきりさせてくれるものは何だ？　何だっていいから』」。こうジェイムズは説明した。「医者から助けになるだろうと言われたものは、何でも試してみる。それで、局所用のステロイドがしばらくの間すごく役立ったんだ。だけど、時間が経つうちにすっかり効かなくなってね。それで、次々にもっと強いステロイドを処方された。それもまた全然効かなくなって、経口ステロイドに移らなきゃならなくなった。肌は一瞬できれいになったよ」。

だが、私たちがすでに見てきた通り、ステロイド剤にはすさまじい副作用もある。局所用と経口用のいずれのステロイドも長く続けて使うことはできない。そして、ジェイムズはこの時点ですでに、長期使用の結果として皮膚が薄くなってきていることに気づいていた。彼はステロイド使用の悪循環から抜け出せなくなっていたのだ。皮膚症状は良くなるだろうが、一旦その経口ステロイドから離れてしまうと再燃するだろう――その過程で当初より悪化することもしばしばだ。

「皮膚が依存症になったみたいだった」とジェイムズは言った。

ジェイムズは私に、自分は治療に関してはありとあらゆるものを試したと語った。ホリスティック〔全体観的、全身的〕療法（例えば、オイルやワセリンを使うものだとか）も試した。皮膚をサポートするサプリメントも試した。だが、効き目のあったのはステロイド剤だけだった。たとえ彼の求める形では効かなくてもだ。とうとう、彼は3種類の局所用ステロイドクリームを併用するようになった。1つは顔用、1つは体用、1つは頭皮用だ。それらのステロイド剤を使っていても、彼はしばしば寝ている間に肌を掻きむしり、顔に爪を立てて、血まみれで目覚めるのだった。遠回しに言えば、ステロイドは彼の抱えていた問題に対する万能薬ではなかった。実のところ、彼はこれらの薬によって自分の湿疹が全体として悪化していると思うようになった。負の副作用がより少ない、より有効な治療法を彼が探しはじめたのはその時だった。ジェイムズは特に、一時的に使うことができ、ひどい再燃を起こす危険性なしに使用を中断できるものを探していた。

「そんな時に、この新しく発売されたオプゼルラっていう非ステロイド系の薬のことを聞いたんだよ」とジェイムズは言った。「同じ悪さはしない、ステロイドみたいに肌を薄くしたりはしない。それで思ったんだ、これを試してみようって」。

私が例の黒枠警告についてジェイムズに尋ねると、JAK阻害剤薬を使うことで起こりうる副作用について自分はたっぷりと調べていたと答えた。当初は深く心配したが、その後、そうした警告は経口用のJAK阻害剤薬についてのものであり、オプゼルラのような局所塗布についてのものではないと気づいたという。ジェイムズは新薬には長期的な安全分析結果がないことをわかっていた。つまり、リスクは必ずあるだろうということだ。だが、彼にとっては、ありうるベネフィットがそれらのリスクを大幅に上回った。

「肌が本当にひどい時の暮らしは、いいものじゃないよ」とジェイムズは語った。「肌が完全に荒れ切っている時は惨めだよ。ああいうリスクもとる価値があるとしか思えないような時だってある。俺はパーセンテージについても調べたんだ。この研究に参加した人の何%が悪影響を受けたか？　もし10％未満だったら、俺にとってはもってこいのリスクなんだ。だって、自分にはその問題が起きない可能性が90％もあるってことだからね」。

私たちが話をした時、ジェイムズはデュピクセント（毎日摂取）と必要時にのみ行うオプゼルラの単発治療（再燃した際に塗布）を組み合わせた新たな治療法を始めて数ヶ月ばかりだった。彼の皮膚は素晴らしい状態に見える。Ｚｏｏｍでの通話中、小さな息子が背後で遊んでいる中で、ジェイムズは自分が満足していて「普通」に戻れた感じがすると言った。眠ることができ、仕事、妻、自分たちの息子に向けるエネルギーもある。そしてじきに、ジェイムズと妻には赤ん坊が生まれる。オプゼルラがジェイムズの人生を良い方に変えたことを、彼は証明している。例のリスクについては？　彼は今後、デュピクセントから離れてみると共に、将来の再燃に備えてオプゼルラの使用を続けていこうとしている。理想を言えば、ジェイムズにとっての完全に有効な治療法とは湿疹を根治させてくれるものだろう――ひょっとすると、食物アレルギーと喘息も。だが今は、オプゼルラが充分それに近いものとなっている。

視点2――専門家の視点

ノースウェスタン大学ファインバーグ医学部の皮膚科および小児科で臨床助教を務め、シカゴ統合湿疹センターの創立者兼所長であるピーター・リオ医師に、治療薬との関係性における「有効性」についてどう考えるかを尋ねると、彼はこの質問そのものに熱心な反応を返してきた。それは、重いアトピー性皮膚炎の患者たちを診てきた年月の中で彼が幾度となく考えてきたことだった。彼の患者の多くは難治性の湿疹を抱えており、その状態を管理するためのより良い選択肢を見つけ出すべく何年も苦しい戦いを重ねてきた。

「ウサギの穴〔脱出するのが難しい、不可思議で奇妙な状況。『不思議の国のアリス』でウサギの巣穴が地下世界への入り口になったことから〕にいくつか連れ込まれかねない、実に良い、実に深い質問ですね」とリオは言った。「あまりにも単刀直入に見える質問だというのに」。

リオは食物アレルギー分野で仕事に取り組む仲間たちの話を反復する形で、「有効な治療」の定義はほぼ全面的に患者の視点頼りになると強調した。誰かが〔ある治療を受けて〕自分の肌についてどう感じるようになるかを、外部から推測することは不可能だ。必ずしも皮膚をよく見て病変部を検分するだけで済むわけではない。

「私が診ている中には、見た目ではかなり辛そうでも――」とリオは説明する。「――ご本人は満足していて、何も変えたくはないという方々もいらっしゃるんです。その一方で、すごく重度だったところから、ほぼ何もない状態をほぼずっと保てるところまで一緒に辿り着けた方々もいるんですが、その方たちはまだひどく不満で、もっと多くを求めるんです。どちらの立場もごもっともですし、私たちの仕事の大部分は、一緒にこの意思決定の過程を乗り越え、患者さんたちの立場、来歴、そして最先端のものを得られる可能性がある潜在的な行き先を検討することなんです」。

皮膚の病変の大きさ、色、状態などといったものは測定可能で、臨床医によって独立に評価ができる一方、その皮膚の病変の感覚や、それが患者の日々の暮らしに与える影響などといったものにはそれができない。リオや他の臨床医たちが即座に指摘していたように、臨床的徴候を用いた評価（例えば、湿疹面積・重症度指数（ＥＡＳＩ《イージ》）――臨床試験でアトピー性皮膚炎の重症度を評価するために用いられる尺度――による評価）は、どのアレルギー治療の総合的な有効性を判断するのにも充分ではない。

「１つずつ全ての薬物療法に対して、効力、安全性、忍容性、入手可能性の間のバランスを考えなければなりません」とリオは言った。「そしてもちろん、ある人にとっては恐ろしい副作用が、別のある人にとっては全く納得できるものにもなります」。

先述のジェイムズのような人にとっては、将来の心臓発作やがんのリスクが上昇する可能性は、今この日の自分の皮膚の見た目と感覚との関係においては気にならないほど小さく思われる。また、ジェイムズは比較的若く、他の面では健康であるため、こうしたリスクの重みを他の持病や健康問題を抱えている人とは違った形で考えるのかもしれない。他の人たちは、ＪＡＫ阻害剤クリームのような新薬に添えられた黒枠警告を見て、そうしたリスクがいくら統計的に小さかろうと自分は安心できないと判断するかもしれない。また別の患者たち（特に、医療保険の適用範囲があまり広くない人たち）にとっては、コストだけが単独の判断要因になるかもしれない。現時点の価格設定では、オプゼルラの60グラム入りチューブ１本に２０１３米ドルかかる（だが、良い保険に入っていれば、患者の自己負担額は１本あたりたった10米ドルで済んでしまうかもしれないのだ）。

患者たちが自らの治療の選択肢を選び取っていくのを助けるために、リオは臨床医たちが

「ADCT〔アトピー性皮膚炎コントロールツール〕」という比較的新しい診断用調査票を使うことを勧める。このADCTでは、患者に直近の一週間での経験について6つの質問に答えてもらう。質問は、睡眠の質、皮膚の状態が日々の活動と気分にどれほど影響したか、痒みのひどさなどの問題に関するものだ。回答の合計点は、患者と医師の双方が治療の進捗を辿り、現在の治療法が総合的な福利と生活の質とを改善させる上で有効なのかを確認するのに役立つ。それが、意思決定の過程から独断性を取り除く助けとなる。リオはこのようなツールを使うことで、オプゼルラのようなJAK阻害剤薬が、担当する患者たちの最も深刻な症状と悩みに取り組む上で本当に効果を発揮しているのか否か、自分が判断できているとの実感を深めた。

「このアプローチはまさに未来だと思います」とリオは口にした。「前に向かう大きな一歩です」。

視点3――会社の視点

オプゼルラはインサイト（Incyte）というバイオテクノロジー企業が製造している。2002年に合併によってできたインサイト社は、腫瘍科と皮膚科での用途に向けた新たな生物学的製剤の発見・開発に重点を置いている。別の言い方をすれば、この会社は、私たちが次々と広げている免疫系についての一連の科学知識の力を、免疫が関わるさまざまな医学的状態の治療に利用しようと試みるものだ。

アトピー性皮膚炎用のオプゼルラ局所用クリームに用いられている小分子薬、ルキソリチニブは、当初は2011年に骨髄線維症（珍しい種類の骨髄のがん）の治療用としてFDAに承認された。ここで承認されたルキソリチニブの経口薬（商品名：ジャカフィ（Jakafi）〔日本では「ジャカビ」〕）は、JAK1とJAK2という2種類のヤヌスキナーゼを阻害し、本章で先述した血栓や心疾患のような深刻な副作用を引き起こす可能性がある。一方、ルキソリチニブの局所薬〔オプゼルラ〕の典型的な副作用は、下痢、気管支炎、好酸球数の増加、鼻水、蕁麻疹である。ルキソリチニブはインサイト社にとって収益性の高い薬で、同社の2021年第3四半期には売り上げ5億4700万米ドルで総収益の70％を挙げた。その利益率は前年2020年の同四半期から12％超の増加を示していた。これほどの対前年比成長率を見たらどんな製薬会社も有頂天になることだろう。しかも、これらの数字は直近〔2021年9月〕に承認されたオプゼルラの売り上げをまだ含んでいないのだ。私たちがすっかり承知している通り、アレルギー患者の数は減る気配がなく、インサイト社はアトピー性皮膚炎用のJAK阻害剤からかなりの収益を上げられるはずだ。私が患者と臨床医たちに当初の取材をした時には、オプゼルラはまだFDAに承認された唯一の薬であり、インサイト社は他社がJAK阻害剤の臨床試験を成功させるまでの束の間の市場独占状態を味わっていた。これら全てを念頭に置いた上で、ウォール街のアナリストたちは2030年までにこの薬が6億米ドルから15億米ドルを生み出すと見込んでいる。

しかし、臨床経済評価研究所（ICER）は、これらの新しい生物学的製剤――デュピクセントのようなモノクローナル抗体薬と、オプゼルラのようなJAK阻害剤薬の両方――について少々の懸念を抱えている。1つを挙げると、専門家らによる独立調査委員会は、双方の種類の薬が、別の治療法がうまくいかなかった履歴を患者が示せる場合に限り処方および保険適用される点を指摘した。オプゼルラは軽度から中程度のアトピー性皮膚炎が適応症として記載されているが、この薬についてICERが出した報告書[14]が指摘する通り（そして私たちもすでに知っている通り）、どんな人がこのカテゴリーに当てはまるのかを判断するための満足なガイドラインや基準が現時点では存在しない。

例えば、ジェイムズは明らかに重篤な湿疹の発作を起こしていたことから、厳密にいえばこの薬の対象にならないはずだった（臨床医たちはしばしば、患者が保険の適用を受けられるよう、事実に反する診断コード〔分類〕を使わなくてはならなくなる。この慣習は広く存在し、アレルギー関連以外でも行われている）。これら新薬を使って良い成果を出すため、診断ツールの改善と標準化が必要だとICERは主張する。確かに価値のある目標ではあるが、アレルギーのケアの分断性を鑑みれば実現は難しいだろう。

ICERはまた、安全上の懸念についても注意喚起を行い、安全性についての臨床試験によるデータが更に集まるまでは長期使用を意図した治療を患者が受けないように勧告した。これらの薬は有望に見受けられる一方、現実には、より長期にわたる治療を通じて免疫機能に及ぼす全体的な作用について、私たちは比較的少しのことしか知らないのである。

米国連邦政府による承認から日が浅い薬にはありがちなことだが、初期にこうした薬を使う患者たちは、大規模な非対照実験〔比較を行うための対照群を用意していない実験〕に参加していることになる。アトピー性皮膚炎の薬物療法はしばしば別の薬との併用で行われ、科学的分析の視界を曇らせる。ジェイムズも認めていたが、オプゼルラが単独で変化をもたらしていたのか、それとも、実はデュピクセントとオプゼルラの組み合わせが効いていたのか、見分けるのが難しいこともある。だが、ジェイムズのような多くの患者にとって、他の手段を使い尽くしてしまった時には新薬についての実地データの一部になるのは望ましいことなのだ。

企業の一視点からは、モノクローナル抗体薬とJAK阻害剤薬は皮膚治療において求められていたギャップを埋めるものであり、その製造会社も多大な利益を生むことができそうである。彼らにとって、有効性は常に医学的視点（この薬は臨床評価尺度において患者の福利を向上させるだろうか?）と金銭的計算（この薬の売り上げは大きく、患者人口は持続的な成長を確約できるほど安定しているだろうか?）の両方から見るものだ。どちらの観点からも、オプゼルラは圧倒的勝者のように見える。

有効性とは実のところ何なのか問題、再び

ヒトの免疫系の理解は今なお発展途上である。私たちの体が周囲の環境との間で行う相互作用のさまざまな側面が、複雑さと不確実さに包まれたままとなっている。それでもここ10年間で、基礎免疫学における著しい進歩が有望なイノベーションにつながった。パルフォルツィアやオプゼルラのような新たなアレルギー治療薬は、患者とその担当医たちに潜在的なリスクと

ベネフィットを慎重に秤にかけることを求めるものだ。これらの薬はどれも、私たちの免疫機能をいじり回そうとする試みであるため、おそらく副作用も伴うことだろう。

ジェイムズ・ハンセンは、湿疹と局所用ステロイド剤の離脱症状に関する話題に特化したサブレディット〔レディット内のカテゴリー別掲示板〕上で、自身の治療遍歴譚をしばしば繰り返す。彼の経験は他の患者たちにとって、オプゼルラの有効性についてより臨床寄りの立場から出された科学的データと同じ――ひょっとするとそれ以上の――意味を持つこともあるのかもしれない。自分の体調に対するより有効な治療法を必死に探し求めている個々人にとっては、ジェイムズの個人的な話に、無味乾燥な事実に対しては決してできないような形で共感できるということもある。そうした人々は、彼の話と、自分たちに似た他の人々の話の中に、新たな治療の選択肢だけでなく希望をも見出すのだ。

この本もそれと全く違いはない。本書は溢れんばかりの物語で満ちている。ジェイムズやステイシー・スターナーの話のような、患者の物語。シッシャラー医師やリオ医師の話のような、アレルギー専門医の物語。これらの物語が、読者であるあなたに、今まさに影響を与えている。

再び想像してほしい。重いピーナッツアレルギーを抱えた我が子のことを。今、あなたはパルフォルツィアを使った治療法に踏み出そうと思うだろうか、それとも、アレルゲン回避を続けることを選ぼうと思うだろうか？　もし我が子がピーナッツタンパク質を含む食品を食べることに躊躇したら、あなたは食べつづけるよう強いるだろうか？　もしその子が腹痛を起こしたらどうだろうか？

さあ、あなたはどんな決断をしただろうか？　その判断に対して、あなたは自分が何を感じると思うだろうか？　自信？　罪悪感？　希望？　不安？　それとも「全て当てはまる」だろうか？

これらこそ、中程度から重度の呼吸器アレルギー、皮膚アレルギー、食物アレルギーを抱える患者とその保護者や介護者たちが普段から直面するジレンマだ。より良い情報、熟練したヘルスケアの専門家へのより容易なアクセス、そして、治療過程を通じての経済面および感情面での支援のニーズが、アレルギーの有病率と同じ速度で高まっている。ここでなお熟考すべきものとして残る質問は、次のものだけだ。

私たちは社会として、この全てに関してこれから何をしていくのか？

アレルギーの増加に対する有効な社会的あるいは集団的な対応とは、一体どのような形のものになるのだろうか？

第10章

アレルギーは社会問題でもある

米国社会におけるアレルギー患者像

13歳の頃、私は映画「グーニーズ」が大好きだった。あなたも見たことがあるかもしれない。10代の連中（タイトルにある「グーニーズ」）と、彼らの奮闘（自分たちの住むワーキングクラスの家々を、ゴルフコースを建設しようとする不動産開発業者の手から守るため、250年前の海賊の宝の地図を解読しようとする）をめぐる、1980年代のスティーヴン・スピルバーグ監督作品だ。その中心となるヒーロー、マイキー・ウォルシュは、喘息持ちの少年である。初登場の場面でマイキーは吸入器を使っており、一方、兄は筋トレをしていて、マイキーを「弱虫」と呼ぶ。

「弱虫じゃない！」とマイキーは叫び返す。

映画の冒頭で、母が兄に対し、マイキーを一歩も外へ出させないように言いつけている。マイキーの健康状態のせいだ。「もしこの子の喘息が出るなら、雨の中には出したくありませんからね」と彼女は言う。

さて、母が出かけるや否や、兄はマイキーにこう言う。「呼吸困難を起こしたいかい？　ほら、やってやるよ」。

そして兄はマイキーを掴み、定番の80年代映画式ヘッドロックをかけて「拳でぐりぐり（noogie）」までお見舞いする。

この映画全体を通じて（ちなみに、最近になって見直してみてもかなり楽しめる作品だった）、私たちはマイキーが吸入器を使う様子を頻繁に目にする。吸入器が果たす機能はどの場面でも同じだ――目に見えるマイキーの神経質、不安、あるいは恐れに区切りをつけるものとして使われている。実のところ、マイキーが吸入器をあまりに頻繁に使うので、私の中にいるアレルギー研究者としての自分が懸念を募らせていったほどだ。マイキーが吸入器をシュッシュと吸う頻度は、現実世界では有害になるレベルである。そんなに何度も素早く吸入ステロイド剤や気管支拡張剤を吸って、平気でいられる人はいない。マイキー（後に映画「ロード・オブ・ザ・リング」〔サム役〕で名声を博すショーン・アスティンが子供時代に演じた）は小柄で細身だ。歯列矯正器もつけている。彼は勇敢で、グーニーズの事実上のリーダーだが、夢想家としても描かれている。

映画の終わりまでに（ネタバレ注意）、マイキーと仲間たちは勝利を収める。極悪非道な連中を出し抜き、それぞれの家族の家を守るのだ。兄のかわいいガールフレンドがマイキーの元へ近寄り、先のキスのことに触れながらこう言う。「〔さっきの上手なキスのようには〕うまくいってない部分も、うまくいってる部分にこれから追いつくわよ」。その言葉に対して、マイキーは吸入器を肩越しに放り投げ、「ああ、もうこんなの要らないや」とつぶやく。

ここでのメッセージは明確だ。自分の恐怖に立ち向かったマイキーは、もはや「弱く」もなければ喘息持ちでもない。もはや甘やかしてもらう必要はない――勇気が彼を治したのだ。喘息は弱虫のもので、マイキーは弱虫ではないと、私たちは理解する。

私がここでこの愉快な子供向け映画の話を持ち出すのは、更に大きな点を強調するためだ。メディアは――しばしば無意識に――私たちにとっての典型的なアレルギー患者像を形作る。1970年代後半から1980年代前半にかけて育った私は、「グーニーズ」のような文化的描写を通じて、呼吸器アレルギーを抱えることは1つの制約であるとの考えを身につけた。その上、呼吸器アレルギー持ちであることは身体的な無力さであり、その人が他の人より傷つきやすい（最良の場合）か、あるいは根暗なオタクっぽい（最悪の場合）ことを示しているのだった。たくさんの映画、テレビ番組、小説が、かつても今も、呼吸器アレルギーや食物アレルギーを抱えていることを、「敗者」、「変人」、あるいは文化的な負け犬であることと結びつける。そうでなければ、アレルギーは話の転換点、コメディリリーフ、あるいは来歴を示す安易な裏話として使われる。

長年にわたり放映されているテレビアニメ番組「ザ・シンプソンズ」の「オタク」キャラクター、ミルハウスは、小麦、乳製品、そして自分自身の涙にアレルギーがあることで有名だ。映画「ウエディング宣言」では、ジェニファー・ロペス演じる登場人物が、これから結婚する相手の母親によってわざとアーモンドに曝露させられる。その場面全体が笑いのために演じられるものだ――ロペス演じる人物は即座に咳をしはじめ、舌に違和感があると言う。その顔は巨大に腫れ上がる。コメディアンのルイ・C・Kはピーナッツアレルギーに苦しむ人たちについて「進化的障害」があるとジョークを言い、「もしかすると、もしかするとですけどね、あなたがナッツ1粒に触って死ぬなら、それはもう、死ぬ定めということかもしれませんよ」と口にする。文化は私たちに予備刺激を与え、ある題材について決まった考え方をする下地を作る。アレルギーの場合、こうした表現が――表面上は無害であることはまず間違いないのだが――後々にまで影響を与えうる。例えば、食物アレルギーいじめと映画「ピーターラビット」だ。

この2018年公開の映画は、あの有名な子供の物語を大まかな下敷きにしつつも、いろいろと変化を加えている。映画の中では、ウサギの一団（もちろん、それを率いるのはピーターだ）が、老いた農園主マグレガーの甥、トーマスと戦う。マグレガーは心臓発作で亡くなっており、ピーターと仲間たちがその菜園を占領していたところに、トーマスが遺産の地所を再造成すべくやって来る。菜園をめぐる争いがすぐに始まる。多くの食物アレルギー支援者をこの映画に抗議させた一場面で、ピーターと仲間たちはトーマスにさまざまな果物を投げつける。ブラックベリーを拾い上げたあるウサギは、トーマスがブラックベリーアレルギーだと気づく。このウサギはトーマスの顔目掛けてブラックベリーを投げつけ、そのうち1個が開いた口の中に飛び込む。トーマスはそれを飲み込み、すぐに反応を起こしはじめる。彼はズボンをまさぐってエピペンを取り出し、それを太腿の付け根に突き刺して仰向けに倒れる。ウサギたちは彼を倒したつもりになるが、このアドレナリン注射のおかげでトーマスは復活し、ピーターは思わずこう叫ぶ。「こいつはなかなかの魔術師みたいだ」。

人々がこの場面に腹を立てたのは複数の理由による。特に、これが子供向けに作られた映画の一場面であり、子供のためのお話を基にしたものだったという事実は大きい。一体、この場面で意図されたメッセージは何だったのだろう? 「重度の食物アレルギーを抱えた人にアレルゲンを含む食べ物を投げつけても大丈夫」だろうか? 「相手が自己注射器を持っている限りは、そうしても平気」なのだろうか?

ツイッター〔現「X」〕などのソーシャルメディア上では、ハッシュタグ「#boycottpeterrabbit〔ピーターラビットをボイコットせよ〕」がトレンドに上がりはじめた。社会的圧力を受け、〔製作・配給元の1つである〕ソニー・ピクチャーズが、自社が深刻な病状を軽んじ、重度の食物アレルギーに向き合っている家庭の苦境に「更なる認識と配慮」を持てなかったことを遺憾に思うとの声明を出した。だが、多くの人々にとって、その被害はすでに生じており手遅れだった。何百万人もの子供たちがすでにこの問題の場面を見ていたのだから。親や支援者の中には、映画のスクリーン上で食べ物によるいじめを容認できる行為として見せることにより、映画の外でもより社会的に受け入れられるものだと思わせてしまうのではないかと懸念を表明する人々もいた。

アレルギーいじめは現実に起きている現象であり、特に、ランチルームや校庭といった学校環境の中で多い。ここでは仮にジェイムと呼ぶ女性の話を挙げるが、私はそれに似た話を無数に見聞きしてきた。ジェイムは重い湿疹を抱えて育った。彼女の皮膚がいろいろなものに反応しはじめたのは、幼稚園にいた頃だ。その後の年月を経て、症状は良くなっていき、少々再発した後、しばらくの間は存在しなくなり、皮膚は正常に戻っていった。１９８２年、ジェイムが5年生の時に、彼女の皮膚には再び突発的に湿疹が生じた。今回の反応は重く、かつ持続した。

「自分であまりにひどく掻きむしるものだから、手にも腕にも巨大な生傷ができていました」とジェイムは思い起こす。「夜は手袋をつけるようにしていました。その手袋越しにも掻いてしまうんです。朝起きると、じくじくした傷のせいで手袋が手にへばりついているんですよ」。ジェイムはそこで一旦黙り、トーンが1つ落ちた声で続きを語った。「それから、からかいが始まりました」。

ジェイムの近所に住んでいた同学年の少年、ジャックが、彼女の肌の様子に気づいた。学校へ向かうバスの車内で、ジャックはジェイムをからかい、バスに乗っていた他の男の子たちにも、ジェイムの「ワニ肌」を笑い物にするよう促した。小学校から中学校に上がり卒業するまで、ジャックはジェイムをずっと嘲笑した。

「あまりにも長い間、気持ちを蝕まれていました」とジェイムは振り返る。「私に対してしたことがどれほど人を傷つけるものだったか、彼がそもそも気づいていたかどうかわかりません。彼が気づいていたとは、私は思いません。私の両親が彼の両親に抗議しに行ったんですが、あちらの親は、男の子っていつまでもそういうものですからね、と言うだけだったんです。一切何もなされませんでした。とてつもない衝撃を受けました」。

当時の生活の不快な記憶は今も彼女にまとわりついている。非情なからかいを受けたトラウマは、彼女の皮膚症状がすっかりなくなった後も長く続いた。あまりに長かったために、彼女はこれが、自分の全人格を支える基礎の一部であると考えている。自身のアレルギーについて負の烙印を押されたり、いじめられたりしたという子供たちにとって、その経験はしばしば一生の社会的傷を残すものとなる。

私はアレルギー性疾患を抱える若者と話す時には（大学教授をしているせいで、たくさん出会う）、必ず、その病状との関係でからかい、いじめ、あるいは社会的排斥を受けた経験について尋ねる。幸い、大部分は、自分の病状に関して近しい友人や家族から何か嫌な態度を向けられたことは、小学校から高校にかけてさほどなかったし、今もないと教えてくれる。そう言いつつも、彼らはほぼ息を継ぐ間もないうちに、実は集団での小旅行などに吸入器やアドレナリンの自己注射器を持っていくのが嫌だとか、友達と遊んでいる時に体調のことでやきもきしすぎてしまうと打ち明けてくることが多いのだ。彼らは、できるのであれば、アレルギー持ちではない仲間たちに「溶け込む」ことを好む。彼らはこんな座右の銘を持っているかのようだ──「アレルギーによる必要性のせいで、通常の社交の催しを妨げることなかれ」。

マウント・サイナイ・アイカーン医科大学エリオット&ロスリン・ジャッフェ食物アレルギー研究所で患者と向き合う精神科医、エヤル・シェメシュ医師は、処方薬を持ち歩くことへの抵抗感に驚きはしない。彼は私に、これは若いアレルギー患者が診断直後の数年でしばしばとるようになる回避方略の一部なのだと語った。自分は仲間とは違うのだ、あるいは、自分は病気のせいで死ぬかもしれないのだと、事あるごとに思い起こさせられたい人はいない。それは恐ろしい事であり、考えないほうが楽であることも多い。また、アレルギーを隠しておらず、アレルギー持ちであることが目に見えてわかる場合に受けるかもしれない社会的反発から身を守ることにもなる。それでも、アレルギーを抱えていることからくる、文化的イメージによって補強された負の烙印と、露骨なアレルギーいじめとの間には違いがある。

「いじめというのはとても明確な構成概念〔直接観察できる実体を持たない、定義に基づく人為的・論理的な概念として説明される現象や特性のこと〕です」とシェメシュは私に伝えた。「いじめというのは、受け手を傷つけることを目標とする反復パターンです」。

映画「ピーターラビット」が示したように、いじめのゴールは損傷を与えることだ。シエメシュは、食物アレルギー患者の間にいかにいじめが浸透しているかに驚いていた。グーグルやソーシャルメディアで検索すれば、食物アレルギーいじめの例が容易に見つかる――ナチョチーズディップを顔に押し付けられた、乳製品アレルギーを抱える12歳の少女。むき出しの肌にチーズを1切れ投げつけられた後に死んだ13歳の少年。少年時代、誰かがピーナッツバターサンドイッチを使って何度自分をランチルームのテーブルから追い払ってきたことかを思い出す若者。２０１１年のある調査では、喘息を抱える子供と青年はその病状のためにいじめを受ける可能性も高いことが見出された。[1]

「多くの例で更に興味深いのは、親たちが知らないという点です」とシェメシュは言った。

親から直接問いただされた時でさえ、アレルギー性疾患を抱える子供たちは学校や社交行事での嫌な経験を秘匿する。かかりつけの臨床医のような中立的関係者から、社会的交流をアレルギーとの関係から見るとどうかと尋ねられた時にのみ、彼らはいじめられてきたことを告白するのだった。2012年のある調査で、シェメシュは子供3人につき1人がアレルギー関連のいじめを受けていたことを見出した。[2] だが、食物アレルギー児の親たちが行った別の調査では、いじめを受けた経験を家族に伝えていたのは5人につき1人だけだった。[3] 言い換えると、親たちはアレルギー持ちの我が子が人付き合いの問題を抱えている時、必ずしもそのことを知ってはいないのだ。

シェメシュはアレルギーいじめをより大きな社会的・文化的問題として見ている。解決のためにいっそう多くのことをしなければならない問題だ。米国では、子供たちはしばしばいじめっ子を無視すればいいと忠告される。親たちが実際にいじめを見つけた際には、大抵それを自分たちで解決しようと試みるのだと、シェメシュは言った。それはしばしば、加害側の子供たちの親のところへ話をしに行くという形で行われる。どちらのアプローチも、どう頑張っても無益なのだとシェメシュは論じた。

「〔アレルギーいじめは〕その子自身の問題ではないのです」とシェメシュは言った。「私たちが協力して取り組まなければ止められません」。

そして、これこそが問題の核心部なのだ――私たちは、ますます増えているアレルギー持ちの子供と大人を助けるために、力を合わせて取り組まなければならない。本章では、アレルギーにまつわる私たちの文化的態度、免疫系が掻き乱された他人に対する私たちの共感、そして、それらが未来のアレルギー政策やその他の環境政策を創出する上で意味するかもしれないことを探る。飛行機内でのピーナッツ提供、アレルギー児用の昼食席とアレルギーフリー空間の設置、食品表示法令、アレルギーいじめ、映画やテレビでのアレルギーの描写をめぐる近年の公の論争は、アレルギーの予防とケアとの関係における社会的責任についての人々の考え方に世間の注目を向ける。

アレルギーの問題は、私たちが心身の健康に関して互いにつながり合い、究極的には互いに借りを負う全ての側面を明確化させる。アレルギーが私たちのやることとなすこと全てによってもたらされるのなら、それを解決するにも私たち皆の力が必要になるだろう。

米国人がアレルギーについて考えること

2019年、新型コロナウイルス感染症の世界的流行が始まるわずか数ヶ月前に、私はアレルギーに関する文化的態度と信念の一部への理解を深めるべく1000人の米国人を対象とした調査を実施した。[4]この調査の結果は、考えられる限り多様な人口集団の視点を反映したものであり、アレルギーを抱える人々（56％）[5]と、この上なく幸福なことにアレルギーを一切抱えていない人々（44％）の双方を含んでいる。調査用の質問集を設計した時、私はちょうど本書のために専門家と患者へのインタビューを始めたばかりだった。質問集は、私がすでに終えていた歴史研究と、アレルギーに苦しむ人々を取り上げた多様なメディア表現を基にしたものであり、私がその後3年間にわたって行うこととなる対話には基づいていない。

私は人類学者として、私たちがアレルギーを神経症的傾向、女性、都市生活者、高学歴者と結びつけてきた長い歴史が、アレルギーに苦しむ現代の人々に対する私たちの見方に影響をもたらしてきたのではないだろうかと考えていた。私は、全体として、米国人はアレルギーを抱える人々をなんとなく「より弱い」者――身体的に、感情的に、あるいは両面で――と考えていることがわかるだろうと期待していた。だが、私はその後自分が見出した結果に驚かされるのだった。

私の行った調査の結果は、米国人の大部分が[6]、アレルギー持ちの人々をそうでない人より弱いとみなしはしないことを示唆していた。アレルギーのない人のほうが身体的に強いと感じていることを示す回答をしたのは、回答者のわずか4分の1であり、アレルギーのない人のほうが感情面で強いと感じていたのは回答者のうち14％だけだった。これらの発見は、アレルギーに関して私たちが集団として受けてきた経験が、文化的ナラティブ〔語られ方〕を移行させつつあることを示唆している（好例として、アレルギーを抱えた人々が他の人々よりどことなく弱く神経症的である――そして、彼らの神経症的傾向こそが彼らの不調の原因である――とされていた、19世紀から20世紀初期の視点を思い返してほしい）。

私が調査の回答者に対し、食物アレルギーまたは喘息を抱えた子供たちの親は我が子に対して過保護だと感じるかと尋ねた質問では、過半数がノーと答えていた（食物アレルギーの場合が

59％、喘息の場合が69％)。とはいえ、約39％の人々は、食物アレルギーの子を持つ親たちは我が子のことを心配しすぎだという考えに同意していた（そして、男性のほうが女性よりもそう考える傾向が高かった）。また、30％以上の人々が、重篤な呼吸器アレルギーや喘息を抱える子供の親たちは、我が子の福利のことで不安になりすぎているとの考えに同意した。これは、米国人はアレルギー児が他の人よりも弱いと考えてはいないものの、一部は親たちが子供の病状に過剰反応しているかもしれないと考えていることを示唆している。

私はアレルギー持ちではない人々とのインタビューや対話の中で、しばしば、アレルギーを抱える人々やその保護者・介護者が症状や状況を誇張しているのではないかというかすかな疑念に気づいた。先の調査結果もこのことを裏付けている。大部分の米国人は、アレルギー持ちの個人的な知り合いが1人以上いることを示していた（72％）が、回答者のうち35％強は、アレルギー持ちの人々が「時々」その症状を誇張していると思うと回答した。同程度の割合（41％）の人々が、自分の知っている人がアレルギーを「装っている」か、アレルギーについて嘘をついているのではないかと、内心で疑ったことがあると答えた。興味深いことに、年配の回答者（60歳以上）に比べて、より若い回答者（18歳から29歳）のほうが**疑いを抱く傾向は2倍も高かった**。とはいえ、過半数の回答者は私たちがアレルギー持ちの人々に配慮しすぎていると は思っていなかった。私たちは過剰に警戒していると主張したのは米国人の36％だけだ（そして、その大部分は「いくぶん」過剰だとしか考えていない）。ここでも、18歳から29歳の人々は、学校、レストラン、航空会社、その他の機関がアレルギー患者に配慮しすぎだと考える傾向が年配の米国人よりもはるかに高かった。

若い米国人のほうが、アレルギーを抱える同級生、友人、あるいは家族と育ってきた可能性がはるかに高い。それなら、なぜ彼らはそうした人々が誇張をしていると疑いやすく、社会に対してそうした人々のニーズに配慮してほしいと考えにくいのだろうか？　私は調査結果に目を通す中で、アレルギーに対する馴染み深さが、何らかの形の軽視、あるいは少なくとも共感不足を育んでしまうのだろうかと考えはじめた。ひょっとすると、アレルギーに直に接してきた彼らの経験がその病状を正常化させてしまい、その結果、今では最も若い世代にはアレルギーが「普通の」生活の一部として見られ、それゆえに特別な処置にとりわけ値するものではないと感じられるところまで至ったのかもしれない。

米国人の48％は各種のアレルギーがひどくなってきていると考え、67％はアレルギーを抱える人が20年前より多いと考え、81％はアレルギーを抱えることが人の生活の質に負の影響を及ぼすと思う一方で、各種のアレルギーは今なお最も共感を得られにくい病の上位に位置づけられている。私が8つのよくある疾患を挙げて、「最も共感性の高いものから低いもの」への順位づけをするように尋ねた質問では、花粉症または呼吸器アレルギーが、他よりもはるかに共感や同情を呼び起こしにくかった。そして、食物アレルギー患者たちは共感できると思われる傾向が2番目に低く、重篤な湿疹は3番目に入った。

それよりもはるかに深刻だ――そして、それゆえにもっと配慮を受けるに値する――と見られた疾患は何だろうか？　心疾患、慢性疼痛、皮膚がんだ。[7]　45歳以上の米国人は心疾患が最悪の病気だと考える傾向がはるかに高く、その一方、若い米国人（18歳から29歳）は皮膚がんが共感と心配により値すると考える傾向が高かった。これは彼らの人生の段階と重なる。45歳以上なら、心疾患の心配をしたり、慢性疼痛を経験していたりする可能性がより高い。総じて、私たちは自分自身が抱えていることを想像できる病、そして、死ぬ可能性がより高いものに対して、より共感する傾向がある。

まだ望まれる点は多く残っているものの、私は大多数の発見に快い驚きを受けた。前向きな面を見れば、大部分の米国人が共通の見地に立ち、各種のアレルギーが悪化していること、大部分の人々がアレルギーにかかりつつあること、アレルギーが生活の質に悪影響を及ぼすことを信じている。それよりも後ろ向きな面では、大部分の米国人がアレルギーに苦しむ人々に便宜を図ろうという気がある一方、患者の実体験に対して必ずしも共感的ではないことは明らかだ。残念なことに、大部分の米国人が、アレルギー患者が少なくとも時々は自分のアレルギーの重篤度について軽く嘘をつくかのように感じているとわかっても、私は驚かなかった。よく考えてみると、私たち米国人がアレルギーに対して抱く態度は、疑いようもなくごた混ぜだ。しかし、これらの調査結果が正しいのであれば、そして、Z世代の態度が自分自身の子供を持ちはじめる（これからそうなりやすいだろうから）と共に変わるなら、その態度は徐々に変わっていくかもしれない――それも、良い方に。

だが、アレルギーを抱える人々に対するこの認識と共感の高まり全体は、将来、地域と国のレベルでの方針改善へと転化され、総体としての社会のためになるのだろうか？

アレルギーに関する方針、規制、法令の短い考察

2015年、私がコロラド州行きの飛行機に搭乗して席に着こうとしていた時、1つ後ろの列にいた若い女性が周囲の人々に対し、飛行中は木の実〔アーモンドやクルミなど〕を含むもの一切を食べることを控えてもらえないかと頼みはじめた。彼女は、木の実の含まれる軽食を持っている人がいたら、代わりの食べ物の費用を自分が払うという気前の良い申し出をしていた。彼女の隣の席の男性は、自分はグラノーラバーを持っているが、開封しないようにすると言った。通路の向かいの年配男性は同情し、その若い女性に、自分にも同じ苦しみを抱えた孫が1人いると話していた。

間もなく、乗務員がアナウンスを行い、全ての乗客に飛行時間中はナッツを含んだ食べ物一切を控えるよう頼み、このフライトの機内食サービスでは一切のナッツが出されないことを知らせた。私たちの前方では、聞き取れる大きさで二、三の不満の声が上がった。私たちの周りは、無言だった。私が後ろに目をやると、あの若い女性が静かに自分の席に腰掛けていたが、その頬は紅潮していた。

機上でナッツ（もしくはその他のアレルゲン食品）を提供するか否かの判断は、米国運輸省によって公式に規制されてはいない。各航空会社の裁量に委ねられているこの道徳倫理上のグレーゾーンでは、公的な法令や規制が一切存在しない中、大部分の航空会社がアレルギー持ちの

乗客を保護しやすくするためのアレルギー・フレンドリー〔アレルギーのある人に優しい〕方針を定めている。例えば、サウスウエスト航空、ユナイテッド航空、エア・カナダは、吸気中や残留物内のピーナッツの塵によるアナフィラキシー反応は極めて稀であるという事実にもかかわらず、ピーナッツの提供を完全にやめている。アレルギーを抱えた乗客が搭乗していない時であってもだ。他の航空会社もアレルギーを抱えた乗客に配慮した対応を行うが、事前の連絡があった場合のみだ。

とはいえ、こうした一見小さな譲歩でさえも、社会から即座の反応を受けることがある。サウスウエスト航空が2018年に飛行中の一切のピーナッツを禁止した時、ツイッター、フェイスブック、レディットといったソーシャルメディアサイトはコメントで溢れた。対策を支持するものと批判的なものの賛否両論だった。多くの人々はこの措置を称賛した。別の人々は米国人がいかに「軟弱」になったか、そして、少数派の人々が多数派の人々の習慣に変化を与えることがいかに不公平であるかを非難した。少数ながら、自分はこの禁止にもかかわらず機上でナッツを食べつづけると誓うコメントをする人もいた。

年月を経て、私はあのフライトのことを思い返している自分にしばしば気づく。著しいアレルギーを抱えたあの若い女性の近くに着席していた私たちのうち、誰か1人でも彼女の懇願に耳を傾けなかったなら、大いに彼女の福利をおびやかしていたかもしれない。もし誰かがあの臨時禁止令を無視し、構わずミックスナッツの袋を破り開けていたら、たとえあの若い女性のアレルギーが誘発されなかったとしても、彼女の安心感は急落し、同時に不安感が跳ね上がったことだろう。その場合、私たち――彼女の同乗者であり仲間の人間たち――は彼女の力になれなかったことになる。そして、あの日の機上で特筆すべきことは何も起きなかった一方――私たちは皆ピーナッツを控え、あの若い女性は事故なく降機した――、私は、自分の安全を公共の人々に頼らなければならない他のアレルギー患者たちがそこまで幸運ではなかったことを知っている。

２０１８年7月、ケリー・トラヴァース＝スタフォードの15歳の娘、アレクシは、友人の家を訪れていた時に、口の開いた「チップスアホイ！（Chips Ahoy!）」〔米国でよく売られているチョコチップクッキー〕の容器を目に留めた。ピーナッツに対する重篤なアレルギーを抱えていたアレクシは、自分が家で普段から食べていたナッツ不含有版の赤い包装容器と同じものを見つけたと思った。自信を持って、彼女は1枚を口に放り込んだ。

アレクシは差し迫るアナフィラキシー反応の最初の徴候――口内のイガイガする感覚――にすぐさま気づき、急いで家に戻った。救急医療隊員たちが到着するまでの間、母ケリーは２本のエピペンを注射して丸2回分のエピネフリンを素早く連続で送り込み、今アレクシが切に必要としている医療を受けられるまでアレルギー反応を中断させておけることを願った。だが、自分の食物アレルギーを理解し、食べるものに用心し、エピペンへのアクセスがあったにもかかわらず、アレクシはピーナッツを含むクッキーたった1枚を食べてから90分以内に死んだ。

「摂取しても構わないものとそうでないものの見分け方を彼女に念入りに教えた母親として――」。ケリーはこう書いた。「私は喪失感と怒りを感じます。なぜなら、彼女は自分の限界を知っていて、見慣れた包装に気づいていたからです。彼女は『安全』が何なのかを知っていたのです」。

ケリーは、フェイスブック上に娘の死に先立って起きた出来事を詳しく綴り、感情のこもったその投稿の中で、食品製造各社には製品への表示と包装にもっと一貫性を持ってほしいと懇願した。ケリーの目標は、本人曰く、別の家族が似た悲劇を経るのを防ぐことだった。私が腰を据えてケリーの話を読んだのは、彼女の娘の早すぎる死からたった2週間後のことだったが、その投稿は早くも2万件を超えるコメントを集め、7万9千回以上もシェアされていた。さまざまなニュースやメディアがすでにこの話を取り上げており、アレクシは全米規模で高まりつつあった、米国のアレルギーとそれらへの対処についての対話の話題に上るようになっていた。

ケリーの話に対する大部分の報道、反応、インターネット上のコメントは共感的だったものの、「チップスアホイ！」の製造会社であるナビスコがアレクシの死に少なくとも部分的な説明責任を持ちうる――もしくは説明責任をとるべき――かについては、疑念を表明する声もあった。ナビスコの親会社、モンデリーズ・インターナショナルは、企業として声明を出すことでこれらの出来事に応じた。同社はアレルギーをとても真剣に捉えており、自社の食品に明瞭な表示が確実になされるようあらゆる取り組みを行うと述べた上で、次のように付け加えた。「私たちは消費者の皆様に、アレルゲンの存在を含む、製品の原材料についての情報を得るには、私どものいずれの製品を購入および消費する際にも包装表示を読むことを常に勧めます。（更に参考として、「リーセス・ピーナッツバターカップ入りチップスアホイ！」の包装では、正面と側面の両方に、言葉と視覚の両方を通じて、ピーナッツバターカップの存在を目立つように表示しております[8]」。

アレクシの死のニュースがなおも広まり反響を集めつづける中、2つの立場――一方にはアレルギー患者の側での警戒強化を求める人々、もう一方には食品会社の側でのより厳格な表示を求める人々――を区切る境界線は、アレルギーに対する意識の水準を示しているように見受けられた。致死的なアレルギーを抱える人がより身近にいる人々ほど、より良い包装を求めるケリーの懇願に同意しがちだった。この例では、アレルギーへの馴染み深さは軽視を育んではいなかった――生んでいたのは理解、共感、憤激だ。

アレルギー専門医たちと話をしていると、私はアレルギーが共同体の問題であることを事あるごとに思い出させられた。誰も滅多に死ぬことはないがために、アレルギーを比較的軽い疾患として退けることは簡単にできてしまう。そして、アレルギーは人によってそれぞれ違い、伝染するものでもないために、通常は個人の医学的問題と見られてしまう。だが、本書の調査執筆の過程を通じて、私はアレルギーを単に個々人の生物学的な問題としてではなく、ひどく社会的な問題として考えるようになった。

アレルギーに苦しむ人々は、私たちの環境と日々の習慣の総体的変容の最初の犠牲者だ。周囲の一人一人の協力なくしては、アレルゲン――化学物質、花粉、タンパク質――との接触を避けたいと望むことすら叶わない。近辺で特定の食品を食べるのを控えてもらう（例えば、飛行機の機内や学校の昼食のテーブルなど）といった単純な措置ですら、文化的な争いの場になってきた。機内でのピーナッツを含有する軽食の禁止から、新たな食品表示法令まで、アレルギー患者を助けるために制定される方策それぞれが、世の中からのかなりの反発に直面してきた。そこには、環境因子が原因または誘因となる疾患には常に作用する、個人の権利および責任と、共同体全体の健康を保護および増進する必要性との間の対立がある（新型コロナウイルス感染症の世界的パンデミックの間ずっと巻き起こっていた、マスク着用、休校および休業、ソーシャルディスタンス確保を巡る最近の議論も、この点を露骨に強調することとなった）。

これらの話のいずれもが浮き彫りにするのは、アレルギーはその中心のところで、私たちが社会の構成員として相互に負う義務に関する気まずい問いを強いてくるという事実だ。

アレルギーを持つ人の健康と福利の責任は誰にあるのか？

アレルゲンを寄せ付けないようにしておく義務は誰にあるのか？

万人の健康に良いわけではないからといって、公共の場で特定の食品や香料や木を禁止するのは妥当なのか？

企業は私たちの総合的な健康と福利にどれほど責任を持つべきなのか？

私たちは共同体にいる一人一人の総合的な健康を守るため、個人の権利の一部を制限する決まりや法令を持つべきなのか？

これらの重大な問いは、社会と環境についての方針を作り上げる際の争点を反映している。アレルギー患者だけのためではなく、総合的な人間の健康と福利のための方針である。こうした問いのうちいくつかの展開について、アレルギー患者の保護を狙いとした連邦レベルおよび地方レベルでのより近年の規制との関係から、詳しく見ていこう。

社会変革の規制――食品表示法と食物アレルギー

1990年以前に育った人なら、パッケージに包まれた食品を店へ買いに行った時、そこに含まれるカロリーを知る術はなかったことを覚えているかもしれない。米国連邦政府により原材料一覧の表示が義務付けられたのは1906年という実に早い時期だったが（安全ではない食品添加物と事実に反した広告の急増を抑え込むためだった）、米国議会が栄養表示教育法（NLEA：Nutrition Labeling and Education Act）を通過させ、包装食品に栄養表示を用いることを標準化したのは1990年になってからだった。肥満者の割合が（2型糖尿病など、食生活に関連した深刻な慢性疾患を抱える米国人の数と共に）不安になるほどの速度で増加しはじめていた中でのことである。

この時、食物アレルギーの有病率もまた、独自の上昇軌道に乗りはじめていた。新たに定められた食品表示は、消費者が自ら食べているものについてより多くの情報を与えてくれはしたが、食物アレルギー患者がスーパーマーケットの棚の間で直面していた特定の問題に向けられたものではなかった。エリオット&ロスリン・ジャッフェ食物アレルギー研究所のスコット・シッシャラー医師は当時の状況をよく覚えている。その状況を変える上で彼自身の研究が役立つことになったのも、理由の1つだ。

「あの頃は、ラベルに『自然の風味』なんてことが書いてあって、それが何を意味しているのかはこちらでは知りようがありませんでしたからね」とシッシャラーは言った。「この製品には牛乳が入っている、と書く必要はありませんでした。『自然の風味』の1つが牛乳かもしれないからです。秘密の隠し味として、およそどんなものでも入れることができてしまうんですよ。それから、当時は化学物質の名前を使うこともしていましたね。すると、『カゼイン』は牛乳に含まれるタンパク質を指す語だ、とこちらで知っておかなければならないのです。書かれるのはそれだけでしたから」。

もし、当時あなたがカゼインとは何のことか知らず、かつ牛乳アレルギーの子供を抱えていたとしたら、おそらく大変な目に遭っていたことだろう。それこそがまさに、シッシャラーと研究仲間たちが食物アレルギー児の親たちを対象とした2002年の調査で見出したことだ。牛乳を含む製品の成分表示14品分を見て、その中に挙げられていた牛乳を正しく特定できた親はわずか7%だった。ピーナッツを含む製品ラベル5品分の全てでピーナッツの存在を確認できた親は半数をわずかに上回るのみだった。[9] これらの数値は何もひどいものではない。ほんの1例を挙げよう。私たちの中で、グラノーラバーの表示にある*Arachis hypogaea*という学名を「ピーナッツ」だと認識できる人は多くないのではないだろうか。

シッシャラー、アレルギーを抱える幼い子供の親たち、そして、臨床で診療にあたるアレルギー専門医と小児科医の大部分にとって、人々が自分のアレルゲンを回避するのを助けるために何かがなされなければならないことは明らかだった。当時最大の食物アレルギー啓発団体だった、食物アレルギーネットワーク（ＦＡＮ：Food Allergy Network）は、この問題の動きを追うことを決めた。２０００年代初頭までに、ＦＡＮは不適切な――それゆえ危険な――表示がなされていた包装食品について、信用に足る報告を会員から年に数百件受け取っていた。

栄養表示教育法の議会通過から丸10年近くが経って遂行された、ＦＤＡによる食品の無作為調査研究では、25％以上の食品において、卵とピーナッツが成分一覧から漏れるという誤表示または不適切表示がなされていた。それまでの間、アレルゲンの表示漏れによる食品リコールの数は急上昇していた。そして、シッシャラーが指摘していたように、たとえアレルゲンが食品表示に載っていた場合でも、大部分の消費者がよく知る一般名ではなく、学名が使われていることがしばしばあった。今世紀の始まりにおいて、食品表示に関わる法令がひどく不適切であることは、〔その多くの管轄元である〕ＦＤＡにとってさえもあまりに明白だった。

問い――これまでに制定された、アレルギーの件に直接言及しているごく僅かな連邦法の１例をここに挙げよ。

解答例――２００４年に制定された食品アレルゲン表示及び消費者保護法（ＦＡＬＣＰＡ：Food Allergen Labeling and Consumer Protection Act）。

この法律は、栄養表示教育法の修正策として、消費者が包装食品の原材料を識別するのを助けることを意図していた。ＦＡＬＣＰＡの制定後、製造業者はあらゆる食品について、そこに含まれている可能性のある全ての原材料を一覧に挙げ、主要アレルゲンについては全て一般名を使うことを求められた。この法律は、一切の市販の食料品の表示に、最も一般的な８つのアレルゲンをたとえ微量であっても明記しなければならないと指定した。

この新たな表示法によってアレルギー持ちの人々がスーパーマーケットの棚で迷いにくくなった一方、その制度は完璧からは程遠い。現に、ケリー・トラヴァース＝スタフォードの娘アレクシには悲惨にも役立たなかったではないか。ＦＡＬＣＰＡの最大の問題は、多くのアレルゲンフリー食品が、指定のアレルゲンを**含む**食品を作るのに使われるのと同じ機器と製造ラインで作られていることだ。もし、モンデリーズ・インターナショナルが「リーセス・ピーナッツバターカップ入りチップスアホイ！」と同じ設備または機器をオレオクッキーの製造に使っていたら、食物アレルギーを抱える人々が交差汚染〔交差接触〕のリスクに晒される。一般的に、製造会社はこうした危険の可能性のある食料品には警告または勧告表示をつけている。

だが、サラ・ベスノフ氏が２０１４年に『ペンシルベニア大学ロー・レビュー』で説明している通り、ＦＡＬＣＰＡは「交差接触の警告の列挙方法に関する何らの指定、食品製造者がとるべき交差接触の測定方法あるいは交差接触リスク発見時の報告方法についての何らの必要条件、そして、会社が自社の勧告表示に盛り込める内容についての何らの制限を含まない。そのため、どの地元の食料品店を見渡しても、警告なしの表示から、『……を含むかもしれません』、『この製品は……の機械で加工されました』、『……を保証することはできません』まで、多種多様な警告表示が見えてくるであろう。これらの警告のどれ一つとして、交差接触のリスクがどのように測定されたのか（もしそもそも測定したのであれば）、製造過程のどの時点でこの潜在的な混入が起こりえたのか、あるいは、この交差接触のリスクが見出されたのは検査の結果としてなのか、それとも憶測によるもの、更に悪いことには、神経質な法務部によるものなのかを説明していないのである」[10]。

大部分の大型食品製造業者は今や、拡大しつつある食物アレルギーの問題を認識しており、自社製品が安全に消費できることを保証するためにアレルゲンフリーの製造設備を開設しはじめている。これは正しい方向への一歩であり、自分自身の安全を確保するためにアレルギー患者個人が負ってきた重荷の一部を取り除くものである。とは言っても、予防策としてのアレルギー表示の方法は、米国内でも世界的にも、まだ標準化と規制がされていないままだ。基準についての法的規制――あるいはFDAによる指導さえも――が引き続き欠落した中で、食品製造業者は対応をそれぞれの方策任せにされてきた。米国とカナダの食物アレルギー患者を対象にした近年のある調査では、半数近くが勧告表示は法律により義務化されていると思い込んでいた[11]。3分の1は、表示は製品中に存在するアレルゲンの量を反映していると思っていた。重篤な反応を起こした経験のある人ほど、勧告表示のあるもの一切を完全に避ける傾向が高かった。

別の言い方をすれば、製造業者はより良い行動に向かいはじめているものの、食物アレルギー患者たちはなおもスーパーマーケットで不明瞭な表示と不完全な情報を前に立ち往生させられている側面が大きい。食物アレルギー患者を保護する責任は、今も本人たちの両肩にほぼ直接のしかかったままだ。連邦政府の規制する規則と方針が存在しない中、食物アレルギー患者とその家族はどの食品と製造会社が他に比べて「より安全」なのか、自ら知識獲得を試みなければならない。社会として、私たちはこれが妥当あるいは望ましいことなのか、自分自身に問いかけなければならない。

私の推測では、たとえ自分自身が食物アレルギーを抱えておらず、食品の勧告表示が患者に与える不安感を直接我が事のようには感じ取れないとしても、食品はそれを消費する**あらゆる人**にとって安全でなければならないという点には、私たち皆が同意できるのではないだろうか。ここから先へ向かう問いはこうだ。食品がそれを消費する全員にとって安全であると保証できるようにするため、私たちは食品産業をどのように規制すればよいのだろうか？

環境変化の規制――景観設計と呼吸器アレルギー

メアリー・エレン・テイラーは、１９８６年から自ら会社を経営し、景観設計事業を営んでいる。40年近くにわたり、彼女はデラウェア州の自宅近くで腐葉土を敷き、草刈りをし、刈り込みや剪定をし、木々を植えてきた。彼女は自分の夫を含めた少人数のスタッフを雇っており、自分の仕事を愛している。

この話と密接に関わる面白い事実を紹介しよう――メアリー・エレン自身も、喘息と呼吸器アレルギーを抱えている。子供の頃は、アレルギーとは無縁だった。だが、年月を経る中で彼女はこれらを発症した――造園業者としての仕事の中で、アレルゲンと繰り返し接触してきたことが理由になっていそうだ（第5章で見てきた植物学者たちと共通する定めだ）。初めて呼吸器アレルギーの反応が起きたのは30歳頃、自分自身の庭に5〔平方〕ヤード分〔約4・2平方メートル分〕の腐葉土を広げた後のことだった。以来、彼女は喘息の発作で何度か救急救命室に運び込まれている。何年もの間、彼女はレスキュー薬〔発作が起きた際に緊急使用する即効性の薬〕の吸入器、ステロイド薬の吸入器、そして、毎日服用する抗ヒスタミン薬を使って、万事を安定した状態に抑えてきた。だが今、彼女は骨密度と歯に悪影響を及ぼすことがあると知っているがゆえに、ステロイドについては控え気味になっている。

「私の最大のトリガーは、猫の鱗屑、カビ、そして草ですね」。メアリー・エレンは2021年暮れの電話で私にこう話した。それ以前に、私は呼吸器アレルギーの扱いについてプロの景観設計者の意見を聞くため、そして、花粉の要素が造園と植樹にどの程度関わってくるかについて尋ねるために、彼女に電話をかけていた。「私は腐葉土と触れ合っていて、そこにはカビが含まれていますし、それから、草ともいつも触れ合っています。なので、それ〔アレルギー〕のことを知った時には、『うわっ、よりによって』って感じでしたね」。

大部分において、メアリー・エレンは腐葉土の扱いを他のスタッフに任せるようになった。また、土のサンプルを試すために少量を手にとること――造園業者にはよくある仕事だ――はあり、植え付けもある程度は自分自身でするものの、必ず手を洗うようにしている。また、吸入器を持たずに出かけることは絶対にしない。もし吸入器を家に置いてきてしまったら、彼女はすぐに引き返して家へ車を走らせる。

「自分が庭園のどこにいるか、すごく意識するようになりましたね」と彼女は説明する。「何か触ってた？　何かトリガーの近くにいたかな？　と」。

アレルギーを抱える他の多くの人々と同様、メアリー・エレンは自分の周囲のものに以前よりも意識を向けるようになった。とはいえ、彼女が他の人々のために植物を植える方法や内容に関して、彼女自身のアレルギーは計算には入ってこないのだという。実のところ、彼女は私にこう語っていた。発注元に頼まれでもしない限り、景観設計者は花粉の飛散量などのことは必ずしも考えない。彼女のキャリアを通じて、自分はひどいアレルギー持ちだと告げてきた依頼者はたった1人の女性のみだった。メアリー・エレンは、その女性がそもそもなぜ花壇を欲しがっているのかと困惑した。女性はやがて、自分は室内に留まって遠くから花壇を見たいのだと気づいたのだった。

「私は大抵、依頼者の方が季節ごとに折々の花を見られるように心がけています」とメアリー・エレンは言う。「それから、先方の希望の色を入れることと、景観の残りの部分と釣り合う種類の植物を使うことも。それが、私が設計の仕事でやることです。『うわあ、これじゃ誰かがくしゃみをするだろうな』とか、そういう点を検討することは全くないですね」。

私は会話のこの時点で、彼女の業界一般が呼吸器アレルギーと花粉の飛散量についてそもそも懸念を抱いているのか、興味を持った。景観設計者の業界団体や専門雑誌などが、この話題に触れることは一体あるのだろうか？

「私は別々の景観設計者団体に2つ所属していますが」とメアリー・エレンはいう。「でも、その話題に出くわしたことはないですね。皆で団体の会合に行って、いろいろな植物やツールのことなんかは勉強しますよ。でも、アレルギーのことは何も。私に今まさに起きているのは、大勢のひどいアレルギー持ちの人は、景観設計や造園には一切手を出さないという状況です。そして、景観設計のことを問い合わせてくる人はといえば、普通、自分は室内に留まって、仕事は私たちにお任せしたいというんです」。

彼女は私に、景観設計業界の今の潮流は在来の植物を使うことだと話す。環境面の懸念に応える形で、地域に元から生息している高木、灌木、草を植えるよう要求する人々が増えている。何十年も流行していた「外来〔異国風〕」の植生とは正反対だ〔第5章のアキニレの木の話を覚えているだろうか?〕。在来の植物もたくさんの花粉を産生するが、少なくとも使い道があるとメアリー・エレンは説明する。地元の蜂や蝶などの動物相は在来の植物の花粉を好む。たとえ、花粉の飛散量という点では在来植物が外来植物より何ら優れていないとしてもだ。

「外来」の植物は、地元の生態系に自然には存在しないもの全てを指す。ところが実際は、花粉産生を理由として特定の種を禁じている〔米国の〕地方自治体はごく少数しかない。その代表例が、アリゾナ州ピマ郡だ。

オリーブの木〔学名：*Olea europaea*〕は、1700年代にカトリックの宣教師たちによって初めて米国西海岸に輸入された。地中海沿岸、そしてアフリカとアジアの一部地域の在来種でありながら、オリーブの木はアリゾナの砂漠暮らしのひどい乾燥条件によく合っていた。必要な水が少なく、信じられないほど旱魃への耐性があり、乾燥した気候での景観設計には完璧だ。しかしながら、弱点が1つある——オリーブの木は毎年2ヶ月にわたって大量の花粉を産生し、多くの人々の免疫系が感作されてその花粉に反応するようになり、アレルギー反応を引き起こすのだ。

ピマ郡の職員たちは、アレルギーと喘息の患者たちにとって素晴らしい場所として知られていたアリゾナの評判を、オリーブの木々が台無しにしつつあることに気づいた。そこで1984年、郡はその後一切のオリーブの植樹を中止させた〔正確に記すと、ピマ郡は同様の理由で、テキサスマルベリー〔アリゾナ州にも自生〕も禁止し、土地所有者に対してバミューダグラス〔ギョウギシバ。緑地や牧草に用いられる〕の芝刈りをきちんと行うことを求めた〕。ピマ郡は、米国で花粉飛散量を理由に特定の植物種の木を禁止した初めての郡だった。その1年後、ネバダ州ボルダー市もこの例にならった。本稿執筆時点で、禁止令はまだ効力を持っている。

ピマ郡の当局者たちは、禁止令の施行からわずか3年後には空気の澄み具合が目に見えて上がったと主張した。それでもなお、ピマ郡の呼吸器アレルギーは消え去っていない。なぜか？この地域の在来種であるメスキート〔マメ科の低木〕の花粉など、他の種類の花粉があるからだ。

私がこの禁止令について議論すべくピマ郡に電話をかけてみたところ、この件に詳しい人で私の電話に応じられる人は誰もいなかった。本書のこの節を書くための下調べをしている間に、私は何かが妙だと気づきはじめた。国や地方自治体の運営するあちこちの公園や行楽課で働く人が、誰一人として私と花粉の議論をしたがっていないのだ。そして、信じてほしいのだが、私は話してもらう努力はしたのだ。いくつかの自治体——ニューヨーク市やシカゴ市を含む——に電話をかけたが、無益に終わった。結局のところ、花粉は政治的な問題なのだろうと私は考える。季節性アレルギーに苦しむ人々を助けるために私たちが集団としてできることは何かという私の問いに、「良い」答えはない。花粉をなくすことはできないのだから。実のところ、花粉を抑制しようとする一切の取り組みはどこか環境に良くないものかのように見られてしまうかもしれない。では、何をすべきか？

私たちは、在来種ではない草木を禁止するのだろうか？　何らかの地理的範囲内で花粉交配を行う植物の数を規制してみるのだろうか？　それとも、その答えは呼吸器アレルギーを持つ人々自身に探させておいて、その間、大気中にもっと危険なもの（粒子状物質だとか）が増えていることのほうに集中するのだろうか？

これらの問いへの答えは明らかでない。そして、少なくともピマ郡の場合は、特定の植物種への禁止令はそれほど有効ではないかのように見受けられる。最終的に、環境面でのアレルギー対策方針を作り出すことは**何一つ**単純ではないとわかる。だがおそらく、あなたは本書を最終章のここまで読み進める間に、すでに単純なことではなさそうだと気づいていただろう。

アレルギーの未来

究極のところ、私たちの方針と法律は同時代の支配的な文化パラダイムを反映したものとなる。アレルギーについての私たちの考え方、私たちが消費するメディアにおけるアレルギーの描写、アレルギー性疾患に接触する機会とアレルギー性疾患について受ける教育の多さ、それ

第3部　治療

ら全てが、各種のアレルギーに関して何を行うかという私たちの——社会としての——決断に影響する。今後のアレルギーに対する方針を支配するはずだと私が考える問いをここに挙げていこう。

世界でのアレルギー有病率が今後数十年にわたって急増を続ける中、私たちは新たな法令、規制、文化的規範を通じて、予防もしくは緩和の手立てに集団として取り組んでいくのだろうか？　私たちは世界を一人一人にとってもっと生きやすい空間にしていく助けとして、自分たちの習慣と伝統の一部を手放すだろうか？　それとも、アレルギーに苦しむ個々人を引き続き矢面に立たせ、自分の体調の責任は全て自分でとってくれと要請しつづけるのだろうか？　私たちの行う選択は、これからの数世紀にわたって、この世界が私たち全員の免疫系にとってどれほど健全な場所となるのかを決めることだろう。

第10章　アレルギーは社会問題でもある

エピローグ　私たちを掻き乱し、死に至らしめる
――新型コロナウイルス感染症の時代におけるアレルギー

低濃度の毒物に対するこの持続的な曝露は、やがては遅延性の多種多様な病的徴候に至るだろう。生理的苦痛を生み、医学的負担を増し、生活の質を下げることとなる。[1]

――ルネ・デュボス（フランス系米国人微生物学者）、１９６６年

アレルギーについて書いたこの本をどう締めくくるかには苦心した。何度も繰り返して、私たちは各種のアレルギーがいかに複雑極まりないものであるかを目の当たりにしてきた。私たちは、アレルギーの本質は自分たちの――生物学的な面と、社会的な面の両方での――脆弱性に関わるものであることを知り、変わりゆく環境の中で暮らすという難題について学んできた。私は最後に楽観的な雰囲気を残して本書を終えたかった。あなたが本書で見出してきた物事のあまりに多くが、恐ろしくて憂鬱なものだからだ。

だが、厳然たる事実として、私たちの疲弊した免疫系は21世紀をつつがなく過ごしてなどいない。地球全体での総合的な空気の質の低下――大気汚染の増加から花粉飛散量の上昇まで

――により、私たち全員が徐々に息苦しさを増している。しかし、私たちを破滅させるかもしれない要因は、気候変動、そして、私たちが自然環境に対して結ぶ関係性だけではない。私たちの今の生き方に関わる物事全てが、私たちの運命を定めうるのだ。食糧生産と食生活の変化、それに加えての抗生物質への依存拡大が、各地でのアレルギー有病率上昇に寄与している。新たな化学製品、工業製品群が、私たちの皮膚をますますひりつかせている。過去200年にわたって私たちが行ってきたあらゆることが（あの新たなアルファガルアレルギーの例が示しているように）私たちを――ゆっくりと、気づかないほどわずかずつ、絶えず――掻き乱しており、アレルギーを抱える人々は環境変化という炭鉱におけるカナリアのようである。アレルギー患者は今でこそ人より苦しんでいるかもしれないが、彼らの姿はいずれ私たち全員に訪れることの前兆なのだ。各種のアレルギーは、あるアレルギー専門医の言葉を引用すると、「気候変動が健康へ与える影響の見本」である。

私たちは自らを掻き乱してまさに死に至らせようとしている。問題は、それに関して私たちがこれから何をしていくかだ。答えは次の2つのいずれかになる。（A）特に違ったことはせず、成り行きを見つめる。私たちの免疫系が21世紀の暮らしに圧倒され、かつその暮らしに見合った訓練を受けていない状態が続くため、アレルギーは悪化していく。（B）自分たちがアレルギー蔓延の要因の大部分を引き起こしていることを認識し、日々の暮らし方を集団として考え直す。その結果、より持続可能な生き方へと移行し、私たちの周囲の環境に対する関係性を丸ごと変えていく。

私としては、皆が選択肢Bを選ぶ可能性についてもっと楽観的にとらえたいところではあるが、優れた医師の誰もが語ってくれるように、人々は必ずしも自分にとって最良のことをするわけではない。特に、実行する上で自分の考え方も行動も抜本的に変えなければならない場合には。しかし、もし周囲の微細な世界との関係性を考え直さなかったら、私たちはどんな帰結に辿り着いてしまうのだろうか？

2020年1月、後にここ1世紀以上で規模も死者数も最大の世界的パンデミックとなるものが始まりつつあることに世界が徐々に気づく中、私たちが環境と結ぶ関係性は突如、新たな視線の先へと放り込まれた。特に、私たちを取り巻く目に見えない存在との関係性がそうだ。顕微鏡サイズの粒子（良いものも悪いものも）はどこにでも溢れている。とりわけ微生物は、これまでもずっと私たちの旅の道連れだった。その中には、私たちの切り離せない重要な一部となっているものもいる。私たちは全身全部の要素がヒトなのではない、と論じるのは決して誇張ではない。私たちはかろうじて自己の**大部分**の要素がヒトであるにすぎないのだ。

今この時、このページの文章に目を走らせている〔あるいは耳を傾けている〕あなたは、ヒトの細胞よりもたくさんの微生物をその体に棲まわせている。「あなた」というその総体は、微生物たちと細胞たちが協力して「人間」としてはたらき、それらしき姿をとった集合体である。アレルギー史の幕を開けたカツオノエボシの話を覚えているだろうか？　あの話はあなたの状況にもよく似ているのだ。あなたは、細菌とウイルスの一団がスマートフォンを持ち、靴を履いて歩いていているようなものだ。言い換えると、あなたは力を合わせて共生する億兆の細胞――

ヒトのものもそうでないものも――の塊だ。この惑星の他のどの「高等生物」とまさに同様に。英国の環境・漁業・水産養殖科学センターおよびエクセター大学の研究チームで主要メンバーの1人となっているデイヴィッド・バス医師は、次のように論じる。「私たちの体の細胞の圧倒的多数は細菌のものであり、ヒト細胞ではありません。それゆえ、私たちは歩く生態系なのです――たくさんの異なる生物の共同体と相互作用する生態系です[2]」。

なるほど、これは素晴らしい豆知識だ――でも、この事実が具体的にはどのようにアレルギーの来歴に関わってくるのだろう？　あなたはそう考えているだろうか。その答えは、本書を通じてキャスリン・ネイグラー博士ら専門家たちが力強く訴えてきた通りだ。もしヒトの免疫系が全身の役に立つ細胞と害になる細胞のバランスを維持するために存在する、いわば体の天然のキュレーターであるのだとすると、個人の微生物叢は健康増進のためだけでなく、私たちの免疫系がそもそもはたらくしくみを理解するための鍵にもなっているのかもしれない。免疫療法の部分的な成功から判断すると、微生物叢――言い換えれば、ヒト細胞が私たち自身の内なる細菌およびウイルスとどのように相互作用するか――を研究することが、私たちがアレルギーの謎全体を解き明かす助けになるかもしれない。

もし、各種のアレルギーに対する真の「根治療法」があるとすれば、それは、私たちが一般に「バイキン」と称するものと私たちが結ぶ、複雑な関係性と依存性の中に存在するに違いない。なぜなら、結局のところ、一部のバイキンは私たちの敵ではなく、仲間ということになるからだ。そして、適切な混ぜ合わせの微生物群を――私たちの周りにも、中にも――持つことないのだから。

が、私たちの心身の健康に必要だ。私たちはまさに、それらの微生物なしではうまく生きられ

大人になってからずっとウイルスのことを研究しながら過ごしてきた者として、私はこの話には驚かない。ウイルスと細菌はどこにでもいる。これらは生命を組み立てる基本の要素なのだ。最も深い海の底にも、最も枯れ果てた砂漠にも存在する。他の何物も生き延びられない環境だ。それなら、私たち自身の健康と生存に必要とならないわけがないではないか？　私は、自分たちが生態系の一部であり、そこから分離してはいないと知ることに安堵を見出す。もし、私たちが「人間である」ということの意味を再考でき、微生物たちと単に共存するだけでなく、それらとの関係性を育み養うこともできるのであれば、私はアレルギーが天然痘や（少なくとも近年までの）ポリオのように過去のものになる可能性も相当にあると考える。

新型コロナウイルス感染症のパンデミックは、顕微鏡でしか見えない世界に対して人間の行動が影響を与えるしくみ、そして、私たちの免疫系がそうした世界と相互作用するしくみを更によく理解しなければならないという、厳然たる必要性を浮き彫りにした。このパンデミック中の研究で、新型コロナウイルス感染症のリスクは空気中の花粉量に伴い上昇することが示唆された。実のところ、花粉の飛散量によって新型コロナウイルス感染率の分散のうち44％の部分が説明できた。花粉の量が感染率に影響する理由は2つある。

1つめの理由は、花粉の飛散量が多いほど免疫系が弱りやすくなることだ。花粉の粒は免疫系をてきめんに疲弊させ、後からやってくるウイルス粒子の侵入を許す。花粉とウイルスを、

野球場の各所に設けられたゲートに押し寄せる群衆だと想像してみてほしい。入り口を通り抜けようとするウイルスを見つけてつまみ出すには、ウイルスが単独でやってくる場合のほうが、花粉の群れに混じって入り込んでくる場合よりもはるかに易しい。

2つめの理由は、ウイルス粒子が飛散する花粉の粒に付着して、通常よりも長く遠くまで舞いやすくなることだ。こういった複雑な環境相互作用と、それらが私たちの免疫系へ及ぼす影響とが、ある人がパンデミックを生き延びられるか否かの差につながることがある。私たちの基礎的な免疫機能と、免疫系が異なる粒子に応答する様子についてもっとよく知ることが、将来的により有効な予防ツールと治療法を設計する助けになるかもしれない。

私が本稿を書いている時点では、新型コロナウイルス（SARS-CoV-2）のオミクロン変異株がじりじりと感染数増加を引き起こしており、ワクチンを接種していない人々が世界各地で病棟を埋め尽くしつつある。だが、世界は2020年3月から実施された長い検疫隔離とソーシャルディスタンスから脱却しはじめようとしている。新型コロナウイルス感染症に対する各種ワクチン（その大部分はメッセンジャーRNAを用いた革新的なテクノロジーを使ったもの）は、今もこの疾患の重篤な症例を予防するために用いられ、効果を発揮している。

免疫学者とウイルス学者たちは私たちの免疫機能について更に知識を深めたが、私たちの免疫系の反応についての心配は残る。私たちが人との交流を再開する中、免疫系が各種の曝露に対処する能力にソーシャルディスタンス確保と隔離はどんな影響を与えた可能性があるのだろうかと、研究者たちは思案する。

隔離を経て免疫系が「調子を崩して」しまったために、子供

エピローグ　私たちを掻き乱し、死に至らしめる──新型コロナウイルス感染症の時代におけるアレルギー

467

たちが学校生活、キャンプ、友達家族との外出を再開すると通常よりも体調が悪くなるかもしれないという警告も溢れている。

事実を言えば、私たちはこのパンデミックがこれまで自分たちの体にどんな影響を与えたのか知らない。私たちは皆、予期せぬ大規模な自然実験の被験者だ。各地の科学者たちがその展開に追いつこうと必死になっている。新型コロナウイルスによって生み出されたこの全ての死、経済的打撃、社会の分裂の背後に覗く光明は次の通りだ――私たちは、自分たちの免疫系についてもっとよく知り、この状況を抜け出すことだろう。

このパンデミックが始まった時、世界には８０００人ほどの免疫学者たちがいた。私の望みは、新型コロナウイルス感染症と世界中でのアレルギー有病率の高まりを受け、じきにその数が大幅に増えることだ。実のところ、本書の調査を通じて私が出会った免疫学者とアレルギー専門医たちは、私にとって未来への希望を最も与えてくれる存在だ。間違いなく、私が話をした専門家たちは、私がこれまで出会う機会に恵まれた最も賢く、最も寛大で、最も献身的な人々のうちに入る。彼らはアレルギー性反応の謎を解き明かすこと、私たちの免疫の炎症を和らげること、そして、人間が環境と結ぶ関係性のバランスとあり方を改めるため、私たちの科学技術能力を総動員することを心に誓っている。私たちの状況はその能力と配慮を持つ人々の手に委ねられているのだと知ることで、私の夜も眠れぬ不安は減る。あなたにとってもそうなることを、私は願う。

本書の調査と執筆は私を顕著に変えた。私は自分自身の免疫系を助ける方法を探しはじめた

――私は前よりもホールフード〔加工や精製を行っていない、食材本来の形に近い食品〕を多く、加工食品を少なく食べている。シャワーを毎日浴びることと、シーツを頻繁に替えることはやめた。自分のカーボンフットプリント〔活動や商品利用を通じた二酸化炭素排出量〕を減らすことに取り組んだ。私は気候変動と環境保護への対策を支持する政治家候補に投票する。自分の皮膚に使う「モノ」は前より少ない。本書の情報を取り入れ、自身の習慣と行動を再考することを、私はあなたに強く勧める。私たちが自分たち自身と自然界にしてきた一切のことはあれど、それでもなお、私たちには力を合わせて選択肢Bを選ぶ時間がまだあると、私は信じている。

私の父の死――再考

今の私は、父の死に様をはるかによく理解している。私はまた、自分の父とのあらゆるつながり――遺伝的なものと性格を通じてのものの両方――も理解している。父はピリピリした男だった。ベトナム戦争従軍を2回も経験すれば、人はそうなりもするだろう。彼はしばしば不安と憂鬱に陥り、その結果、食べすぎ、タバコを吸いすぎ、酒を飲みすぎることとなった。別の言い方をすれば、私たちの大部分が21世紀の暮らしに対応するのと同じやり方で、彼は20世紀の暮らしに対応したのだ。

蜂のひと刺しが私の父の命を奪ったが、それだけが単独で彼を死なせたのではない。彼が喫煙者でなければ、あの日車の窓を開けておくことはなかっただろうし、そこから蜂が飛び込んでくることもなかっただろう。彼がエピペンを持ち歩かなかったのは値段が高すぎたためだ。彼が喫煙者だったのはストレスで参っていたからだ。彼はどうにか家計のやりくりをしようとしていた。家計のやりくりが必要だったのは大学の教育を受けていなかったからであり、それは、彼が18歳の時に大学の代わりに陸軍に入隊したからだ。そして、彼がそのようにしたのは彼自身の理由によることだ。

父が死んだ時よりも年上になった今、私は人生がいかに複雑なものになりうるか知っている。私もしばしばストレスで参ってしまうし、ありとあらゆる種類の不合理なことをする――例えば、自分もエピペンを持ち歩かないことだとか（といっても、おそらくこれには近く対処するだろうが）。アレルギーが私を魅惑するのは、この均衡を崩した世界でただ生まれて生きていくだけのことによってかかる病だからだ。アレルギーは奇妙な「病」だ。あなた自身の行為によって引き起こされるわけではないが、それと同時に、誰もかれものせいで起きるものでもある。ひどく気分が悪いわけでもないが、調子が良いわけでもない。間違ったものによって免疫反応の引き金が引かれてしまったら、その反応はあなたを守ろうとしながら殺してしまうことになる。

私は、父がこの全てを直感のレベルで理解していたと思う。悲惨な戦争の最中に生き、波乱に満ちた1960年代に育った父だ。彼は意思疎通のすれ違いを理解し、誤った戦いをした時に何が起こるかを知っていた。私がこの旅を始めたのは、父に何が起こったか、そして、私自身や友人の多くに何が起こっているかを知りたかったからだった。当初、私はただ米国のアレルギー問題を診断したいというだけだった。しかし終わりになると、私がいま垣間見はじめたものは、私たちがこれまでにしてしまった環境改変の有様に向き合い、奮闘し、自分たちを取り巻く世界の再形成を続ける中で、私たち皆――人類そのもの――に起こっていることを描いた物語そのものなのだと思う。アレルギーは究極のところ、私たちのヒトとしての脆弱性の問題だ。生物学的な面と、社会的な面の両方で。良くも悪くも、各種のアレルギーは、私たちが皆、このますますピリピリとひりついた世界に共にいることの証明だ。私たちの病状、そして現状を有効に治療するには、私たち全員の力を合わせた取り組みが必要になるだろう。

謝辞

本の執筆はしばしば年単位での共同作業となる。私の場合、調査と執筆に5年以上を費やしてきた。私が本書の着想を得たのは、良き友人であり、医療人類学者兼作家としての仲間でもあるエリック・プレモンスに愚痴っていた時のことだ。エリックが最終的に思い出させてくれたのは、私が学者であり、アレルギーの問題についての良書がないなら自分で書いてもいいのだということだった……そして、私は実際そうした。エリックの果てしない辛抱強さと質の高い助言が、この本を今ある形へと仕上げる助けとなった。良き友人であり同僚であり作家仲間であるビリー・ミドルトンは、この本のさまざまな草稿にじっくり目を通してくれ、それはひたすら、本書をより強力なものとする助けとなった。また、私が情報を集めて最初期の取材を行うのを助けてくれた過去の学生たち、とりわけオリヴィア・シュライバー（本稿を書いている今まさに彼女は医学博士になろうとしており、私はこれ以上なく誇りに思う）に感謝したい。

疲れ知らずの著作権エージェント、イザベル・ブリーカーは、私の書いたものを何から何まで読み、パニックに陥って私がかける電話を毎回とってくれた。……金曜日の午後5時を過ぎた後でもだ。彼女のような著作権エージェントに恵まれるのは何とありがたいことか。素晴らしい担当編集者、ケイトリン・マッケナはこの企画の始動当初からその視野と野望を理解し、それを私たち双方が思い描いた本の形へと私が仕上げるのを助けてくれた。彼女ほど寛大な担当編集者を得る幸運はない。

さらに外側から私を支えてくれたランダムハウスのチームも同じく素晴らしい。ノア・シャピロがその膨大な仕事全てをどのようにやってのけるかは神のみぞ知るが、彼女は実に冷静沈着だ。また、広報を担当してくれている素敵で勤勉なマーケティングチーム――アイエレット・デュラント、モニカ・スタントン、ウィンディ・ドレスティン――にも感謝を伝えたい。そして、あなたが手にしているこの美しい物体を作り出したデザインチーム――サイモン・サリヴァンとグレッグ・モッリーカ――にも多くの謝意を。それからもちろん、制作チームそのもの――レベッカ・バーラント、リチャード・エルマン、エイダ・ヨネナカ――にもたくさんの感謝を。人々がアレルギーの問題について耳を傾けるようにしてくれた広報チーム――ロンドン・キング、マリア・ブレッケル、グレッグ・クービー――に感謝。そして最後に、ランダムハウスで本書を支えてくれた一人一人に感謝を。発行者のアンディ・ワード、副発行者のトム・ペリー、出版責任者補のエリカ・ゴンザレス、ノンフィクション編集長のベン・グリーンバーグ。私はランダムハウスのチームの一部となれたことを非常にありがたく思う。

このプロジェクトの始まりにおいて、私は全米人文科学基金（NEH）のパブリック・スカラーズ助成金を受ける幸運に恵まれた（本書で表明されている一切の見解、発見、結論、助言は、必ずしもNEHのものを反映しているとは限らない）。この助成金のおかげで、私は本書の大部分の調査を実施するために切望していた、教職からの1年間の休みをとることができた。また、同じ助成金により、アレルギーについての米国人の信念と態度の調査費用も賄うことができた。もしあなたがまだ知らないとしたら伝えておきたいのだが、質問調査は異常にカネのかかるものであるため、NEHの多大な助成により自前で1つの調査を実施できたのは幸運だと私は感じたのだ。同じ流れで、友人のウィル・ハートとPSB Insightsに対し、同社のパルス調査にアレルギーについての質問を――無料で――入れさせてくれたことに感謝させてほしい。この好意を私は決して忘れない。また、ニューヨーク医学アカデミーのドクターズ・バリー・アンド・ボビー・コラー貴重書閲覧室、ならびに米国国立医学図書館の素晴らしい司書・職員たちにも感謝したい。最も希少であり、アレルギーの初期の歴史についての最も重要な文書のいくつかを私が見つけ出すのをあなたたちみんなが手伝ってくれた。司書たちが学術調査の知られざる英雄であることをここで言っておかねばならない（同じ流れで言わせてもらうと、皆さん、自分が使っている図書館に支援を！　図書館は常により多くの資金を必要としている）。

私はアレルギーについての知恵を貸してくれた科学者、臨床家、患者の一人一人に最大限の感謝を抱いている。この5年間で話をさせてもらった専門家の方々は、私がこれまでインタビューの楽しみをいただいた中でも特に親切で寛大な人々に含まれる。患者の方々は信じられないほど率直かつ積極的に自身の経験を私に打ち明けてくれ、本書をいっそう心の通った説得力のある本にしてくれた。全員に感謝してもしきれない。しかしながら、特に並々ならぬ協力をしてくれた2人の科学者の名を挙げさせてほしい。1人目はスティーヴ・ギャリ。原稿全体を辛抱強く読み、私の一切の科学的誤りを入念かつ親切に正してくれた。2人目はキャシー・ネイグラー。原稿全体を**2度**読み、私がこの科学的内容全てを正しく説明できているか確かめてくれた――これは私たちの業界では聖者も同然の行いだ。アレルギーの専門家たちは最高だと私が言っている意味がおわかりいただけるだろう。

作家そして思想家としての私を形作ってくれた3人の方々に特別の感謝を。1人目は、ニューハンプシャー大学の元ジャーナリズム学科長であるジェーン・ハリガン。私が作家として身を立てるのだとの考えをどういうわけか諦めなかった人で、今でも折に触れて時間を見つけては私に励ましのメッセージを送ってくれる。彼女は正しかったのだろう。2人目は、比類なき人類学者のシュテファン・ヘルムライヒ。私がもし人類学で博士号を取ったらやりたいことを何でも研究できて、かつそれを楽しめると確信させてくれた人だ。彼は正しかった。そして3人目は、とてつもなく素晴らしい医療人類学者で、カリフォルニア大学バークレー校およびサンフランシスコ校における私の学位論文の指導教員の1人だったヴィンカーン・アダムス。私に、自分のジャーナリズム的側面を受け入れ、それをより良い、かつより人目に触れる医学研究者となるために使うよう忠告してくれた人だ。彼女もまた的確だった。この教授たちは、教員たちがある人の人生の成り行きを無数の形で変えることがあると示す生きた証明である。このような素晴らしいロールモデルたちがいなければ、私はこの原稿を書こうとはしなかっただろう。

そして最後に、私の同僚たち、友人たち、そして私のパートナーのマックスに——世界のありったけの感謝を。手に負えない本を書こうと試みていて、そのことについて絶え間なく話してくる作家に耐えることなど、誰だってしたくはないものだ——でも、みんなはそれをやってくれた！　私との間でこんな面倒で馬鹿げたことは今後決して少しも味わわずに済むからね、と言いたいところだが、私たちは皆、またこんなことが起きると知っているのだ。

【著者紹介】
テリーサ・マクフェイル（Theresa MacPhail）
医療人類学者であり元ジャーナリスト。スティーヴンス工科大学にて科学技術研究分野の准教授として、国際保健、生物医学、疾患についての研究・執筆を行う。カリフォルニア大学バークレー校およびカリフォルニア大学サンフランシスコ校で博士号を取得。

【訳者紹介】

坪子理美（つぼこ　さとみ）

英日翻訳者。博士（理学）。東京大学大学院理学系研究科生物科学専攻博士課程修了。

訳書に『悪魔の細菌：超多剤耐性菌から夫を救った科学者の戦い』『カリコ博士のノーベル賞物語』（中央公論新社）、『クジラの海をゆく探究者〈ハンター〉たち：『白鯨』でひもとく海の自然史』『なぜ科学はストーリーを必要としているのか：ハリウッドに学んだ伝える技術』（慶應義塾大学出版会）、『CRISPR〈クリスパー〉ってなんだろう?：14歳からわかる遺伝子編集の倫理』（化学同人）など。

共著書に『遺伝子命名物語：名前に秘められた生物学のドラマ』（中公新書ラクレ、石井健一との共著）、寄稿書に『アカデミアを離れてみたら：博士、道なき道をゆく』（岩波書店）など。

アレルギー
私たちの体は世界の激変についていけない

2024年9月10日発行

著　者――テリーサ・マクフェイル
訳　者――坪子理美
発行者――田北浩章
発行所――東洋経済新報社
〒103-8345　東京都中央区日本橋本石町 1-2-1
電話＝東洋経済コールセンター　03(6386)1040
https://toyokeizai.net/

カバーデザイン……橋爪朋世
D T P……………アイランドコレクション
印　刷……………TOPPANクロレ
編集担当…………矢作知子
Printed in Japan　　ISBN 978-4-492-04777-4

索引

カ行

サ行

タ行

ナ行

ハ行

マ行

ヤ行

ラ行・ワ行

原注

〔複数の文献はセミコロン（;）で区切っている〕

はしがき　私たちを掻き乱すもの全て

1. David B. K. Golden, “Insect Allergy,” in *Middleton’s Allergy Essentials*, ed. Robyn E. O’Hehir, Stephen T. Holgate, and Aziz Sheikh（Amsterdam: Elsevier, 2017）, 377.
2. Centers for Disease Control, “QuickStats: Number of Deaths from Hornet, Wasp, and Bee Stings, Among Males and Females—National Vital Statistics System, United States, 2000–2017,” *Morbidity and Mortality Weekly Report* 68, no. 29（July 26, 2019）: 649.

第1章　アレルギーとは何か——似て非なるものとの区別

1. Ruby Pawankar, Giorgio Walkter Canonica, Stephen T. Holgate, Richard F. Lockey, “White Book on Allergy 2011–2012 Executive Summary,” *World Allergy Organization*. https://www.worldallergy.org/UserFiles/file/WAO-White-Book-on-Allergy_web.pdf
2. 本書に登場する大部分のアレルギー患者の名前は，プライバシー保護のため変更してある．例外とした少数の人々については，文中で〔実名の〕ファーストネームとラストネームの両方を用いて紹介している．
3. この歴史については，遺伝学，遺伝的体質，そして「正常な」免疫反応としてのアレルギーについての第4章で深く検討していく．
4. J. M. Igea, “The History of the Idea of Allergy,” *Allergy* 68, no. 8（August 2013）: 966–73.
5. Warwick Anderson and Ian R. Mackay, *Intolerant Bodies: A Short History of Autoimmunity*（Baltimore: Johns Hopkins University Press, 2014）, 28.
6. 当時，抗体は顕微鏡下で観察でき，科学者たちは人体が細菌に打ち勝つ上で抗体が鍵となる役割を果たすことを理解していた．しかし，1900年代初期における「antibody〔抗体〕」という用語の使い方は，今日の私たちの使い方とは顕著に異なっていた．

7. 「allergy〔アレルギー〕」という用語が広まるにつれ，ピルケは自身の考案した用語が「hypersensitivity〔過敏症〕」や「overreaction〔過剰反応〕」と統合されることに不満を募らせていった．彼はアレルギーを**ただの**過敏な免疫系の反応と見ることは間違いだと感じた．その見方が，彼のアレルギーの基本理論それ自体を改変してしまうためである．同業の科学者たちによる「アレルギー」の用法を正そうと度々試みることに疲れたピルケは，とうとうこの用語をすっかり手放してしまった．「アレルギー」の意味が免疫などの正の生体反応を指すことはその後二度となくなるのだった．
8. アレルギーに特化した最初の科学論文誌は，1929年発刊の*Journal of Allergy*だった．これは今でもアレルギー分野の主要誌の1つであり，現行の名称は*The Journal of Allergy and Clinical Immunology*である．
9. Warren T. Vaughan, *Allergy and Applied Immunology: A Handbook for Physician and Patient, on Asthma, Hay Fever, Urticaria, Eczema, Migraine and Kindred Manifestations of Allergy* (St. Louis: C. V. Mosby, 1931), 43.
10. George W. Bray, *Recent Advances in Allergy* (*Asthma, Hay-Fever, Eczema, Migraine, Etc.*) (Philadelphia: P. Blakiston's, 1931), 5.
11. William Sturgis Thomas, "Notes on Allergy, circa 1920–1939." ニューヨーク医学アカデミーのドクターズ・バリー・アンド・ボビー・コラー貴重書閲覧室〔血小板生理学の研究で知られるバリー・コラー医師と，歴史家のボビー・コラー博士の夫妻を記念〕で閲覧可能な，バインダー2冊分の私記．これらを見つけ出して私に知らせてくれた，貴重書担当司書の勤勉さに感謝する．
12. 実のところ，19世紀の間，枯草熱は風邪と似た別の感染症だと考えられていた．ただ，アレルゲンに関して誰もコッホの仮説（病原体となる微生物が，疾患にかかった者にしか見出されないこと，患者から採取した試料から培養されること，そして，それら培養液が健康な者に疾患を引き起こすこと）を再現できず，それゆえ，生きた微生物がこの苦しみを引き起こすという科学的証明はできなかった．
13. G. H. Oriel, *Allergy* (London: Bale & Danielsson, 1932), 5.
14. Igea, "History of the Idea of Allergy."
15. Arthur F. Coca, *Asthma and Hay Fever in Theory and Practice. Part I: Hypersensitiveness, Anaphylaxis, Allergy* (Springfield, Ill.: C. C. Thomas,

1931), 4.

16. Thomas A. E. Platts-Mills, Peter W. Heymann, Scott P. Commins, and Judith A. Woodfolk, “The Discovery of IgE 50 Years Later,” *Annals of Allergy, Asthma & Immunology* 116, no. 3 (2016): 179–82.

第2章　アレルギー診断のしくみ――できることと，できないこと

1. 時折，人が皮膚プリックテストまたは皮内テストに対していわゆる「遅発型反応（遅発相反応）」を起こすことがある――皮膚テストの実施から1，2時間後に始まり，検査後6時間から12時間で頂点に達する反応だ．こうした遅発型反応はそもそも記録されないことがよくあり，その背景にある生体機構と生物学的意義はよくわかっていない．

2. Anca Mirela Chiriac, Jean Bousquet, and Pascal Demoly, “Principles of Allergy Diagnosis,” in *Middleton’s Allergy Essentials*, ed. Robyn E. O’Hehir, Stephen T. Holgate, and Aziz Sheikh (Amsterdam: Elsevier, 2017), 123.

3. Samuel M. Feinberg, *Asthma, Hay Fever and Related Disorders: A Guide for Patients* (Philadelphia: Lea & Febiger, 1933), 48.

4. Warren T. Vaughan, *Allergy and Applied Immunology: A Handbook for Physician and Patient, on Asthma, Hay Fever, Urticaria, Eczema, Migraine and Kindred Manifestations of Allergy* (St. Louis: C. V. Mosby, 1931).

5. 血清ＰＫ試験の難点は，他の血液伝播性の疾患（肝炎やAIDSなど）を非アレルギー体質の被験者にうつしてしまう可能性があることだ．これが，血清ＰＫ試験の使用が制限され，厳格に規制されていた一因である．

6. William Sturgis Thomas, “Notes on Allergy, circa 1920–1939.” ニューヨーク医学アカデミーのドクターズ・バリー・アンド・ボビー・コラー貴重書閲覧室で閲覧可能な，バインダー2冊分の私記．

7. Feinberg, *Asthma, Hay Fever and Related Disorders.*

8. Arthur F. Coca, *Asthma and Hay Fever in Theory and Practice. Part I: Hypersensitiveness, Anaphylaxis, Allergy* (Springfield, Ill.: C. C. Thomas, 1931), 322–29.

9. Albert Rowe, *Food Allergy: Its Manifestations, Diagnosis and Treatment, with a General Discussion of Bronchial Asthma* (Philadelphia: Lea &

Febiger, 1931), 21.

10. Guy Laroche, Charles Richet, fils, and François Saint-Girons, *Alimentary Anaphylaxis* (*Gastro-intestinal Food Allergy*) (Berkeley: University of California Press, 1930).
11. Rowe, *Food Allergy*, 20.
12. Chiriac, Bousquet, and Demoly, "Principles of Allergy Diagnosis," 120.
13. T. Ruethers, A. C. Taki, R. Nugraha, et al., "Variability of allergens in commercial fish extracts for skin prick testing" in *Allergy* 2019 (74): 1352–1363.
14. Mahboobeh Mahdavinia, Sherlyana Surja, and Anju T. Peters, "Principles of Evaluation and Treatment," in *Patterson's Allergic Diseases*, 8th ed., ed. Leslie C. Grammer and Paul A. Greenberger (Philadelphia: Wolters Kluwer, 2018), 160–62.(『パターソン臨床アレルギー学』慶應アレルギーセンター訳，メディカル・サイエンス・インターナショナル，2020年〔「Section Ⅲ 検査と治療の原則」内，「10 上気道のアレルギー疾患および関連疾患の放射線学的評価」〕).
15. Mahdavinia, Surja, and Peters, "Principles of Evaluation and Treatment," 159.〔邦訳版情報および該当章は原注14に同じ〕
16. 興味深いことに，リオ医師は，彼の研修医時代には成人期発症型アトピー性皮膚炎は迷信だと考えられていたことを教えてくれた．現在では成人期発症型アトピー性皮膚炎は当時よりも認められている．一方，接触性皮膚アレルギーは成人期に発症するものだとばかり考えられてきたが，それは職業性接触性皮膚アレルギーのせいであった．職業性接触性皮膚アレルギーでは，人々がある物質に繰り返し接触することで感受性が生じる（医療従事者の〔天然ゴム製手袋による〕ラテックスアレルギーなど〔そのため，現在では医療，介護，科学実験等の現場でラテックス不使用の手袋が普及し，その他のアレルゲンとなりやすい添加剤を使用しない手袋も増えている〕).
17. Adnan Custovic, "Epidemiology of Allergic Diseases," in *Middleton's Allergy Essentials*, ed. Robyn E. O'Hehir, Stephen T. Holgate, and Aziz Sheikh (Amsterdam: Elsevier, 2017), 54.「大部分の疫学研究では，アトピー性感作を（中略）もしくは皮膚プリックテスト陽性と定義する．（中略）しかし，『アレル

ギー』検査の陽性結果は，アレルゲン特異的なIgEの存在（血清内であっても，皮膚内のマスト細胞の膜に結合しているものであっても）のみを示すのであり，必ずしもアレルゲン曝露による臨床症状の出現と関連するものではない．実際，アレルギー検査陽性の人々のうち相当の割合が，アレルギー性疾患の徴候を有さないのである」．別の言い方をすれば，全く反応を起こしたことがなくても，臨床的に観察可能な感受性を有していることはありうる．一部の研究では，皮膚プリックテストで形成される膨疹のサイズに，IgE抗体の存在を加えたもののほうが，症状もしくは「アレルギー性疾患」の予測性がより高くなると示唆されている．

18. Scott H. Sicherer and Hugh A. Sampson, “Food Allergy: Epidemiology, Pathogenesis, Diagnosis, and Treatment,” *Journal of Allergy and Clinical Immunology* 133, no. 2 (February 2014): 295.
19. Sicherer and Sampson, “Food Allergy,” 296. たとえ経口食物負荷試験を実施しなかったとしても，標準的な皮膚プリックテストと血清IgE量測定検査が「診断補助に大いに役立つ」と，シッシャラーとサンプソンは主張する．
20. 米国国立アレルギー感染症研究所（NIAID：National Institute of Allergy and Infectious Diseases）の専門家委員会は，「免疫を介した食物による有害反応（例：食物アレルギー）の4カテゴリー（IgE依存型，非IgE依存型，混合型，細胞依存型）を同定した．（中略）食物アレルギーではないものの類似して見えるかもしれない障害が多数ある」(Sicherer and Sampson, “Food Allergy,” 294)．例えば，セリアック病は非IgE依存型だが，皮膚接触アレルギーは細胞依存型だ．
21. Chiriac, Bousquet, and Demoly, “Principles of Allergy Diagnosis,” 123.
22. Chiriac, Bousquet, and Demoly, “Principles of Allergy Diagnosis,” 123.
23. 興味深いことに，皮膚テストの結果が陽性であることが免疫療法を開始する上での必要条件となっている．しかし，皮膚テストは感受性のみを示し，アレルギーの存在を示すものではないため，免疫療法の成功の見極めや，治療中止時期の判断には使い得ない．もし免疫療法が効けば，患者は症状——言い換えればアレルギー——を示すことはもはやなくなるだろうが，感受性——あるいは，アレルギーを起こしやすい傾向——は保持しつづける．それゆえ，免疫療法によって皮膚テストの結果が変わることは決してない．

第3章　アレルギーで溢れたこの世界——アレルギー性疾患の増加を測定する

1. Adnan Custovic, “Epidemiology of Allergic Diseases,” in *Middleton’s Allergy Essentials*, ed. Robyn E. O’Hehir, Stephen T. Holgate, and Aziz Sheikh (Amsterdam: Elsevier, 2017), 52.
2. Custovic, “Epidemiology of Allergic Diseases.”
3. Custovic, “Epidemiology of Allergic Diseases.”
4. Custovic, “Epidemiology of Allergic Diseases.”
5. Custovic, “Epidemiology of Allergic Diseases.”
6. Custovic, “Epidemiology of Allergic Diseases.”
7. Lymari Morales, “More Than 10% of U.S. Adults Sick with Allergies on a Given Day,” Gallup News, November 17, 2010, https://news.gallup.com/poll/144662/adults-sick-allergies-given-day.aspx
8. R. S. Gupta et al., “Prevalence and Severity of Food Allergies Among US Adults,” *JAMA Network Open* 2, no. 1 (2019): e185630.
9. Scott H. Sicherer and Hugh A. Sampson, “Food Allergy: Epidemiology, Pathogenesis, Diagnosis, and Treatment,” *Journal of Allergy and Clinical Immunology* 133, no. 2 (February 2014): 291–302.
10. Custovic, “Epidemiology of Allergic Diseases,” 61.
11. Custovic, “Epidemiology of Allergic Diseases,” 62.
12. 重篤度は測定するのが信じられないほど難しい．それは，患者の主観的なアレルギーの経験が頼りとなるためである．現在のところ，自己申告と臨床での観察以外にアレルギーの重篤度を測定する妥当な基準はない．それでも，私がインタビューしたアレルギー患者の大部分は，年月が経つにつれ自分のアレルギーは重篤度という意味でひどくなってきているとほのめかしていた．特に季節性アレルギー患者ではそれが強く当てはまっていた．
13. A. B. Conrado et al., “Food Anaphylaxis in the United Kingdom: Analysis of National Data, 1998–2018,” *The BMJ* 372 (2021): n251.
14. Custovic, “Epidemiology of Allergic Diseases,” 61–62.

第4章　アレルギー体質——「正常な」免疫反応としてのアレルギー

1. ここで私が語り直すポルティエとリシェの発見譚の大半は，以下の2つの情報源

に依拠している．“The ancestry of allergy: being an account of the original experimental induction of hypersensitivity recognizing the contribution of Paul Portier” in *Journal of Allergy and Clinical Immunology* 75, no. 4 (April 1985): 485–495; Sheldon G. Cohen and Myrna Zeleya-Quesada, “Portier, Richet, and the discovery of anaphylaxis: A centennial,” in *The Allergy Archives: Pioneers and Milestones*, Volume 110, Issue 2 (2002): 331–336.

2. ポルティエは自身で研究を行ったのに加え，1908年のパリ海洋研究所（アルベール1世が出資）開所時にはその所長に就任し，海洋生物学分野での博士論文の指導を延べ100件以上務めることとなった．

3. 残念なことに，リシェもまた，非白人種の生物学的劣等性を信じていた．彼は1935年に死ぬまで優生学への熱い関心を持ちつづけた．

4. Humphry Rolleston, *Idiosyncrasies* (London: Kegan, Paul, Trench, Trubner & Co., 1927).

5. Laurence Farmer and George Hexter, *What's Your Allergy?* (New York: Random House, 1939), 8–9. 同じ文章の後の方では，ハッチンソンがこのように嘆いた言葉も引用されている．「特異体質に関する限り，医学は目隠し鬼遊びをしているも同然だった」(17).

6. 興味深いことに，アーサー・コカはこれら入手可能なアトピーの「遺伝性の統計学的研究」に疑問を抱いていた．第一に，これらの調査で家族歴について質問を受けた人々は，質問に答えられたということから「基本的に知能が高く，用語の意味に充分精通しているに違いない」．結局のところ，枯草熱や喘息というものが何なのかわかっていなければ，自分の親類がその病を抱えているかどうかをどうやって判断できるというのか？　第二に，これらの質問の答えを知っていると期待できるのは，親戚と実際の交流があった人々のみである．えば，ずっと前に死んだ先祖が喘息を患っていたかどうか，確かなところりようがない．第三に，もし患者が若すぎた場合，その症状の全てが出時期にはまだ至っていなかったかもしれず，そうなれば統計を狂わせことだろう．また，もし質問を受けた人が米国に住んではいたもヨーロッパ出身だったとしたら，アメリカにしか存在しないものヨーロッパにしか存在しないものへの感受性に関するデータはかもしれない．同じ考え方で，もしある人が自分のアレルゲン

とが全くなければ，そのアレルゲンに対して感受性があることは自分で知りようもない．——どうやら，自己申告の調査から妥当な統計値を得ることの難しさはアレルギー学の最初期からアレルギー研究者を悩ませており，新しい問題では全くないようだ．Arthur F. Coca, *Asthma and Hay Fever in Theory and Practice. Part I: Hypersensitiveness, Anaphylaxis, Allergy* (Springfield, Ill.: C. C. Thomas, 1931): 42.

7. William Sturgis Thomas, "Notes on Allergy, circa 1920–1939." ニューヨーク医学アカデミーのドクターズ・バリー・アンド・ボビー・コラー貴重書閲覧室で閲覧可能な，バインダー2冊分の私記．
8. Guy Laroche, Charles Richet, fils, and François Saint-Girons, *Alimentary Anaphylaxis* (*Gastro-intestinal Food Allergy*) (Berkeley: University of California Press, 1930).
9. Rolleston, *Idiosyncrasies*, 42.
10. W. Langdon-Brown, "Allergy, Or, Why One Man's Meat Is Another's Poison," Abstract of Lecture Given Before the Cambridge University Medical Society〔ケンブリッジ大学医学会講演要旨〕, October 19, 1932.
11. 大して愉快ではない豆知識を1つ．子供の病は母親の遺伝的特徴もしくは行動によって引き起こされるとしばしば考えられていた．例えば，重い喘息持ちの子供はしばしば母親と引き離されたが，それは母親の不安またはノイローゼが子供の発作に寄与していると考えられたためだ．医学における母親と女性への偏見はこの時代を通して蔓延していた．不幸なことに，医学診断におけるジェンダーバイアスは今でも女性患者にもたらされる臨床的結果〔診断，疾患への罹患，治療効果など〕の格差に寄与している．これらの問題をよくまとめた概説書としては，次を参照のこと．Maya Dusenbery, *Doing Harm: The Truth About How Bad Medicine and Lazy Science Leave Women Dismissed, Misdiagnosed, and Sick* (New York: HarperOne, 2018).
12. これは主として，アナフィラキシーの研究が実験動物のみを対象として行われ，ヒトでの調査が行われていなかったことによる．研究室内でさまざまな条件を揃えた上で行う実験の結果は，実世界で観察される現象よりも画一的に見えることがある．

    Arthur F. Coca, *Asthma and Hay Fever in Theory and Practice. Part I:*

Hypersensitiveness, Anaphylaxis, Allergy (Springfield, Ill.: C. C. Thomas, 1931).

14. Walter C. Alvarez, *How to Live with Your Allergy* (New York: Wilcox & Follett, 1951).
15. Samuel M. Feinberg, *Allergy Is Everybody's Business* (Chicago: Blue Cross Commission, 1953).
16. 喘息は〔女子よりも〕男子で有病率が高いが，それ以上に成人女性で有病率と重篤度が高い．テストステロンは喘息の引き金となる免疫細胞 (ILC2) の産生を抑制する．エストロゲンには炎症作用があり，女性が妊娠中に〔喘息やアレルギー等の〕変化を訴えることがよくあるのもそれが理由である．
17. H. Milgrom and H. Huang, "Allergic Disorders at a Venerable Age: A Mini-review," *Gerontology* 60, no. 2 (2014): 99–107. 免疫系の老化と細菌構成の変化は高齢者のアレルギー悪化につながりうる．高齢者の5%から10%がアレルギー性疾患を抱えており，その割合は高まっている．
18. F. Hörnig et al., "The LINA Study: Higher Sensitivity of Infant Compared to Maternal Eosinophil/Basophil Progenitors to Indoor Chemical Exposures," *Journal of Environmental and Public Health* (2016). 可塑剤〔プラスチック素材を軟らかくするために添加される溶剤〕の濃度が高いほどアレルギーの発症リスクが高い (母親の尿中のフタル酸ブチルベンジル (BBP) の濃度により測定)．妊娠中のフタル酸エステル類への曝露と母乳授乳の組み合わせが，2型ヘルパーT細胞 (Th2) のリプレッサー遺伝子群にエピジェネティックな変化をもたらす．
    アレルゲン感受性が受け継がれることについての議論は，Rasha Msallam et al., "Fetal Mast Cells Mediate Postnatal Allergic Responses Dependent on Maternal IgE," *Science* 370 (November 20, 2020): 941–50を参照．母親 (少なくともマウスモデルにおいて) は，アレルギーを子供たちに受け渡すことがある．妊娠中にあるアレルゲン (この研究の場合ではブタクサ) に曝露されると，IgE抗体は胎盤を通じて胎児へと移行し，胎児のマスト細胞と結合する．この子供たちが出産されれば，初めてブタクサに曝露された時からアレルゲンに対する反応を (他のアレルゲン——この研究の場合ではチリダニ——に対する場合よりも) 起こしやすくなる．この研究で見られた感受性の伝播はわずか

数週間しか続かず，大部分は6週間を迎えるまでに消え去った．とはいえ，この研究（シンガポールで，シンガポール科学技術研究所〔A*STAR：Agency for Science Technology and Research〕とデューク・シンガポール国立大学〔Duke-NUS〕医学部の科学者たちによって行われた）は，アレルゲン感受性が理論的にはヒトでもかなり同様の形で受け継がれることを示している．

19. Åsa Johansson, Mathias Rask-Andersen, Torgny Karlsson, and Weronica E. Ek, “Genome-Wide Association Analysis of 350 000 Caucasians from the UK Biobank Identifies Novel Loci for Asthma, Hay Fever and Eczema,” *Human Molecular Genetics* 28, no. 23 (2019): 4022–41. これらの遺伝子断片のうち，実に41個は他の研究で同定されたことのないものだった．この研究は，英国のUKバイオバンク〔中高年の志願者約50万人を対象に，遺伝的特徴と環境要因が健康状態等の表現型に与える影響を追跡調査する〕と23andMe〔米国の消費者向け遺伝子検査企業〕のデータを用いて，スウェーデンのウプサラ大学とSciLifeLab〔健康・環境研究に重点を置いた国立の分子生物科学研究拠点〕により行われた．

20. フィラグリンの多型とアレルギー性疾患の関係はそれ以前に仮定されていたが，出生コホート研究はこれが初めてだった．

21. Hans Bisgaard, Angela Simpson, Colin N. A. Palmer, Klaus Bønnelykke, Irwin Mclean, Somnath Mukhopadhyay, Christian B. Pipper, Liselotte B. Halkjaer, Brian Lipworth, Jenny Hankinson, Ashley Woodcock, and Adnan Custovic. “Gene-Environment Interaction in the Onset of Eczema in Infancy: Filaggrin Loss-of-Function Mutations Enhanced by Neonatal Cat Exposure,” in *PLoS Medicine* 2008 Jun; 5 (6): e131.

22. 不運なことに，この対処法では必ずしも湿疹の発症そのものを予防できることにはならない．全米湿疹協会によれば，湿疹のある成人の大部分は幼少期にその疾患を抱えていた一方，約25％は，最初に症状が出たのは成人期だったと報告しているという．これは一般的に「成人期発症型湿疹」と称される．

23. 興味深いことに，守りが「ゆるい」皮膚（リーキー・スキン）のせいで脆弱性のある一定数の小児の体には，室内塵ダニやゴキブリなどに由来する環境アレルゲンがかなり侵入しやすくなり，湿疹と喘息の引き金になる可能性がある．ムコパディエイ医師による猫の研究は，特定の環境曝露とリーキー・スキンの関係を

解き明かすのに役立つ更なる出生コホート研究の呼び水となるかもしれない．

24. NIHの他の科学者たちも，*BACH2*という遺伝子がアレルギー性疾患と自己免疫疾患の両方の発症において役割を果たすかもしれないことを見出している．まず，自己免疫疾患患者由来の試料を用いたあるゲノムワイド関連解析研究により，この遺伝子が炎症性免疫反応の制御を行っている可能性が挙がった．2013年のある研究では，NIHの研究者たちが*BACH2*の発現が免疫系のT細胞の抗原への応答の仕方──炎症を起こすか，反応を制御するか──を決める重要な因子であることを見出した．この研究についてNIHが出したプレスリリースで，プロジェクトの主宰者を務めたニコラス・P・レスティーフォはこう説明した．「この遺伝子〔*BACH2*〕が著名な作曲家のバッハ〔Bach〕と同じ名前を持つのはふさわしいことだ．この遺伝子は免疫反応の多数の要素を指揮してまとめ上げるためである．免疫反応においては，オーケストラの多種多様な楽器が交響曲を奏でる時のように，各要素が一団となって調和のとれた働きをしなければならない」．このプレスリリースが紹介した論文は次の通り．R. Roychoudhuri et al., "*BACH2* Represses Effector Programmes to Stabilize Treg-mediated Immune Homeostasis," *Nature*, online, June 2, 2013.〔『ネイチャー』本誌の掲載号・年・ページは 498 (2013): 506–510.〕
25. S. H. Sicherer, T. J. Furlong, H. H. Maes, R. J. Desnick, H. A. Sampson, B. D. Gelb, "Genetics of peanut allergy: a twin study," *Journal of Allergy and Clinical Immunology* 106 (July 2000) (1 Pt 1): 53–56.
26. この研究はジョナサン・キプニス（Jonathan Kipnis）博士らによって実施されたもの．ミルナー医師はその内容を，2019年にNIHのキャンパスで行ったインタビューで私に要約して説明した．J. Herz, Z. Fu, K. Kim, et. al., "GABAergic neuronal IL-4R mediates T cell effect on memory," in *Neuron* 109, no. 22 (November 17, 2021): 3609–3618.
27. A. A. Tu, T. M. Gierahn, B. Monian, et al., "TCR sequencing paired with massively parallel 3' RNA-seq reveals clonotypic T cell signatures," *Nature Immunology* 20 (2019): 1692–1699.
28. G. William Wong et al., "Ancient Origin of Mast Cells," *Biochemical and Biophysical Research Communications* 451, no. 2 (2014): 314–18.
29. Hadar Reichman et al., "Activated Eosinophils Exert Antitumorigenic

Activities in Colorectal Cancer," *Cancer Immunology Research* 7, no. 3 (2019): 388–400. テルアビブ大学で行われたこの研究では，好酸球が悪性細胞を除去することにより結腸がんと戦う役に立つかもしれないことが見出された．275の患者由来腫瘍試料の中で，好酸球の数が多いものほど，がんの重症度が低い傾向があった．

30. Martin Metz et al., "Mast Cells Can Enhance Resistance to Snake and Honeybee Venoms," *Science* 313, no. 5786 (2006): 526–30.
31. 読者の中でリシェが過去にカツオノエボシの毒素を使って行った実験について不思議に思っている方々に説明すると，全ての毒素が化学的な意味で似たようにできているわけではない．リシェには現代の科学技術は使えなかったため，おそらく，マスト細胞の活性化がもたらしていたかもしれない最小限の保護効果は何ら測定できなかったことだろうし，いずれにしても，マスト細胞の複雑な機能がそもそも発揮されるに至っていなかった可能性がある．
32. ギャリは，今まで毒素に対する抗体を用いた治療法を誰一人考案しようとさえしてこなかったのはそれが理由だろうと述べた——そんなことをしてもカネにならないのだ．

第5章　自然のしくみ，絶不調

1. Charles H. Blackley, *Experimental Researches on the Causes and Nature of Catarrhus Aestivus (Hay-Fever or Hay-Asthma)* (London: Baillière, Tindall & Cox, 1873). 以降のブラックレイの議論は全てこの本から選り抜いたものだ——彼の花粉と枯草熱についての研究全体が最初に発表された原出版物である．
2. Laurence Farmer and George Hexter, *What's Your Allergy?* (New York: Random House, 1939). 長い間，ハウスダストのようなありきたりな物質がアレルギーを引き起こすことなどありえないと考えられていた．このファーマーとヘクスターによる文章〔『*What's Your Allergy?*』〕と1917年の著述に引用されているところでは，ロバート・クック医師がこの関係を証明するために詳細な訴えを行ったものの，環境中の物質が反応を引き起こしうると他の医師たちが認めるまでには何年もかかった．
3. 彼はまた，特定の種類の花粉が粘膜を通り抜けて体内を循環し，他の症状を引き起こすこともあるかもしれないと考えた．

4. ブラックレイはまた，凧を使って空中の高層には地表近くよりもはるかに花粉が多く存在することを示す実験群を行った．これにより，彼は花粉が膨大な距離にわたって運ばれることがあり，牧草地，草原，その他の植生からはるかに隔たった場所でも枯草熱という疾患を引き起こすのだと信じるようになった．それでも，標高の高いところでは植生が乏しい——そして種類が異なる——ために，山地の空気には花粉が含まれない傾向があった．だが，ブラックレイは自身の医師業も忙しい中，山地へ密かに逃れて実験をすることはできなかったため，その証明はできなかった．

5. ブラックレイはマンチェスター市の郊外で実験を行い，その後もう少しだけ市の中心部に入って再度の実験を行った．花粉の測定数は草原での値ほど高くはなかったものの，似たパターンで増減し，似た症状を生じさせた．

6. August A. Thommen, *Asthma and Hay Fever in Theory and Practice. Part III: Hay Fever* (Springfield, Ill.: C. C. Thomas, 1931).

7. Farmer and Hexter, *What's Your Allergy?*. アレルギーの細菌説を最初に提唱したのは，物理学者のヘルマン・フォン・ヘルムホルツで，彼自身も枯草熱の患者であり，自身の痰を検査して細菌を見つけていた．

8. その後アナは引退し，何時間も顕微鏡を覗き込むことのない暮らしを味わっている．

9. 空気品質のモニタリングと研究が実際に始まったのは1940年代だが，本格的に発展したのは米国議会が1970年大気浄化法改正法〔通称マスキー法〕を承認した後だ．

10. Denise J. Wooding et al., "Particle Depletion Does Not Remediate Acute Effects of Traffic-Related Air Pollution and Allergen: A Randomized, Double-Blind Crossover Study," *American Journal of Respiratory and Critical Care Medicine* 200, no. 5 (2019): 565–74.

11. Mark Jackson, *Allergy: The History of a Modern Malady* (London: Reaktion Books, 2009). (『アレルギー：現代病の歴史』稲毛英介訳，大塚宜一監訳，時空出版，2021年). マーク・ジャクソンの著書はこの歴史的変遷を追っている．ここ米国では，貧困の中に生まれた子供たちは喘息を発症するリスクが格段に大きく，それは環境リスク要因による部分が大きい．この社会経済的地位とアレルギーリスクの関連については第6章で更に詳しく見ていく．

12. World Health Organization, “Asthma Fact Sheet,” May 11, 2022, https://www.who.int/news-room/fact-sheets/detail/asthma
13. 本書のための下調べをしていた際，私はニューオーリンズでウーバーの運転手と，ハリケーン「カトリーナ」後にアレルギーと喘息がいかに悪化したかという会話をした．彼曰く，犯人はカビだという．
14. A. Sapkota et al., “Association Between Changes in Timing of Spring Onset and Asthma Hospitalization in Maryland,” *JAMA Network Open* 3, no. 7 (2020).
15. S. C. Anenberg, K. R. Weinberger, H. Roman, J. E. Neumann, A. Crimmins, N. Fann, J. Martinich, P. L. Kinney, “Impacts of oak pollen on allergic asthma in the United States and potential influence of future climate change,” in *Geohealth* 1, no. 3 (May 2017): 80–92.
16. Nathan A. Zaidman, Kelly E. O’Grady, Nandadevi Patil, Francesca Milavetz, Peter J. Maniak, Hirohito Kita, Scott M. O’Grady, “Airway epithelial anion secretion and barrier function following exposure to fungal aeroallergens: Role of oxidative stress,” in *American Journal of Physiology–Cell Physiology* 313 (2017): C68–C79.

第6章　自業自得？　現代のライフスタイルとアレルギー

1. George W. Bray, Recent Advances in Allergy, 1931: 46.
2. William Sturgis Thomas, “Notes on Allergy, circa 1920–1939.” ニューヨーク医学アカデミーのドクターズ・バリー・アンド・ボビー・コラー貴重書閲覧室で閲覧可能な，バインダー2冊分の私記．
3. Warren T. Vaughan, *Allergy and Applied Immunology: A Handbook for Physician and Patient, on Asthma, Hay Fever, Urticaria, Eczema, Migraine and Kindred Manifestations of Allergy* (St. Louis: C. V. Mosby, 1931).
4. Samuel M. Feinberg, *Allergy in General Practice* (London: Henry Kimpton, 1934): 32.
5. Laurence Farmer and George Hexter, *What’s Your Allergy?* (New York: Random House, 1939): 182. 興味深い余談を1つ．ファーマーとヘクスターの両著者が自分たちの主張の根拠として用いた全ての症例研究のうち，男性のも

のは1例のみだった.

6. Arthur Coca, *Asthma and Hay Fever in Theory and Practice* (Springfield, Ill.: C. C. Thomas, 1931): 214–218.
7. Albert Rowe, *Food Allergy: Its Manifestations, Diagnosis and Treatment, with a General Discussion of Bronchial Asthma* (Philadelphia: Lea & Febiger, 1931), 21.
8. 医学の内部には，アレルギーを「弱者」の疾患とする過去の概念形成過程と同様の，それよりも大幅に長きにわたり，より複雑で根深い，ジェンダーと人種による偏見の歴史がある．医学の歴史には事例が溢れており——ヒステリーと慢性疲労症候群は，読者にとってより馴染み深いかもしれないごく2つの例に過ぎない——，私にはその実態を充分に示すページの余地がないものの，Google《グーグル》 Scholar《スカラー》〔学術文献の検索エンジン〕で「medical bias〔医学のバイアス〕」を検索すればこの件について何千もの学術文献が出てくるだろう．
9. Walter C. Alvarez, *How to live with your allergy* (Mayo Foundation, 1951): 36.
10. Samuel Feinberg, *One Man's Food* (Chicago: Blue Cross Commission, 1953): 2–3.
11. Allergy Foundation of America, *Allergy: its mysterious causes and modern treatment* (1967). この小冊子はニューヨーク医学アカデミーで閲覧可能.
12. Robert Cooke, *Allergy in Theory and Practice* (Philadelphia: Saunders, 1947): 323.
13. Michigan State University, "Here's How Stress May Be Making You Sick," *ScienceDaily*, January 10, 2018, https://www.sciencedaily.com/releases/2018/01/180110132958.htm; Helene Eutamene, Vassilia Theodoru, Jean Fioramonti, and Lionel Bueno, "Acute Stress Modulates the Histamine Content of Mast Cells in the Gastrointestinal Tract Through Interleukin-1 and Corticotropin-Releasing Factor Release in Rats," *Journal of Physiology* 553, pt. 3 (2003): 959–66, doi: 10.1113/jphysiol.2003.052274; Mika Yamanaka-Takaichi et al., "Stress and Nasal Allergy: Corticotropin-Releasing Hormone Stimulates Mast Cell Degranulation and Proliferation in Human Nasal Mucosa," *International Journal of Molecular Sciences* 22, no. 5 (2021): 2773,

doi: 10.3390/ijms22052773.

14. K. Harter et al., "Different Psychosocial Factors Are Associated with Seasonal and Perennial Allergies in Adults: Cross-Sectional Results of the KORA FF4 Study," *International Archives of Allergy and Immunology* 179, no. 4 (2019): 262–72. 研究に参加した人々の平均年齢は61歳だった．異なる年齢層，あるいはジェンダーによって，研究で見出された相関がどうなるかを見てみるのは興味深いかもしれない．

15. これは悪循環であり，かつ，患者自身が必ずしも自分で止められるとは限らないものだ．アレルギーの社会的側面については第10章で再考する．

16. D. P. Strachan, "Hay Fever, Hygiene, and Household Size," *BMJ* 299 (1989): 1259–60.

17. Onyinye I. Iweala and Cathryn R. Nagler, "The Microbiome and Food Allergy," *Annual Review of Immunology* 37 (2019): 379.

18. G. A. W. Rook, C. A. Lowry, and C. L. Raison, "Microbial 'Old Friends,' Immunoregulation and Stress Resilience," *Evolution, Medicine, and Public Health* 1 (January 2013): 46–64.

19. Erika von Mutius, "Asthma and Allergies in Rural Areas of Europe," *Proceedings of the American Thoracic Society* 4, no. 3 (2007): 212–16:「これらの発見は，動物農場の家畜小屋由来の粉塵が強い免疫調節物質を含むことと，これら未知の物質がアレルギー性喘息のマウスモデルにおいてアレルギー感作，気道炎症，気道過敏性を抑制することを示唆する」．

20. J. Riedler et al., "Exposure to Farming in Early Life and Development of Asthma and Allergy: A Cross-Sectional Survey," *Lancet* 358, no. 9288 (October 6, 2001): 1129–33. 彼らの発見は次の通りである．1歳になる前の家畜小屋への曝露と農場産牛乳の摂取は，喘息（1%対11%），花粉症（3%対13%），アトピー感作（12%対29%）の発生率の低さと相関していた．最小レベルの喘息発生率は，5歳になるまで家畜小屋にたびたび曝露されていたことと相関していた．

21. Christophe P. Frossard et al., "The Farming Environment Protects Mice from Allergen-Induced Skin Contact Hypersensitivity," *Clinical & Experimental Allergy* 47, no. 6 (2017): 805–14.

22. Hein M. Tun et al., “Exposure to Household Furry Pets Influences the Gut Microbiota of Infant at 3–4 Months Following Various Birth Scenarios,” *Microbiome* 5, no. 1 (2017).

23. G. T. O’Connor et al., “Early-Life Home Environment and Risk of Asthma Among Inner-City Children,” *Journal of Allergy and Clinical Immunology* 141, no. 4 (2018): 1468–75.

24. J. K. Y. Hooi et al., “Global Prevalence of *Helicobacter pylori* Infection: Systematic Review and Meta-Analysis,” *Gastroenterology* 153, no. 2 (August 2017): 420–29.

25. M. J. Blaser, Y. Chen, and J. Reibman, “Does *Helicobacter pylori* Protect Against Asthma and Allergy?” *Gut* 57, no. 5 (2008): 561–67.〔この論文の第一著者であるブレイザーの著書にも同様の言及がある（『失われてゆく，我々の内なる細菌』マーティン・J・ブレイザー著，山本太郎訳，みすず書房，2015年）.〕

26. Nils Oskar Jõgi et al., “Zoonotic Helminth Exposure and Risk of Allergic Diseases: A Study of Two Generations in Norway,” *Clinical & Experimental Allergy* 48, no. 1 (2018): 66–77. 微生物叢への曝露が保護的であるとの考えは，寄生虫に対しても拡大されてきた．私たちの免疫系の少なくとも一部が，私たちの自然環境に幾多の寄生生物が絶え間なく存在してきたことに対抗する形で進化してきたとするこの理論については，多様な文献——科学的なものも一般向けのものの——がある．衛生仮説にも密接に関連するこの理論は，寄生虫がいなければ，ヒトの免疫系はもっと害の少ない他の物質に対して過剰反応しやすくなると示唆するものだ．とはいえ，新たな研究は腸管寄生虫への感染に保護作用があるかもしれないという推測に真っ向から反論している．ノルウェーのベルゲン大学の研究者たちは，一般的な腸管寄生虫である寄生蠕虫に感染している子供たちは，喘息とアレルギーにかかるリスクが4倍だったことを見出した．

27. “Half of Ugandans Suffer from Allergy—Study,” *The Independent*, July 25, 2019, https://www.independent.co.ug/half-of-ugandans-suffer-from-allergy-study/

28. George Du Toit, M.B., B.Ch., Graham Roberts, D.M., Peter H. Sayre, M.D.,

Ph.D., Henry T. Bahnson, M.P.H., Suzana Radulovic, M.D., Alexandra F. Santos, M.D., Helen A. Brough, M.B., B.S., Deborah Phippard, Ph.D., Monica Basting, M.A., Mary Feeney, M.Sc., R.D., Victor Turcanu, M.D., Ph.D., Michelle L. Sever, M.S.P.H., Ph.D., et al., for the LEAP Study Team, "Randomized Trial of Peanut Consumption in Infants at Risk for Peanut Allergy," in *New England Journal of Medicine* 372 (2015): 803–813.

29. Victoria Soriano et al., "Has the Prevalence of Peanut Allergy Changed Following Earlier Introduction of Peanut? The EarlyNuts Study," *Journal of Allergy and Clinical Immunology* 147, no. 2 (2021). 2018年から2019年にかけてこの「アーリーナッツ（EarlyNuts)」研究の対象となった1,933人の乳児を，2007年から2011年にかけて「ヘルスナッツ（HealthNuts)」研究の対象となった5,276人の乳児と比較した，メルボルンでのある研究より．ガイドラインは2016年に変更され，ピーナッツとその他のアレルゲン性食品を月齢12ヶ月になる前に早期導入することが推奨されるようになった．
30. T. Feehley, C. H. Plunkett, R. Bao, et al., "Healthy infants harbor intestinal bacteria that protect against food allergy," in *Nature Medicine* 25 (2019): 448–453.
31. Brigham and Women's Hospital Press Release, "New Therapy Targets Gut Bacteria to Prevent and Reverse Food Allergies," June 24, 2019. https://www.brighamandwomens.org/about-bwh/newsroom/press-releases-detail?id=3352
32. J. M. Anast, M. Dzieciol, D. L. Schultz, et al., "*Brevibacterium* from Austrian hard cheese harbor a putative histamine catabolism pathway and a plasmid for adaptation to the cheese environment," in *Scientific Reports* 9 (2019): 6164.
33. S. R. Levan, K. A. Stamnes, D. L. Lin, et al., "Elevated faecal 12,13-diHOME concentration in neonates at high risk for asthma is produced by gut bacteria and impedes immune tolerance," in *Nature Microbiology* 4 (2019): 1851–1861.
34. Emilie Plantamura et al., "MAVS Deficiency Induces Gut Dysbiotic Microbiota Conferring a Proallergic Phenotype," *Proceedings of the National Academy of Sciences* 115, no. 41 (2018): 10404–9.

35. Iweala and Nagler, “The Microbiome and Food Allergy.”
36. Institut Pasteur, “Discovery of a Crucial Immune Reaction When Solid Food Is Introduced That Prevents Inflammatory Disorders,” press release, March 19, 2019, https://www.pasteur.fr/en/press-area/press-documents/discovery-crucial-immune-reaction-when-solid-food-introduced-prevents-inflammatory-disorders
37. 抗生物質が犯人だという考えに対する1つの批判は，これは〔因果関係ではなく〕相関関係であり，特に，抗生物質を与えられた子供の全員がアレルギーを発症するわけではないことから，真犯人は抗生物質そのものではなく〔抗生物質を使う理由となった〕感染症なのではないかというものだ.
38. Zaira Aversa et al., “Association of Infant Antibiotic Exposure with Childhood Health Outcomes,” *Mayo Clinic Proceedings* 96, no. 1 (2021): 66–77.
39. Joseph H. Skalski et al., “Expansion of Commensal Fungus *Wallemia mellicola* in the Gastrointestinal Mycobiota Enhances the Severity of Allergic Airway Disease in Mice,” *PLOS Pathogens* 14, no. 9 (2018).
40. Anna Vlasits, “Antibiotics Given to Babies May Change Their Gut Microbiomes for Years,” *STAT*, June 15, 2016, https://www.statnews.com/2016/06/15/antibiotics-c-sections-may-change-childs-health-for-the-long-term/
41. Galya Bigman, “Exclusive Breastfeeding for the First 3 Months of Life May Reduce the Risk of Respiratory Allergies and Some Asthma in Children at the Age of 6 Years,” *Acta Paediatrica* 109, no. 8 (2020): 1627–33.
42. R. Bao et al., “Fecal Microbiome and Metabolome Differ in Healthy and Food-Allergic Twins,” *Journal of Clinical Investigation* 131, no. 2 (January 19, 2021). 乳幼児の双子における糞便研究では，腸内の微生物群――および，食事由来の代謝物――の違いが食物アレルギーの原因となっているかもしれないことが示唆されている．腸内微生物叢に起きた変化は，生活様式の因子や食生活の何らかの変化にかかわらず成人期まで持続する．この〔論文を解説した別の〕記事では，ケアリー・ナドーの言葉として，ヨーグルトを食べることが有益かどうかを知りたがって多くの人々がグーグル検索を行うだろうと記している．そして，彼ら〔ナドーらこの論文の著者たち〕はこれらの物事の間に

因果関係を見出すことはできないものの，強い相関関係は存在している．そのため，今のところは，何を食べるべきかという確固たる助言はない．〔ここで言及された解説記事は次の通り（訳者調べ）．News-Medical Life Sciences, “Fecal microbiome and metabolome vary in healthy and food-allergic twins, shows study,” *News Medical*, January 19, 2021, https://www.news-medical.net/news/20210119/Fecal-microbiome-and-metabolome-vary-in-healthy-and-food-allergic-twins-shows-study.aspx（last accessed March 25, 2024）.〕

43. Cheng S. Wang et al., “Is the Consumption of Fast Foods Associated with Asthma or Other Allergic Diseases?” *Respirology* 23, no. 10（2018）: 901–13.
44. Shashank Gupta et al., “Environmental Shaping of the Bacterial and Fungal Community in Infant Bed Dust and Correlations with the Airway Microbiota,” *Microbiome* 8, no. 1（2020）: 115.
45. 厳密に言えば，アルファガルアレルギー（この章の後ほどで見ていく）は新たなアレルギーだが，〔他の食物アレルギーと〕同じアレルギー経路の引き金を引くわけではない．それゆえ，これらのことを考えるとα-galアレルギーは食物アレルギーであるとも，そうではないともいえる．
46. Samuel Feinberg, *One Man’s Food*（Chicago: Blue Cross Commission, 1953）: 6.
47. 重要な余談として，パラーは湿疹をアレルギー性の疾患とする分類に同意していない．彼女の意見では，湿疹はアレルギー性の誘発因子を持つせいで他のアレルギーと一緒くたにされているのだという．彼女はまた，数値がアトピーマーチの真の証拠を示すとは考えていない．
48. Iweala and Nagler, “The Microbiome and Food Allergy,” 378.
49. Jaclyn Parks et al., “Association of Use of Cleaning Products with Respiratory Health in a Canadian Birth Cohort,” *Canadian Medical Association Journal* 192, no. 7（2020）.
50. European Lung Foundation, “Exposure to Cadmium in the Womb Linked to Childhood Asthma and Allergies,” *ScienceDaily*, September 2, 2020, www.sciencedaily.com/releases/2020/09/200902182433.htm. 子供たちは8歳になった時点で，何らかのアレルギーを抱えているかを調べる追跡調査を受けた．
51. Susanne Jahreis et al., “Maternal Phthalate Exposure Promotes Allergic

Airway Inflammation over 2 Generations Through Epigenetic Modifications," *Journal of Allergy and Clinical Immunology* 141, no, 2 (2018): 741–53.
52. アレルギーはまた，早く離乳させすぎた子ブタでもよく見られるが，ウシでは今も非常に稀である．
53. Christine H. Chung, Beloo Mirakhur, Emily Chan, Quynh-Thu Le, Jordan Berlin, Michael Morse, Barbara A. Murphy, Shama M. Satinover, Jacob Hosen, David Mauro, Robbert J. Slebos, Qinwei Zhou, Diane Gold, Tina Hatley, Daniel J. Hicklin, Thomas A. E. Platts-Mills. "Cetuximab-induced anaphylaxis and IgE specific for galactose- α -1,3-galactose," in *New England Journal of Medicine* 358, no. 11 (March 2008): 1109–1117.
54. 二重盲検経口負荷試験が食物アレルギー診断の究極的判断基準でありつづける理由はこれだ．臨床医も患者（もしくはその親）も，患者がアレルゲンを摂食したかどうかを知らないようにして検査を行う．もしこの中の誰か1人でも中身を知ってしまえば，結果が歪むかもしれない．あるトップクラスの食物アレルギー専門医は私にある時，二重盲検対照経口負荷試験で反応が出なかったものに対して自分は絶対にアレルギーがあると断言する患者たちを担当したことがあると語った．食物アレルギー専門医たちにとって，患者がしばしば食物負荷試験の結果を受け入れたがらないと不満を覚えるのは珍しいことではない．ノセボ効果は，患者が対照試験による裏付けよりも自分自身の根拠を優先してしまうほど強いものなのだ．
55. Scott H. Sicherer and Hugh A. Sampson, "Food Allergy: Epidemiology, Pathogenesis, Diagnosis, and Treatment," *Journal of Allergy and Clinical Immunology* 133, no. 2 (February 2014).
56. U.S. Department of Health and Human Services, "Alpha-Gal Syndrome Subcommittee Report to the Tick-Borne Disease Working Group," https://www.hhs.gov/ash/advisory-committees/tickbornedisease/reports/alpha-gal-subcomm-2020/index.html (last accessed February 13, 2022).

第7章　苛立ちにつける薬——過去，現在，そして未来のアレルギー治療

1. Samuel M. Feinberg, *Allergy in General Practice* (Philadelphia: Lea & Febiger, 1934).

2. Warren T. Vaughan, *Allergy and Applied Immunology: A Handbook for Physician and Patient, on Asthma, Hay Fever, Urticaria, Eczema, Migraine and Kindred Manifestations of Allergy* (St. Louis: C. V. Mosby, 1931). ヴォーガンはレナード・ヌーン (Leonard Noon) とジョン・フリーマン (John Freeman) によるこの発見を詳述している.
3. この行為は寄生虫を使って負の免疫反応に付随する炎症を抑え込もうと試みる現代のいくつかの実験的な代替療法を思わせる. 次を参照. Moises Velasquez-Manoff, *An Epidemic of Absence: A New Way of Understanding Allergies and Autoimmune Diseases* (New York: Scribner, 2012) .
4. Arthur F. Coca, *Asthma and Hay Fever in Theory and Practice. Part I: Hypersensitiveness, Anaphylaxis, Allergy* (Springfield, Ill.: C. C. Thomas, 1931), 744.
5. Arthur F. Coca, *Asthma and Hay Fever in Theory and Practice. Part I: Hypersensitiveness, Anaphylaxis, Allergy* (Springfield, Ill.: C. C. Thomas, 1931), 307–308.
6. George W. Bray, *Recent Advances in Allergy* (Asthma, Hay-Fever, Eczema, Migraine, Etc.) (Philadelphia: P. Blakiston's, 1931).
7. 思わず引き込まれる余談を1つ. 三環系抗うつ薬にも抗ヒスタミン能があり, 蕁麻疹に対して処方されることが時たまある. また, 抗ヒスタミン薬もこれまでに吐き気, めまい, 不安, 不眠を和らげることが見出されてきた. 私がここで掘り下げられるわずかな余地に比べて, 私たちの体はもっと複雑で, 体内のしくみどうしももっと相互に結びついている.
8. Rachel G. Robison and Jacqueline A. Pongracic, "B Agonists," in *Patterson's Allergic Diseases*, 8th ed., ed. Leslie C. Grammer and Paul A. Greenberger (Philadelphia: Wolters Kluwer, 2018), 738. (『パターソン臨床アレルギー学』慶應アレルギーセンター訳, メディカル・サイエンス・インターナショナル, 2020年).
9. Guy Laroche, Charles Richet, fils, and François Saint-Girons, *Alimentary Anaphylaxis* (*Gastro-intestinal Food Allergy*) (Berkeley: University of California Press, 1930), 125.
10. Albert Rowe, *Food Allergy: Its Manifestations, Diagnosis and Treatment,*

with a General Discussion of Bronchial Asthma (Philadelphia: Lea & Febiger, 1931), 300–301.

11. Arthur F. Coca, *Asthma and Hay Fever in Theory and Practice. Part I: Hypersensitiveness, Anaphylaxis, Allergy* (Springfield, Ill.: C. C. Thomas, 1931), 270–310.
12. Christopher M. Warren et al., "Epinephrine Auto-injector Carriage and Use Practices Among US Children, Adolescents, and Adults," *Annals of Allergy, Asthma & Immunology* 121, no. 4 (October 2018): 479–89.
13. コーネル大学獣医学科の臨床准教授であるジェニーン・ピータース＝ケネディ獣医師は，〔アレルギー持ちの〕ペットは概してアレルゲン特異的免疫療法（ASIT：allergen-specific immunotherapy）を受けるが，彼女は飼い主に対しては通常「これはアレルギー用のワクチンです」とだけ伝えると私に語った．具体的なアレルゲンが発見され，それに合わせた免疫療法薬が作り上げられると，飼い主たちは家で注射を行うための訓練を受ける．ヒトと違い，ペットたちはこの類の治療薬の投与のためにクリニックに来院しなくてよい．ペットたちはこの注射を受けつづける．「一般的に，もし効果があればこれを生涯受けつづけます．そして，およそ3分の2の症例で効き目があります」．ペットたちはまた，抗ヒスタミン薬，場合によってはステロイド薬，そして他の薬も使って，症状を和らげる――まさに私たちと同じように．

    アレルギー用の注射薬は口腔アレルギー症候群には確かに効果があるように見受けられる（55%の子供が注射後に症状の改善を示した）．次を参照のこと．"Allergy Shots May Be an Effective Treatment for Pediatric Pollen Food Allergy Syndrome," American College of Allergy, Asthma & Immunology, November 8, 2019, https://acaai.org/news/allergy-shots-may-be-effective-treatment-pediatric-pollen-food-allergy-syndrome .
14. Technical University of Munich (TUM), "Allergy Research: Test Predicts Outcome of Hay Fever Therapies," *ScienceDaily*, October 18, 2018, www.sciencedaily.com/releases/2018/10/181018095355.htm . 近年のある研究における，免疫療法の奏功例の患者たちは調節B細胞の数が多くTH-17細胞（炎症性ヘルパーT細胞の一種）の数が少ないという発見は，患者の免疫療法の臨床的結果を予測する血液検査の開発につながるかもしれない．それにより，治療に

よりあまり大きな恩恵が得られないかもしれない患者が多くの時間と費用を使わずに済むことになるだろう．

15. 登場間近の新薬を挙げる．レオ ファーマの新型生物学的製剤，トラロキヌマブ〔商品名：アドトラーザ〕——IL-13アレルギー経路を遮断するもので，2021年12月にFDAに承認された．ファイザーのPF-04965842〔一般名：アブロシチニブ，商品名：サイバインコ〕——毎日経口で摂取するJAK1酵素阻害剤薬（FDAはこの薬を「ブレイクスルー・セラピー〔画期的治療薬〕」に指定した〔重篤あるいは命に関わる疾患に対する新規治療薬の開発・審査を迅速化するための制度〕）．イーライリリーとインサイトのバリシチニブ〔商品名：オルミエント〕はJAK1とJAK2の双方を阻害する．

16. Vittorio Fortino et al., "Machine-Learning-Driven Biomarker Discovery for the Discrimination Between Allergic and Irritant Contact Dermatitis," *Proceedings of the National Academy of Sciences* 117, no. 52 (2020): 33474–85.
17. "doc.ai Partners with Anthem to Introduce Groundbreaking, End-to-End Data Trial Powered by Artificial Intelligence on the Blockchain," PR Newswire, August 1, 2018, https://www.prnewswire.com/news-releases/docai-partners-with-anthem-to-introduce-groundbreaking-end-to-end-data-trial-powered-by-artificial-intelligence-on-the-blockchain-300689910.html
18. Kim Harel, "Researchers Describe Antibody That Can Stop Allergic Reactions," Aarhus University, January 28, 2018, https://mbg.au.dk/en/news-and-events/news-item/artikel/researchers-describe-antibody-that-can-stop-allergic-reactions/
19. Donald T. Gracias et al., "Combination Blockade of OX40L and CD30L Inhibits Allergen-Driven Memory Th2 Reactivity and Lung Inflammation," *Journal of Allergy and Clinical Immunology* 147, no. 6 (2021): 2316–29.
20. Melanie C. Dispenza et al., "Bruton's Tyrosine Kinase Inhibition Effectively Protects Against Human IgE-Mediated Anaphylaxis," *Journal of Clinical Investigation* 130, no. 9 (2020): 4759–70.

21. BTK阻害剤は現在はがんの治療に用いられ，1日当たり約500米ドルかかる．ありうる難点は？　これらの薬は免疫系の不具合を引き起こし，白血球数低下と感染増加につながることが知られている．

22. Julia Eckl-Dorna et al., “Two Years of Treatment with the Recombinant Grass Pollen Allergy Vaccine BM32 Induces a Continuously Increasing Allergen-Specific IgG4 Response,” *The Lancet* 50 (November 27, 2019): 421–32.
23. Robert Heddle et al., “Randomized Controlled Trial Demonstrating the Benefits of Delta Inulin Adjuvanted Immunotherapy in Patients with Bee Venom Allergy,” *Journal of Allergy and Clinical Immunology* 144, no. 2 (2019): 504–13.
24. American College of Allergy, Asthma, and Immunology, “Severe Eczema May Best Be Treated by Allergy Shots: Significant Benefits Seen in One Medically Challenging Case,” *ScienceDaily*, November 16, 2018, www.sciencedaily.com/releases/2018/11/181116083213.htm
25. “Animal Study Shows How to Retrain the Immune System to Ease Food Allergies,” DukeHealth, February 21, 2018, https://corporate.dukehealth.org/news/animal-study-shows-how-retrain-immune-system-ease-food-allergies
26. Northwestern University, “New Treatment May Reverse Celiac Disease: New Technology May Be Applicable to Other Autoimmune Diseases and Allergies,” *ScienceDaily*, October 22, 2019, www.sciencedaily.com/releases/2019/10/191022080723.htm
27. Jane AL-Kouba et al., “Allergen-Encoding Bone Marrow Transfer Inactivates Allergic T Cell Responses, Alleviating Airway Inflammation,” *JCI Insight* 2, no. 11 (2017).
28. American Society of Agronomy, “Tackling Food Allergies at the Source,” November 16, 2020, https://www.agronomy.org/news/science-news/tackling-food-allergies-source/
29. 中国の麻《ま》黄《おう》〔中国語の発音表記は「máhuáng」，英語表記では「ma huang」〕という生薬――呼吸の不調に対して何千年も使われてきた――が，エフェドリン薬の開発につながった．実のところ，伝統的に使われてきた多くの薬草に，これまで西洋の生物学的製剤に取り入れられてきた活性化合物が含まれることが見出されている．全ての代替療法や補完療法がインチキというわけではないが，多くは医師の監督なしに用いれば危険なものとなりえたり，実際に危険だった

りする．例えば，一部の生薬調合剤には微量の鉛などの有害物質が含まれることが見出されてきた．

30. Scott H. Sicherer and Hugh A. Sampson, “Food Allergy: Epidemiology, Pathogenesis, Diagnosis, and Treatment,” *Journal of Allergy and Clinical Immunology* 133, no. 2 (February 2014): 301. この論文の著者ら〔本書にも登場するスコット・シッシャラーとヒュー・A・サンプソン〕は，「2012年の世界アレルギー機構による調査報告書は，プロバイオティクスはアレルギーの予防または治療において確立された役割を有してはいないと結論づけた」と述べている．私がキャシー〔キャスリン〕・ネイグラー博士にインタビューした際，彼女は私にこう語った．「健全な微生物叢はラクトバチルス属の細菌とビフィドバクテリウム属の細菌〔「ビフィズス菌」〕でいっぱいです．これらはホールフード〔whole foods：加工や精製を行っていない，食材本来の形に近い食品〕にいる細菌として皆さんが摂取できるもので，典型的なプロバイオティクスです．〔これらの細菌を使ったプロバイオティクスを使っても〕効きませんよ．胃腸の調子が悪い時にはおそらく少し楽になるかもしれませんが，免疫系には影響しません．例外として，アトピー性皮膚炎については生後1年間のうちのデータが多少ありますが」．

第8章　急成長するアレルギー療法ビジネス

1. 2016年9月，ニューヨーク州検事総長はマイラン社が「エピペン・フォー・スクールズ」プログラムの一環として進めてきた行為に対する独占禁止法関連の調査を開始した．結果として，マイラン社はこのプログラムに関連した多くの販売上の慣習を打ち切った．
2. 興味深い注釈を1つ．エピペンが用いる特許取得済みの注射機構は，元は1970年にシェルドン・カプランによって兵士への神経ガス解毒剤投与用に発明された．エピペンがFDAに初めて承認されたのは1987年のことである．
3. 別の製薬会社，ノバルティスも，エピペン不足に対応すべく2019年夏に独自の製品で米国市場に参入した．
4. 何年にもわたり，マイラン社は自社がメディケイドプログラムを通じて患者たちに提供した自己注射器はブランド薬ではなくジェネリック版である，なぜなら注射器に含まれている薬は既に販売されているノーブランド品――エピネフ

リン――だからである，と虚偽の主張を行うことで，政府に多額の割戻金を支払うことを避けてきていた〔メディケイドは低所得者を対象とした公的医療保険制度であることから，競合品のない薬やブランド薬に対しては，価格釣り上げの影響が出にくいよう，製造元がメディケイドに対して割高の割戻金を支払うことになっている〕．

5. この申し立てでは，マイラン社が保険会社とメディケイドに対し，相手がサノフィ社の自己注射器の費用補償を行わないことに同意すればリベートを提供してきたと主張された．
6. 興味深いことに，マイラン社は自社の価格設定方針における何らの悪事も一切公式に認めていない．これまでに何らかの公的責任をとった唯一の人物は，2016年のフォーブス・ヘルスケア・サミットでのヘザー・ブレッシュCEO〔2020年退任〕だった．しかしその時でさえ，彼女は自社の一切の値上げは，自社が製品に対して行った改善により正当化されると主張していた．
7. 〔イリノイ州法案〕House bill 3435.
8. 本書の制作，出版，あるいは流通に対してサノフィ社とリジェネロン社による財政援助は行われなかった．リジェネロン社またはサノフィ社の従業員の発言を直接引用していない見解と陳述は，私〔原著者〕自身のものであり，サノフィ社またはリジェネロン社の承認を受けてはいない．
9. 公正を期すためにいえば，どのアトピー性皮膚炎治療薬にも副作用がある．長期にわたる副腎皮質ステロイド剤の使用は，皮膚の薄層化，皮膚の裂傷，挫傷，にきび，酒皶《しゅさ》，創傷治癒遅延〔傷の治りの遅さ〕，多毛を引き起こすことがある．しかしながら，大部分の患者はステロイドを使用しても問題なく過ごしており，大部分の医師は局所用のステロイド剤についての恐怖や疑心暗鬼を治療薬に対する患者の不満足に起因するものと考えている．私はこれに対し，もし，多くの人々が申告している通り，ステロイド剤が病状の改善にあまり役立たない場合には，そうした軽い副作用もわざわざ甘受するほどの価値はないのかもしれないとの見解を付け加えたいと思う．
10. Sarah Faiz et al., “Effectiveness and Safety of Dupilumab for the Treatment of Atopic Dermatitis in a Real-Life French Multicenter Adult Cohort,” *Journal of the American Academy of Dermatology* 81, no. 1 (July 1, 2019): 143–51.

11. G. A. Zhu et al., “Assessment of the Development of New Regional Dermatoses in Patients Treated for Atopic Dermatitis with Dupilumab,” *JAMA Dermatology* 155, no. 7 (2019): 850–52.
12. 本書の下調べ，執筆，そして編集の過程を通じて薬の最新価格を把握しつづけようとしたことで，私は正気を失う瀬戸際にまで追い詰められた．価格は頻繁に変動し，患者に実際にかかるコストは多様な要因によって大幅に変わってくる．もし本書を読んでいて現時点での価格が知りたくなったら，インターネットで検索してほしい．おそらくここに書かれている程度の価格にはなるだろうが，任意の時点での薬の価格がいくらになるかと予測するのは，気候変動の最中に天気を予測するようなものだ．
13. リジェネロン社のCEO，レン・シュライファーは，彼が強力な売り込みをデュピクセントの収益向上の鍵だと考えていることを公に語っていた．同社はそれにより，年間20億米ドルの収益を上げていた薬を年間120億米ドルの薬に変身させたのだった．
14. “Air Purifier Market Share, Size, Trends, Industry Analysis Report by Type [High Efficiency Particulate Air (HEPA), Activated Carbon, Ionic Filters]; by Application [Commercial, Residential, Industrial]; by Residential End-Use; by Region, Segment Forecast, 2021–2029,” Polaris Market Research, November 2021, https://www.polarismarketresearch.com/industry-analysis/air-purifier-market
15. この傾向について更に詳しくは次を参照．https://www.pureroom.com/; Tanya Mohn, “Sneeze-Free Zone,” *New York Times*, January 10, 2011, https://www.nytimes.com/2011/01/11/business/11allergy.html; Alisa Fleming, “Hotel Havens for Travel with Allergies and Asthma,” *Living Allergic*, February 5, 2014, https://www.allergicliving.com/2014/02/05/hotel-havens/
16. それに対抗するため，米国喘息・アレルギー財団（AAFA）はこうした製品を審査するプログラムを開始した．その手法と製品一覧はhttps://www.asthmaandallergyfriendly.com/USA/ で閲覧できる．

第9章　効果のある治療法とは？　ベネフィットとリスクを秤に掛ける

1. U.S. Food and Drug Administration, “Benefit-Risk Assessment in Drug

Regulatory Decision-Making," March 30, 2018, 3, www.fda.gov/files/about%20fda/published/Benefit-Risk-Assessment-in-Drug-Regulatory-Decision-Making.pdf

2. 米国アレルギー・喘息・免疫学会（AAAAI）の「*Practice Management Resource Guide*〔診療管理リソースガイド〕」2014年版では，1つの章を丸ごと割いて，患者に合わせた個別化免疫療法キットを作るための標準化アレルゲンの混合法を紹介している．

3. Thomas Casale, A. Wesley Burks, James Baker, et. al, "Safety of Peanut（*Arachis hypogaea*）Allergen Powder-dnfp in Children and Teenagers With Peanut Allergy: Pooled Analysis from Controlled and Open-Label Phase 3 Trials," in *Journal of Allergy and Clinical Immunology* 147, no. 2（2021）: AB106.

4. パルフォルツィアの治療薬〔に含まれるピーナッツタンパク質の量〕は現在300ミリグラムを超えることはない．ステイシーがそうしたように，もし患者が経口免疫療法を続けていきたい場合には，パルフォルツィアをやめてより従来型の経口免疫療法に移行する必要が出てくる．

5. R. Chinthrajah et al., "Sustained Outcomes in a Large Double-Blind, Placebo-Controlled, Randomized Phase 2 Study of Peanut Immunotherapy," *Lancet* 394（2019）: 1437–49.

6. Institute for Clinical and Economic Review（ICER）, "Oral Immunotherapy and Viaskin® Peanut for Peanut Allergy: Effectiveness and Value Final Evidence Report,"（July 10, 2019）: ES6.

7. Institute for Clinical and Economic Review（ICER）, "Oral Immunotherapy and Viaskin® Peanut for Peanut Allergy: Effectiveness and Value Final Evidence Report,"（July 10, 2019）: ES6.

8. Institute for Clinical and Economic Review（ICER）, "Oral Immunotherapy and Viaskin® Peanut for Peanut Allergy: Effectiveness and Value Final Evidence Report,"（July 10, 2019）: ES7.

9. これが，特定の医学的状態に対する啓発支援団体の強み——そして弱み——の1つだ．基礎科学は治療法開発に不可欠である一方，啓発支援団体はしばしば標的を絞った応用的な研究の方を求める．これはよいことにもなりうるが（開

発プロセスを能率化するという意味で），悪いことでもある（全てのアレルギー性反応の根底にある機構の解明から資金を遠ざけてしまうという意味で）．更なる基礎科学研究の必要性と，更なる応用科学研究を――新たな治療法という形で――求める患者の願望とのバランスをとるのは難しい．また，啓発支援団体はしばしば「希望的観測」に包まれた取引を行い，時に，実際には私たちが望むほど有効性のない薬の承認を後押しすることがある．その好例については，論争の的となっているアルツハイマー型認知症用新薬についての報道を参照してほしい．“Inside a Campaign to Get Medicare Coverage for a New Alzheimer’s Drug,” *New York Times*, April 6, 2022, https://www.nytimes.com/2022/04/06/health/aduhelm-alzheimers-medicare-patients.html

10. Press Release, “Nestlé to Acquire Aimmune Therapeutics,” Aug. 31, 2020, https://www.nestle.com/media/pressreleases/allpressreleases/nestle-to-acquire-aimmune-therapeutics
11. ネスレに対する批判は無数に存在し，その内容は児童労働や奴隷労働の使用から汚染まで多岐にわたる．その概要は以下によくまとめられている．https://www.zmescience.com/science/nestle-company-pollution-children/ ; https://www.mashed.com/128191/the-shady-side-of-mms/ ; https://www.ethicalconsumer.org/company-profile/nestle-sa
12. 実のところ，2019年にネスレは「スプーンフルワン（SpoonfulONE）」という別の食物アレルギー治療薬企業にも投資を行った．創立者の1人，ケアリー・ナドー医師はトップクラスの食物アレルギー専門医だ．同社の創立者は全て女性で，16種類の主要食物アレルゲンを早期から〔乳幼児の口から消化管へと〕送り込むことを通じた食物アレルギーの発症予防を目指す．
13. K. Papp et al., “Efficacy and Safety of Ruxolitinib Cream for the Treatment of Atopic Dermatitis: Results from 2 Phase 3, Randomized, Double-Blind Studies,” *Journal of the American Academy of Dermatology* 85, no. 4 (October 2021): 863–72.
14. Institute for Clinical and Economic Review (ICER), “JAK Inhibitors and Monoclonal Antibodies for the Treatment of Atopic Dermatitis: Effectiveness and Value Final Evidence Report,” August 17, 2021, https://icer.org/wp-content/uploads/2020/12/Atopic-Dermatitis_Final-Evidence-Re-

port_081721.pdf

第10章　アレルギーは社会問題でもある

1. L. Gibson-Young, M. P. Martinasek, M. Clutter, and J. Forrest, “Are Students with Asthma at Increased Risk for Being a Victim of Bullying in School or Cyberspace? Findings from the 2011 Florida Youth Risk Behavior Survey,” *Journal of School Health* 87, no. 7 (July 2014): 429–34.
2. Eyal Shemesh et al., “Child and Parental Reports of Bullying in a Consecutive Sample of Children with Food Allergy,” *Pediatrics* 131, no. 1 (2013).
3. American College of Allergy, Asthma, and Immunology, “Nearly One in Five Parents of Food-Allergic Children Are Bullied,” *ScienceDaily* (November 13, 2020), www.sciencedaily.com/releases/2020/11/201113075250.htm
4. この調査は，社会科学研究を行う独立機関，シカゴ大学NORC（旧名称：National Opinion Research Center〔全国世論研究センター〕）によって実施された．NORCはその厳格な方法論でよく知られている．そのため，調査参加者は直近の米国国勢調査に基づく米国民の人口統計学的構成を正確に反映している．質問調査の結果というものは，どれだけ良くても世論の概要を切り取ったスナップ写真に過ぎないが，NORCがアレルギーに対する米国人の態度と考えについて可能な限り最良のデータを提供してくれたと，私は自信を持って主張する．
5. 興味深い注釈を添える．アレルギーを持っているとの項目に「イエス」と回答した参加者層の圧倒的多数は，自分は花粉症に苦しんでいると申告した．調査回答者の4人に1人が花粉症持ちだと答えた．それに加え，「イエス」と回答した参加者の39％は自己診断でアレルギー持ちだと判断していた．彼らは自分のアレルギーについて，アレルギー専門医やその他のヘルスケア専門家の診察を受けたことが一切ない．
6. アレルギー持ちの人々を弱いとみなした回答者は，高校卒業かそれ以下の教育を受けている傾向があった．
7. 私たちの共感スケールで中程度に位置した疾患は喘息と2型糖尿病だった．こ

れらは大部分の人の共感リストで中間の順位に置かれる結果となった．
8. Elizabeth DiFilippo, “Mother’s heartbreaking warning after daughter with peanut allergy dies from eating cookie,” in Yahoo! Finance News, July 18, 2018. https://finance.yahoo.com/news/mothers-heartbreaking-warning-daughter-peanut-allergy-dies-eating-cookie-2-140139277.html
9. P. Joshi, S. Mofidi, and S. H. Sicherer, “Interpretation of Commercial Food Ingredient Labels by Parents of Food-Allergic Children,” *Journal of Allergy and Clinical Immunology* 109, no. 6 (June 2002): 1019–21.
10. Sarah Besnoff, “May Contain: Allergen Labeling Regulations,” *University of Pennsylvania Law Review* 162, no. 6 (May 2014): 1465–93.
11. M. J. Marchisotto et al., “Food Allergen Labeling and Purchasing Habits in the United States and Canada,” *Journal of Allergy and Clinical Immunology: In Practice* 5, no. 2 (March–April 2017): 345–51.

エピローグ　私たちを掻き乱し，死に至らしめる
――新型コロナウイルス感染症の時代におけるアレルギー

1. René Dubos, *Man and His Environment: Biomedical Knowledge and Social Action* (Washington, D.C.: Pan American Health Organization/World Health Organization, 1966):168.
2. University of Exeter. “The ‘pathobiome’—a new understanding of disease.” *ScienceDaily*, www.sciencedaily.com/releases/2019/09/190912113238.htm (accessed August 26, 2022).

読書案内

Braun, Lundy. *Breathing Race into the Machine: The Surprising Career of the Spirometer from Plantation to Genetics.* Minneapolis: University of Minnesota Press, 2014.

Jackson, Mark. *Allergy: The History of a Modern Malady.* London: Reaktion Books, 2006.（『アレルギー：現代病の歴史』マーク・ジャクソン著、稲毛英介訳、大塚宜一監訳、時空出版、2021年）

Mitman, Gregg. *Breathing Space: How Allergies Shape Our Lives and Landscapes.* New Haven, Conn.: Yale University Press, 2007.

Sicherer, Scott H. *Food Allergies: A Complete Guide for Eating When Your Life Depends on It.* Baltimore: Johns Hopkins University Press, 2013.

Smith, Matthew. *Another Person's Poison: A History of Food Allergy.* New York: Columbia University Press, 2015.

情報収集・活動参加案内

ステイシー・スターナーの運営するフェイスブックグループ
https://www.facebook.com/groups/foodallergytreatmenttalk/

エミリー・ブラウンの運営する非営利団体「Food Equality Initiative」
https://foodequalityinitiative.org/

全米湿疹協会（National Eczema Association）
https://nationaleczema.org/

非営利組織「Food Allergy Research & Education（FARE）」
https://www.foodallergy.org/

米国喘息・アレルギー財団（Asthma and Allergy Foundation of America（AAFA））
https://www.aafa.org/